Schmerz- und Streßbewältigung in der kognitiven Verhaltenstherapie chronischer muskuloskelettaler Schmerzen

Europäische Hochschulschriften
Publications Universitaires Européennes
European University Studies

Reihe VI
Psychologie
Série VI Series VI
Psychologie
Psychology

Bd./Vol. 465

PETER LANG
Frankfurt am Main · Berlin · Bern · New York · Paris · Wien

Sonja Schneeberg-Kirchner

Schmerz- und Streßbewältigung in der kognitiven Verhaltenstherapie chronischer muskuloskelettaler Schmerzen

PETER LANG
Europäischer Verlag der Wissenschaften

Die Deutsche Bibliothek - CIP-Einheitsaufnahme

Schneeberg-Kirchner, Sonja:

Schmerz- und Streßbewältigung in der kognitiven Verhaltenstherapie chronischer muskuloskelettaler Schmerzen / Sonja Schneeberg-Kirchner. - Frankfurt am Main ; Berlin ; Bern ; New York ; Paris ; Wien : Lang, 1994

(Europäische Hochschulschriften : Reihe 6, Psychologie ; Bd. 465)

Zugl.: Hamburg, Univ., Diss., 1993

ISBN 3-631-46834-2

NE: Europäische Hochschulschriften / 06

D 18

ISSN 0531-7347

ISBN 3-631-46834-2

Printed in Germany 1 3 4 5 6 7

Vorwort und Danksagungen

In Deutschland leiden ca. 5 Mio. Menschen unter chronischen Schmerzen. Eine große Gruppe unter ihnen stellen Menschen mit chronischen Schmerzen im Bewegungsaparat dar. Obwohl sich in den letzten Jahren die Algesiologie zunehmend als selbständiges Gebiet etabliert, ist es in unserem Gesundheitssystem noch nicht selbstverständlich, chronischen Schmerz nicht nur als Symptom sondern als eigenständiges Krankheitsbild zu verstehen, das einer spezifischen und umfassenden Behandlung bedarf, zu der auch die psychosoziale bzw. psychotherapeutische Versorgung gehört. Durch die Ergebnisse dieser Arbeit hoffe ich, zur Verbesserung der nach wie vor unzureichenden psychotherapeutischen Angebote für chronisch schmerzkranke Menschen beizutragen.

Dank eines Stipendiums nach dem Hamburgischen Gesetz zur Förderung des wissenschaftlichen und künstlerischen Nachwuchses war es mir möglich, mich von April 1990 bis Oktober 1992 fast ausschließlich dieser Arbeit zu widmen. Den verschiedensten Pannen und Durststrecken bei der Organisation des Projektes stehen ebensoviele menschlich bereichernde Erfahrungen gegenüber. Allen Patientinnen und Patienten, die an dem Projekt teilgenommen haben, danke ich für ihre Offenheit und ihre engagierte Mitarbeit.

Wesentlich für das Gelingen dieser Arbeit war auch die Unterstützung der Ärzte, die die Patienten angesprochen haben: Dr. Wolfram Eipper, Frau Dr. Uthe Ernst-Muth, Dr. Cordt Heidsieck, Dr. Konrad Heinrichs, Dipl.-Psych. Dr. Jürgen Höder, Frau Dr. E. Mohr, Dr. V. Petersen, Dr. Harald Postel, Dr. Jörge Ropohl, Dr. Dietrich Schieke, Dr. Bernd Stolley, Frau Dr. Helga Vogel und Dr. Ulrich v. Wehren. Mein besonderer Dank gilt Dr. Dietrich Jungck und Eva-Susanne Jungck. Neben ihrer fachlichen und praktischen Unterstützung haben mir ihr persönliches Interesse und ihre Anteilnahme an meiner Arbeit sehr geholfen.

Die Professoren Bernhard Dahme und Detlef Rhenius haben durch die Begutachtung und Befürwortung der Finanzierungsanträge dazu beigetragen, das Projekt auf den Weg zu bringen. Professor Bernhard Dahme hat diese Arbeit v.a. in solchen Momenten betreut, in denen es brenzlig wurde, und hat schließlich durch gezielte Interventionen ihren Abschluß befördert; beides weiß ich zu schätzen.

In mehr als fachlicher Hinsicht haben mich Günther, Helga, Martina und Bernhard unterstützt. Sie haben die erwähnten Pannen und Durststrecken hautnah miterlebt und mir dabei unter die Arme gegriffen.

Zu guter Letzt noch eine Anmerkung zum Gebrauch weiblicher und männlicher Sprachformen im Text: Weil mir in ästhetischer Hinsicht weder das große "I" noch die umständliche Erwähnung von "Patientinnen und Patienten", "Teilnehmerinnen und Teilnehmern", "sie bzw. er" etc. gefällt, schließe ich in den Kapiteln 2-5 dem konservativen Sprachgebrauch folgend auch die Frauen in männliche Formulierungen ein. In den Kapiteln 6ff, in denen ich mich konkret auf die von mir untersuchte Stichprobe beziehe, halte ich es genau umgekehrt: Dem Umstand, daß fast ausschließlich Frauen an den Therapiegruppen teilgenommen haben, trage ich dadurch Rechnung, daß ich hier durchgehend von "Patientinnen", "Teilnehmerinnen" etc. (mit kleinem "i") spreche und darin auch die Männer einschließe.

Hamburg, im Dezember 1993

Inhaltsverzeichnis

Vorwort und Danksagungen 5

Inhaltsverzeichnis 7

Verzeichnis der Tabellen und Abbildungen 11

1 Zusammenfassung 13

2 Einführung in die Fragestellung 17

3 Stand der Forschung 19
3.1 Muskuloskelettale Schmerzen 19
3.1.1 Einteilung und Beschreibung der einbezogenen Krankheitsbilder 19
3.1.2 Psychodiagnostische Befunde 25
3.1.3 Schmerz- und Streßbewältigung 28
3.2 Schmerztheorien unter Berücksichtigung der.Bedeutung kognitiver Prozesse 35
3.3 Kognitive Schmerzkontrolle: laborexperimentelle und klinische Befunde 40
3.3.1 Untersuchungen zur Effektivität einzelner.kognitiver Strategien 40
3.3.2 Empirische Überprüfungen des Streß-Impfungs-Trainings 55
3.3.3 Kognitiv-behaviorale Behandlungsprogramme für chronische muskuloskelettale Schmerzen 58
3.3.4 Entwicklung der Fragestellung anhand einer Systematisierung der Komponenten kognitiv-behavioraler Schmerztherapie 66

4 Beschreibung der Versuchsbedingungen und Überblick über das Therapieprogramm 71

5 **Hypothesen und Untersuchungsfragen** 75

6 **Methoden** 77
6.1 Patientinnen 77
6.2 Datenerhebung 79
6.2.1 Schmerz- und krankheitsbezogene Variablen 79
6.2.2 Persönlichkeitsvariablen 82
6.2.3 Bewertung des Therapieprogramms durch die Patientinnen 82
6.2.4 Überblick über die Messungen und Meßzeitpunkte 83
6.3 Statistische Auswertung 85

7 **Ergebnisse** 87
7.1 Beschreibung der Stichprobe und Ergebnisse zur Schmerzanamnese 87
7.2 Psychodiagnostische Ergebnisse vor Beginn des Therapieprogramms 98
7.2.1 Ergebnisse zu den Persönlichkeitsvariablen 98
7.2.2 Ergebnisse zu den schmerzbezogenen Variablen und zu Zusammenhängen mit den Persönlichkeitsvariablen 103
7.3 Ergebnisse zum Therapieerfolg 106
7.3.1 Vergleich der beiden Versuchsbedingungen bezüglich des Therapieerfolgs und der Veränderungen von Schmerz- und Streßbewältigung 106
7.3.2 Zur Vorhersage des Therapieerfolgs 118
7.4 Bewertung des Therapieprogramms und des Therapieerfolgs durch die Patientinnen 123

8 **Erfahrungen bei der Durchführung des Therapieprogramms** 131

9 **Diskussion** 135

10 **Literatur** 145

Anhänge 157

Anhänge 1-14: Datenerhebungsinstrumente 159
Anhang 1: Interview zur Schmerzanamnese 159
Anhang 2: Körperschema zur Schmerzlokalisation 164
Anhang 3: Visuelle Analogskala zur Schmerzintensität 165
Anhang 4: Globale Beeinträchtigung durch die Schmerzen 166
Anhang 5: Beeinträchtigung in den einzelnen Lebensbereichen 167
Anhang 6. Schmerztagebuch 168
Anhang 7: Schmerzdeskriptorenliste 172
Anhang 8: Fragebogen zum Schmerzverhalten 174
Anhang 9: Fragebogen zur Erfassung schmerzbezogener Selbstinstruktionen 176
Anhang 10: Fragebogen zur Erfassung schmerzbezogener Kontrollüberzeugungen 178
Anhang 11: Skalen und Beispiel-Items des Freiburger Persönlichkeits-Inventars 179
Anhang 12: Skalen und Beispiel-Items des Streßverarbeitungsfragebogens 180
Anhang 13: Nachbefragungsbogen 1 182
Anhang 14: Nachbefragungsbogen 2 187

Anhang 15: Therapiemanual 191
Vorbemerkungen 193
Einführung in das Therapieprogramm (Sitzung 1) 195
Therapieeinheit "Entspannung und Ablenkung" (Sitzung 2-4) 201
Sitzung 2 201
Sitzung 3 205
Sitzung 4 208
Therapieeinheit "Schmerzbewältigung" (Sitzung 5-7) 211
Sitzung 5 211
Sitzung 6 213
Sitzung 7 216
Therapieeinheit "Streßbewältigung" (Sitzung 8-10) 219
Sitzung 8 219
Sitzung 9 221
Sitzung 10 223
Abschluß des Therapieprogramms (Sitzung 11) 225

Therapieeinheit "Schmerzbezogene Gespräche" (Sitzung 8K-11K) 229
Sitzung 8K 229
Sitzung 9K 231
Sitzung 10K 233
Sitzung 11K 234
Kurzübersicht über das Therapieprogramm 235

Anhänge 16-39: Material zum Therapieprogramm 239
Anhang 16: Progressive Muskelentspannung 1 239
Anhang 17: Progressive Muskelentspannung 2 244
Anhang 18: Progressive Muskelentspannung 3 248
Anhang 19: Kurzentspannung 250
Anhang 20: Phantasiereise "Baum" 251
Anhang 21: Vorstellungs-Übung "Hand" 253
Anhang 22: Vorstellungs-Übung "Schmerzumlenkung" 255
Anhang 23: Teilnehmer-Liste 257
Anhang 24: Regeln für das Gruppengespräch 258
Anhang 25: Meine persönlichen Ziele für den Umgang mit Schmerzen 259
Anhang 26: Wirkungskreis des Schmerzes 260
Anhang 27: Hinweise für die Durchführung der Entspannungsübungen 261
Anhang 28: Anleitung zur Progressiven Muskelentspannung 1 263
Anhang 29: Anleitung zur Progressiven Muskelentspannung 2 265
Anhang 30: Anleitung zur Progressiven Muskelentspannung 3 266
Anhang 31: Wie kann ich mich bei Schmerzen ablenken? 267
Anhang 32: Anleitung zur Phantasiereise "Baum" 268
Anhang 33: Anleitung zur Vorstellungs-Übung "Hand" 269
Anhang 34: Anleitung zur Schmerzumlenkungs-Übung 270
Anhang 35: Welche Gedanken gehen mir bei Schmerzen durch den Kopf? 271
Anhang 36: Hilfreiche Gedanken bei Schmerzen 272
Anhang 37: Meine typischen Streßsituationen und Warnsignale 273
Anhang 38: Wie kann ich mit meinen Streßsituationen besser zurechtkommen? 274
Anhang 39: Hilfreiche Gedanken in Streßsituationen 275

Verzeichnis der Tabellen und Abbildungen

Tab. 1: Klassifikation weichteilrheumatischer Erkrankungen

Tab. 2: Klassifikation kognitiver Schmerzbewältigungsstragien

Tab. 3: Empirische Befunde zu kognitiven Schmerzbewältigungsstrategien: Incompatible Imagery

Tab. 4: Empirische Befunde zu kognitiven Schmerzbewältigungsstrategien: Transformative Imagery

Tab. 5: Empirische Befunde zu kognitiven Schmerzbewältigungsstrategien: Attention-Diversion

Tab. 6: Empirische Befunde zu kognitiven Schmerzbewältigungsstrategien: Reinterpretative Self-Statements

Tab. 7: Empirische Befunde zur Effektivität kognitiv-behavioraler Schmerztherapie

Tab. 8: Systematisierung der Komponenten kognitiv-behavioraler Schmerztherapie und möglicher Forschungsfragen

Tab. 9: Biographische Daten

Tab. 10: Beruflicher und Rentenstatus

Tab. 11: Diagnosen

Tab. 12: Gegenwärtige Schmerzsymptomatik

Tab. 13: Verteilung der schmerzhaften Körperlokalisationen

Tab. 14: Allgemeine körperliche Beschwerden

Tab. 15: Ergebnisse zur Schmerzanamnese: Krankheitsdauer und bisherige Behandlungen

Tab. 16: Ergebnisse zur Schmerzanamnese: Veränderungen der Schmerzsymptomatik

Tab. 17: Medikamentenkonsum (Angaben im Tagebuch vor Therapiebeginn)

Tab. 18: Schmerzverhalten und schmerzbezogene Attributionen

Tab. 19: Mittelwerte und Standardabweichungen der FPI-Skalen, Mittelwertvergleich mit der Eichstichprobe

Tab. 20: Mittelwerte und Standardabweichungen der Depressions-Skala und des State-Trait-Angstinventars, Mittelwertvergleich mit den Eichstichproben

Tab. 21: Hauptkomponentenanalyse der Skalen des Streßverarbeitungsfragebogens

Tab. 22: Mittelwerte und Standardabweichungen der SVF-Skalen, Mittelwertvergleich mit der Eichstichprobe
Tab. 23: Hauptkomponentenanalyse der Skalen des Fragebogens zum Schmerzverhalten SCHVER und der Fragebögen zu schmerzbezogenen Kognitionen PRSS und PRCS
Tab. 24: Korrelationen der Schmerzbewältigungs-Faktoren mit Depressivität und Angst, den Streßbewältigungs-Faktoren, den Skalen der Schmerzdeskriptorenliste und den Variablen des Schmerztagebuches vor Therapiebeginn
Tab. 25: Varianzanalysen der Tagebuchdaten
Tab. 26: Varianzanalyse der globalen Schmerzeinschätzung
Tab. 27: Varianzanalysen der globalen Einschätzung der Beeinträchtigung
Tab. 28: Varianzanalysen der DS- und STAI-Werte
Tab. 29: Varianzanalysen für die Skalen der Schmerzdeskriptorenliste
Tab. 30: Varianzanalysen der Schmerzbewältigungs-Faktoren
Tab. 31: Varianzanalysen für die Streßbewältigungs-Faktoren
Tab. 32: Regressionsanalyse zur Vorhersage des Therapieerfolgs: Schmerzreduktion
Tab. 33: Regressionsanalyse zur Vorhersage des Therapieerfolgs: Reduktion der Beeinträchtigung
Tab. 34: Regressionsanalyse zur Vorhersage des Therapieerfolgs: Verbesserung der Stimmung
Tab. 35: Regressionsanalyse zur Vorhersage des Therapieerfolgs: Verbesserung des körperlichen Allgemeinbefindens
Tab. 36-42: Nachbefragungsergebnisse (1)-(7)

Abb. 1: Modell der Streß- und Krankheitsbewältigung
Abb. 2: Überblick über die therapeutischen Bausteine
Abb. 3: Überblick über die Meßzeitpunkte
Abb. 4: Verteilung der schmerzhaften Körperlokalisationen

1 Zusammenfassung

Seit Mitte der 70er Jahre etablieren sich psychotherapeutische Ansätze zunehmend als anerkannter Bestandteil der Behandlung chronischer Schmerzen. Dabei stehen in der neueren Forschung kognitiv-verhaltenstherapeutische Behandlungsansätze im Mittelpunkt des Interesses. Komplexe kognitiv-behaviorale Therapieprogramme haben sich zunächst vorwiegend im stationären, zunehmend aber auch im ambulanten Bereich bei verschiedenen Schmerzkrankheiten - so z.B. bei chronischer Polyarthritis und chronischem Rückenschmerz - als erfolgreich erwiesen. Während die globale Effektivität dieser Therapieprogramme inzwischen gut belegt ist, fehlt es jedoch fast völlig an klinischen Untersuchungen zur Identifikation wirksamer Therapieelemente.

Der Überblick über den gegenwärtigen Stand der Forschung zeigt, daß vergleichende Effektivitätsstudien zu einzelnen kognitiven Schmerzbewältigungsstrategien bzw. Elementen von Schmerzbewältigungstrainings überwiegend in laborexperimentellen Untersuchungen durchgeführt wurden. In diesen Untersuchungen haben sich insbesondere schmerzinkompatible sowie das Schmerzerleben transformierende Imaginationsstrategien als erfolgreich erwiesen, während andere Strategien, wie z.B. reinterpretative Selbstverbalisationen weiterer Erforschung bedürfen. Wegen der grundsätzlichen Verschiedenheit zwischen Analog- und klinischem, insbesondere chronischem Schmerz sind diese Befunde jedoch nicht ohne weiteres auf den klinischen Bereich übertragbar.

Bei der Untersuchung klinisch-therapeutischer Ansätze muß das Schmerzerleben überdies in einem größeren Zusammenhang gesehen werden, der über das den laborexperimentellen Arbeiten zugrundeliegende Paradigma der Schmerzkontrolle hinausgeht. Ein wesentlicher Aspekt dabei sind die an der Aufrechterhaltung chronischer Schmerzen beteiligten Lern- und Bewältigungsprozesse. Dabei lassen sich vor einem streßtheoretischen Hintergrund zwei Bereiche unterscheiden: die Schmerzbewältigung i.e.S. und die Bewältigung alltäglicher Streßsituationen, die möglicherweise schmerzauslösende oder -verstärkende Funktion haben und damit zur Krankheitsaufrechterhaltung beitragen.

In der vorliegenden Untersuchung wurden zwei Varianten eines ambulanten kognitiv-verhaltenstherapeutischen Gruppenprogrammes für Patienten mit chronischen Schmerzen im Bewegungsapparat miteinander verglichen.

Die eine Therapiebedingung ("Schmerzbewältigungsbedingung") konzentrierte sich ausschließlich auf die Vermittlung von Schmerzbewältigungsstrategien (Entspannung, Visualisierung, Ablenkung, positive Selbstinstruktion); in der anderen ("Streßbewältigungsbedingung") wurden darüberhinaus Strategien zur Bewältigung allgemeiner, alltäglicher Streßsituationen vermittelt. Der Therapieerfolg wurde u.a. durch Schmerztagebuchdaten vor und nach der Therapie und zum Follow-up-Zeitpunkt 3 Monate später überprüft. Außerdem wurden standardisierte psychodiagnostische Instrumente eingesetzt, die neben dem Therapieerfolg Aufschluß über Veränderungen des Schmerz- und des Streßbewältigungsstils geben sollten.

68 Patientinnen und Patienten mit nicht-entzündlich bedingten chronischen Schmerzen im Bewegungsapparat nahmen an dem Projekt teil; 36 von ihnen machten das gesamte Therapieprogramm und die Datenerhebung mit. Die psychodiagnostischen Befunde vor Beginn des Therapieprogramms charakterisieren die Stichprobe als neurotisch stark beeinträchtigt; auffällig sind v.a. die hohen Depressivitäts- und Angstwerte. Im Hinblick auf den Streßbewältigungsstil zeigen sich jedoch keine Unterschiede zu gesunden Personen.

Der Vergleich der beiden Therapiebedingungen weist keine von beiden als eindeutig effektiver aus. In beiden Bedingungen zeigt sich eine Reduktion der globalen Einschätzungen von Schmerz und Beeinträchtigung. Darüber hinaus führen sie zu qualitativ unterschiedlichen Veränderungen der Symptomatik und des Schmerzbewältigungsstils: In der Schmerzbewältigungsgruppe ist kurzfristig eine Verringerung der Schmerzintensität und der schmerzbedingten Beeinträchtigung zu beobachten, kurz- und langfristig eine kontinuierliche Verbesserung des körperlichen Allgemeinbefindens. Diese Veränderungen gehen mit einer Zunahme regenerativer, hilfesuchender Schmerzbewältigungsformen einher. In der Streßbewältigungsgruppe zeigt sich dagegen kurzfristig eine leichte Verschlechterung im Hinblick auf Schmerzintensität und schmerzbedingte Beeinträchtigung, langfristig dann eine deutliche Abnahme schmerzbedingter Beeinträchtigung. Der Schmerzbewältigungsstil verändert sich in dieser Gruppe in Richtung auf eine vermehrt aktive Form der Bewältigung, die durch internale Kontrollüberzeugung und Ablenkungsstrategien gekennzeichnet ist. Eine positive Veränderung des Streßbewältigungsstils zeigt sich erwartungswidrig in beiden Gruppen, also auch in der Schmerzbewältigungsgruppe, in der dieser Bereich therapeutisch nicht explizit berücksichtigt wurde.

In der subjektiven Bewertung der Therapie und des Therapieerfolgs durch die Patientinnen spiegeln sich die Gruppenunterschiede nur geringfügig wider. Unabhängig von der Therapiebedingung sehen die Patientinnen die Progressive Muskelentspannung als das wirksamste Therapieelement an;

die Übungen werden auch zum Follow-up-Zeitpunkt noch mit hoher Frequenz und Regelmäßigkeit durchgeführt.

Regressionsanalysen zur Vorhersage des langfristigen Therapieerfolgs, weisen darauf hin, daß Patientinnen mit kürzerer Krankheitsdauer und höherem Ausgangsniveau der Schmerzen einen besseren Therapieerfolg im Hinblick auf Schmerzintensität und schmerzbedingte Beeinträchtigung erreichen. Diese Zusammenhänge sind aber nur schwach. Persönlichkeitsvariablen, die zur Vorhersage von mehr als einem Therapieerfolgskriterium beitragen, lassen sich nicht identifizieren.

2 Einführung in die Fragestellung

In den vergangenen zehn Jahren lag ein wesentlicher Schwerpunkt klinisch-psychologischer Schmerzforschung auf der Entwicklung komplexer kognitiv-verhaltenstherapeutischer Programme. Dieser Behandlungsansatz stellt (im Gegensatz zu dem u.a. von Fordyce, 1976, und Sternbach, 1982, vertretenen rein operanten Ansatz) das subjektive Schmerzerleben und Möglichkeiten der kognitiven Schmerzkontrolle in den Mittelpunkt. Grundlage hierfür sind sowohl theoretische Überlegungen zur Bedeutung kognitiver Faktoren für das Schmerzgeschehen, v.a. die im Rahmen der Gate-Control-Theorie von Melzack und Wall (1965) postulierten Annahmen (s. Kap. 3.2), wie auch laborexperimentelle Befunde zu kognitiver Schmerzkontrolle (s. Kap. 3.3.1 und 3.3.2).

Bei der Konzeption dieser Therapieprogramme standen zunächst pragmatische Überlegungen im Vordergrund: Sie sollten innerhalb eines überschaubaren Zeitraums in einem zumeist stationären Setting durchführbar sein, bei verschiedenen Schmerzkrankheiten anwendbar sein und begründete Aussicht auf Erfolg bieten. Erfolgversprechend erschien dabei die Strategie, verschiedene Therapieelemente zu kombinieren, die

- sich in laborexperimentellen Untersuchungen als effektiv erwiesen haben (kognitive Schmerzkontrollstrategien),
- sich allgemein bei der Behandlung psychosomatischer Störungen bewährt haben (Entspannung) oder
- auf in plausiblem Zusammenhang mit der Schmerzkrankheit stehende Problembereiche abzielen (Streßbewältigungs- oder Selbstsicherheitstraining).

Nach diesen Gesichtspunkten konzipierte Therapieprogramme haben sich bei verschiedenen Schmerzkrankheiten als erfolgreich erwiesen, so u.a. bei chronischer Polyarthritis und chronischem Rückenschmerz (s. Kap. 3.3.3).

Für eine Weiterentwicklung des kognitiv-verhaltenstherapeutischen Ansatzes ist jedoch unumgänglich, daß, nachdem die globale Effektivität als gut gesichert gelten kann, wirksame Therapieelemente und bedeutsame den Therapieerfolg vermittelnde Prozesse identifiziert werden. Nur so ist es möglich, bestehende Therapieprogramme begründet den Erfordernissen spezifischer Krankheitsgruppen oder anderer institutioneller Rahmenbedingungen (speziell der ambulanten Behandlung) anzupassen.

Auf der Grundlage einer Systematisierung der Elemente kognitiv-behavioraler Schmerztherapie (s. Kap. 3.3.4) wurden für die vorliegende Arbeit zwei Therapieelemente ausgewählt, deren relative Wirksamkeit überprüft wird. Diese Therapieelemente werden aufgrund zumeist impliziter Annahmen über die an der Krankheitsaufrechterhaltung beteiligten Prozesse in mehreren der bisher entwickelten Programme kombiniert:

- die Vermittlung kognitiver *Schmerzbewältigungsstrategien* und
- der Aufbau allgemeiner *Streßbewältigungskompetenz*.

Vor dem Hintergrund einer streßtheoretischen Sichtweise zielt die Vermittlung von Schmerzbewältigungsstrategien i.e.S. auf Reaktionskontrolle ab, indem der Patient lernt, auf das Symptom Schmerz angemessener zu reagieren. Der Aufbau allgemeiner Streßbewältigungskompetenz dagegen spricht die Ebene der Stimuluskontrolle an, indem der belastende Charakter alltäglicher Streßsituationen reduziert wird, die möglicherweise als Auslöser von Schmerzepisoden fungieren. (S. Kap. 3.1.3.)

Diese Fragestellung wird an einer Krankheitsgruppe untersucht, die wie folgt umschrieben werden kann: *chronische (seit mindestens 1 Jahr bestehende) muskuloskelettale Schmerzen, die weichteilrheumatisch und/oder degenerativ, nicht aber entzündlich bedingt sein sollen.* Diese Umschreibung kennzeichnet zwar eine heterogene, d.h. verschiedene Beschwerdebilder umfassende Krankheitsgruppe. Ihre Zusammenfassung ist dennoch gerechtfertigt, da die betroffenen Beschwerdebilder sich vielfach überlagern und wesentliche gemeinsame pathogenetische Momente angenommen werden können (s. Kap. 3.1.1). Die Tatsache, daß eine klare Abgrenzung einzelner Beschwerdebilder innerhalb dieser Krankheitsgruppe schwierig ist, hat sicherlich dazu beigetragen, daß sie in der psychologischen Forschung zugunsten schärfer umrissener rheumatischer Krankheitsbilder, v.a. der chronischen Polyarthritis, bisher wenig Beachtung gefunden hat. Die praktische Relevanz für die Auswahl dieser Beschwerdebilder ist dadurch gegeben, daß sie in der schmerztherapeutischen und orthopädischen Praxis das größte Kontingent stellen.

3 Stand der Forschung

3.1 Muskuloskelettale Schmerzen

3.1.1 Einteilung und Beschreibung der einbezogenen Krankheitsbilder

Üblicherweise beziehen sich psychologische Arbeiten zu chronischen Schmerzen entweder auf diagnostisch gut abgrenzbare Krankheitsbilder, oder es wird von vornherein auf eine Auswahl bestimmter Krankheitsbilder verzichtet und mit unausgelesenen Stichproben chronisch schmerzkranker Patienten gearbeitet. Die Konzentration auf ein umgrenztes Krankheitsbild birgt die Gefahr, daß die Ergebnisse nicht ohne weiteres auf andere Schmerzkrankheiten übertragbar sind. Bei der Arbeit mit völlig unausgelesenen Gruppen dagegen werden u.U. krankheitsspezifische Besonderheiten des Krankheitserlebens bzw. der Krankheitsverarbeitung vernachlässigt, wie beispielsweise die Perspektive fortschreitender Körperbehinderung bei der rheumatoiden Arthritis oder das Streßerleben einer Anfallserkrankung bei Migräne.

Eine Alternative stellt die Auswahl der Patienten nach vorwiegend symptomatologischen, an der Phänomenologie des Krankheitserlebens orientierten Gesichtspunkten dar. Dabei kann eine vergleichsweise grobe Berücksichtigung bestimmter nosologischer Kategorien als zweitrangiges Kriterium hinzutreten. Beispiele für diese Art der Auswahl sind "Kopfschmerz", "chronischer Rückenschmerz" oder "Low-Back Pain". Diesem zuletzt beschriebenen Vorgehen entspricht die Auswahl der Patienten für die vorliegende Arbeit.

Ausgangspunkt dieser Arbeit war mein Interesse an Patienten mit weichteilrheumatischen Beschwerden. Diese Krankheitsgruppe wurde in der psychologischen Schmerzforschung bisher wenig beachtet, obwohl sie unter den zum rheumatischen Formenkreis zählenden Erkrankungen die größte Gruppe darstellt. Bei der Auswahl der ersten Patienten für das Projekt zeigte sich jedoch schnell, daß umschriebene, lokalisierte weichteilrheumatische Beschwerdebilder selten alleine auftreten sondern oft gemeinsam mit degenerativen Wirbelsäulenveränderungen oder im Rahmen multilokulärer Schmerzzustände ohne vollständig zu erklärendes morphologisches Substrat. Das generalisierte weichteilrheumatische Beschwerdebild, das sog. Fibromyalgiesyndrom, erwies sich als Hauptkriterium zur Auswahl der Patienten ebenfalls als ungeeignet, da diese Diagnose wegen ihres umstrittenen Charakters insgesamt selten und zudem uneinheitlichen Kriterien folgend gestellt wird. Aus diesen Erfahrungen resultierte dann die folgende Umschreibung der einzubeziehenden Beschwerdebilder: *chronische (seit mindestens 1 Jahr bestehende) muskuloskelettale Schmerzen, die weichteilrheumatisch und/oder degenerativ, nicht aber entzündlich bedingt sein sollen.*

Die wichtigsten dieser Eingrenzung entsprechenden nosologischen Gruppen werden im folgenden kurz beschrieben. Soweit keine Literaturquellen benannt sind, wurden dabei die Darstellungen von Müller und Schilling (1977), Schilling (1989) und Cotta (1984) zugrundegelegt.

Schmerzhafte, funktionsbeeinträchtigende Erkrankungen des Bewegungsapparates werden unter dem Oberbegriff "Rheuma" zusammengefaßt. Nach der Klassifikation der Rheumaliga Toronto von 1957 (s. z.B. Schoen, Böni & Miehlke, 1970) lassen sie sich in drei Hauptgruppen einteilen:
(1) den entzündlichen Rheumatismus,
(2) den degenerativen Rheumatismus und
(3) den extraartikulären Rheumatismus (Weichteilrheumatismus).

Definition und Einteilung weichteilrheumatischer Erkrankungen

Der Weichteil- oder extraartikuläre Rheumatismus umfaßt laut dem Roche Lexikon Medizin eine Klasse von "schmerzhaften, funktionsbeeinträchtigenden krankhaften Zuständen in den Weichteilen des Bewegungsapparates einschließlich peripherer Neuropathien". Zu den Weichteilen gehören Muskeln, Sehnen, Fett- und Bindegewebe sowie Nerven und Gefäße. Leitsymptom ist ein akuter, subakuter oder chronischer Schmerz in den Weichteilen des Rückens, Brustkorbes und der Gliedmaßen, der durch körperliche Belastungen, Temperatur und Wetter beeinflußt werden kann. Häufig treten Steifigkeit in bestimmten Teilen des Bewegungsapparates und Bewegungsbehinderung auf.

Tabelle 1 vermittelt einen Überblick über weichteilrheumatische Erkrankungen, eingeteilt nach Lokalisation bzw. betroffenem Gewebe und entzündlich vs. nicht-entzündlich. Die entzündlichen Erkrankungen sind v.a. im Rahmen rheumatischer Systemerkrankungen oder anderer umgrenzter Krankheitsbilder zu beobachten. Nach Schilling (1989) "beschränken [wir] den Terminus Weichteilrheuma [i.e.S.] auf die primär degenerativen beziehungsweise mikrotraumatisch im weitesten Sinne entstandenen und unterhaltenen extraartikulären [...] Krankheitsbilder, denen ein systemisch-entzündlicher Hintergrund fehlt" (S.4).

Tab. 1: Klassifikation weichteilrheumatischer Erkrankungen (aus: Schilling, 1989)

Lokalisationsort	Krankheitsbilder: Nicht-entzündlich		Entzündlich (Diff.-Diagnose)
Subkutanes Binde- u. Fettgewebe	Pannikulose		Pannikulitis
Sehnenscheide		Tenosynovitis (Tendovaginitis)	
Sehnenansätze	Insertionstendinose		Insertionstendinitis
Sehne	Tendinose Tendomyose Tendomyopathie		Tendinitis
Muskel	Myose		Myositis
Burse		Bursopathie	
Faszie	Fasziose		Fasziitis
Periartikuläres Gewebe		Periarthropathie	
Nerven	Neuropathie		Neuritis

Der diagnostische Nutzen des Begriffes Weichteilrheumatismus ist umstritten. Er wird, wie Romano (1988) anmerkt, häufig als "Wastebasket-Term" verwendet, um Patienten diagnostisch einzuordnen, deren Symptomatik den Kriterien schärfer umgrenzter Krankheitsbilder, wie rheumatoider Arthritis, Osteoarthritis oder Lupus erythematodes nicht genügen. Gelegentlich wird Weichteilrheumatismus auch gleichgesetzt mit psychogenem Schmerz, definiert durch die Abwesenheit positiver körperlicher Befunde: Weintraub (1983) definiert weichteilrheumatische Beschwerden als "Schmerzsyndrome, [...] bei denen auch unter klinischen Umständen keine entzündlichen oder degenerativen Veränderungen festgestellt werden können, die als Ursache in Frage kämen, seien sie lokaler oder generalisierter Natur. Oft besteht eine auffallende Diskrepanz zwischen Untersuchungsbefund und Beschwerdebild." (S. 3) Diese begriffliche Heterogenität erklärt wohl auch, daß weichteilrheumatische Erkrankungen sowohl in der medizinischen wie der psychologischen Literatur bisher weitgehend vernachlässigt wurden, und auch keine übereinstimmenden Angaben zur Prävalenz vorliegen. Allerdings weisen verschiedene Autoren darauf hin, daß diese Gruppe den größten Anteil rheumatischer Erkrankungen bildet, insbesondere in der ambulanten Praxis (Miehlke, 1970; Moll, 1972; Fassbender, 1975).

Als Auslöser weichteilrheumatischer Erkrankungen kommen nach Müller und Schilling (1977, S. 152) folgende Faktoren in Frage:

(1) Fehlbelastungen und Überlastungen (exogen, durch Wirbelsäulenaffektionen etc.),
(2) neurale Faktoren (Reflexmechanismen von Gelenken, Wirbelsäule, inneren Organen),
(3) Traumen, einschließlich Mikrotraumen,
(4) Kälte-, Feuchtigkeits- und Witterungseinflüsse,
(5) psychische Faktoren,
(6) hormonale und metabolische Faktoren,
(7) Infektionen.

Lokalisierte weichteilrheumatische Beschwerdebilder (Tendomyopathien)

Die häufigsten weichteilrheumatischen Beschwerdebilder betreffen die Muskeln, die Sehnen und die Sehnenansätze. Diese verschiedenen Gewebearten sind oft gleichzeitig betroffen, was in den Bezeichnungen Tendomyose und Tendomyopathie zum Ausdruck kommt. Degenerationserscheinungen der Sehnen gehen mit Wasserverlust, Verfestigung und abnehmender Elastizität des Gewebes einher. Es kann zu Kalkeinlagerungen und zu einer spontanen Sehnenruptur kommen. Degenerative Veränderungen der Muskulatur können sich sowohl in einem herabgesetzten Muskeltonus und in der Folge einer Atrophie wie auch in einem erhöhten Tonus äußern. Ein erhöhter Tonus kann zu einem druckschmerzhaften Hartspann und über Mangeldurchblutung schließlich zu einer Myogelose, d.h. zur Umwandlung von Muskelgewebe in Bindegewebe, führen. Beispiele für häufig vorkommende, lokalisierte Insertionstendinosen bzw. Tendomyopathien sind der sog. Tennisellenbogen (Epicondylitis radialis humeri) und schmerzhafte Funktionseinschränkungen der Schulter (Periarthropathia humeroscapularis).

Degenerative Wirbelsäulensyndrome

Muskuloskelettale Schmerzen treten am häufigsten in Form von Rückenschmerzen auf, wobei wiederum Degenerationsprozesse eine wichtige Rolle spielen. Die degenerativen Veränderungen betreffen in der Regel sowohl die Weichteile - Bandscheiben, Sehnen, Muskeln und Bänder - wie auch die Wirbel und die Wirbelgelenke. Die Degeneration der Bandscheibe geht mit einem altersbedingen Wasserverlust einher. Dadurch nimmt die Elastizität ab; die Pufferfunktion der Bandscheibe im Hinblick auf Stabilisierung und Beweglichkeit der Wirbelsäule wird beeinträchtigt, und es kommt zu einem Höhenverlust des Bandscheibenraumes. Das Bandscheibengewebe reißt ein und quillt nach vorn seitlich oder dorsal vor. Durch stärkere Belastung insbesondere des vorderen Bereiches der Wirbelkörper und verstärkte Reibung werden die Wirbelkörper in Form spondylotischer Randzackenbildung in den Degenerationsprozeß einbezogen. Das kann zur Versteifung und Ausheilung in den betroffenen Segmenten führen. Wird die Bandscheibendegeneration jedoch nicht durch Verknöcherung kompensiert, verschieben sich die Wirbelkörper gegeneinander, und es kommt zu Bänderzerrungen und zu arthrotischen Veränderungen der Zwischenwirbelgelenke, zur Spondylarthrose.

Diese Degenerationsprozesse sind altersabhängig und werden darüber hinaus wesentlich beeinflußt durch die Belastung der Wirbelsäule, die Körperhaltung und den Zustand der Muskulatur. Sie können, müssen aber nicht zwangsläufig zu Rückenschmerzen führen. Eine Hauptursache für Schmerzen sind reaktive Weichteilveränderungen, die Bänder, Sehnen und Muskeln betreffen können. Auf diese Weise können regelrechte "tendomyotische Ketten" entstehen. Im Bereich der betroffenen Bewegungssegmente können Blutgefäße und Nerven irritiert werden und komplexe spondylogene bzw. pseudoradikuläre Syndrome hervorrufen, die sich in Schmerzen und sonstigen sensiblen sowie motorischen, vaskulären oder vegetativen Störungen in der Peripherie äußern. Wenn durch Druck auf die Nervenwurzeln oder das Rückenmark segmental eindeutig zuzuordnende neurologische Ausfälle oder Durchblutungsstörungen entstehen, spricht man von radikulären oder medullären Kompressionssyndromen. Affektionen der Halswirbelsäule, sog. Zervikalsyndrome, umfassen häufig Kopfschmerzen und ausstrahlende Schmerzen in die Arme. Affektionen der Lendenwirbelsäule können zu spondylogenen oder radikulären Ischialgien führen.

Generalisierte weichteilrheumatische Beschwerdebilder (generalisierte Tendomyopathie, Fibromyalgiesyndrom)

Grundsätzlich beeinflussen sich Veränderungen in verschiedenen Teilen des Bewegungsapparates immer gegenseitig. So führen Fehlhaltungen oder Gelenkaffektionen reflektorisch zu Tonusänderungen der Muskulatur und Veränderungen der Belastung von Sehnen und Sehnenansätzen. Derartige Wechselwirkungen sind nach Auffassung von Menninger und Hiemeyer (1989) in Kombination mit einer typischen Fehlhaltung der Wirbelsäule (dem habituellen Rundrücken bzw. der sog. sternosymphysalen Belastungshaltung) verantwortlich für die Entwicklung eines generalisierten weichteilrheumatischen Beschwerdebildes, der generalisierten Tendomyopathie.

Die generalisierte Tendomyopathie, auch als Fibromyalgiesyndrom (engl. Fibromyalgia Syndrome FS) bezeichnet, erfährt seit Beginn der 80er Jahre in den USA verstärktes Interesse. Während allerdings die von Menninger und Hiemeyer vertretene Hypothese einen fließenden Übergang zwischen lokalisierten und generalisierten weichteilrheumatischen Beschwerdebildern nahelegt, sehen die Vertreter der amerikanischen FS-Forschung das Fibromyalgiesyndrom als eigenständiges Krankheitsbild, das diagnostisch insbesondere von multiplen lokalisierten Tendomyopathien abgegrenzt werden sollte.

In einer umfassenden Studie schlug das aus 16 Behandlungszentren gebildete Multicenter Criteria Committee international weitgehend anerkannte diagnostische Kriterien vor (Wolfe, Smythe, Yunus et al., 1990). Kernmerkmal des Fibromyalgiesyndroms ist der generalisierte Schmerz. Manualdiagnostisch lassen sich an typischen, bilateral verteilten Körperstellen sog. Tenderpoints ermitteln - lokale druckempfindliche Punkte in der Muskulatur, die u.U. mit einer tastbaren Verhärtung einhergehen. Charakteristisch sind weiterhin verschiedene funktionelle Allgemeinbeschwerden: u.a. gestörter Schlaf und allgemeine Müdigkeit, Morgensteifigkeit, funktionelle gastrointestinale Beschwerden. Röntgen- und Laborbefunde sollen normal sein.

Zur Pathogenese des Fibromyalgiesyndroms existiert bislang kein umfassendes Modell. Boissevain und McCain (1991a) fassen den aktuellen Forschungsstand verschiedener pathophysiologischer Ansätze zusammen (weiterführende Literaturangaben s. dort):

Mehrere Untersucher fanden histologische Abnormitäten im Muskelgewebe, u.a. mottenfraßähnlichen Faseruntergang, Ödeme und Veränderungen der Mitochondrien. Aufgrund unterschiedlicher diagnostischer Kriterien und uneinheitlicher Biopsie-Entnahmestellen konnten diese Befunde jedoch untereinander kaum repliziert werden. Vermittelnde Faktoren sind möglicherweise Störungen der muskulären Durchblutung, Hypoxie und herabgesetzte Muskelkraft.

Am umfangreichsten belegt erscheint bisher eine zentrale Störung der Schlafregulation in Form eines Eindringens von EEG-Alpha-Wellen in die überwiegend durch Delta-Wellen bestimmten Tiefschlafphasen. Durch eine derartige Störung des Schlafrhythmus lassen sich bei gesunden Vpn fibromyalgieähnliche Symptome experimentell erzeugen.

Die Schlafstörungen werden möglicherweise vermittelt durch eine Dysregulation des zentralnervösen Serotoninstoffwechsels. Weitere biochemische Hypothesen betreffen Katecholamine, Substanz P und Endorphine. Substanz P und Endorphine spielen vermutlich eine Rolle im Hinblick auf die bei Fibromyalgie-Patienten festgestellte allgemein erniedrigte Druckschmerzschwelle.

Diskutiert wird auch eine immunologische Beteiligung, die über eine akute fieberhafte Infektion zur Störung der Schlafregulation führt.

Epidemiologie muskuloskelettaler Schmerzen

In einer repräsentativen epidemiologischen Erhebung zu "Rückenschmerzen in Hannover" stellten Raspe, Wasmus, Greif, Kohlmann, Kindel und Mahrenholtz (1990) eine Punktprävalenz von 33% für Rückenschmerzen fest. Bei den Frauen war die Altersgruppe zwischen 45 und 54 am stärksten belastet, bei den Männern waren es die 55- bis 64-jährigen. In allen Altersgruppen waren Frauen häufiger als Männer betroffen. 81% der zum Zeitpunkt der Befragung an Rückenschmerzen leidenden Personen war auch im vorhergehenden Jahr durch Rückenschmerzen belastet; bei ebenfalls 81% derjenigen, die Rückenschmerzen angaben, lagen noch weitere rheumatische Beschwerden vor. Die Befunde unterstreichen also die Chronizität von Rükkenschmerzen und die Vergesellschaftung mit weiteren rheumatischen Beschwerden.

Magni, Caldieron, Rigatti-Luchini und Merskey (1990) analysierten die zwischen 1974 und 1975 im Rahmen des National Health and Nutrition Examination Survey erhobenen Daten von 3023 US-Bürgern. 14.4% der Befragten litten unter chronischen muskuloskelettalen Schmerzen. Das bedeutet, daß sie Schmerzen im Nacken, Rücken, den Hüft- oder Kniegelenken oder schmerzhafte Gelenkschwellungen angaben, die mindestens 1 Monat innerhalb des vorhergehenden Jahres angehalten hatten. Bei weiteren 7.4% lagen die genannten Beschwerden vor, ohne daß das zeitliche Kriterium klar erfüllt war.

Raspe und Baumgartner (1992) erhoben an einer repräsentativen deutschen Stichprobe epidemiologische Daten zum Fibromyalgie-Syndrom. Von 541 postalisch befragten Personen im Alter zwischen 25 und 74 Jahren wurden 105 als "fragebogen-positiv" klassifiziert. 80 von ihnen folgten der Einladung zu einer medizinischen Untersuchung. Die Befunde ergaben eine Minimalprävalenz von 1.9% der ursprünglichen Stichprobe. Unter der Voraussetzung, daß der Anteil der von Fibromyalgie betroffenen Personen unter den Non-Respondern genauso hoch ist wie unter den Respondern, läge die Prävalenz bei 3%. Damit würde die Fibromyalgie etwa doppelt so häufig vorkommen wie die chronische Polyarthritis.

3.1.2 Psychodiagnostische Befunde

Die wohl am häufigsten untersuchte Frage im Hinblick auf psychologische Faktoren bei chronischem Schmerz ist die nach einem Zusammenhang zwischen chronischem Schmerz und Depression. Die Ergebnisse dazu sind extrem heterogen. Abhängig vom untersuchten Kollektiv, den einbezogenen Kontrollgruppen, den verwendeten Instrumenten und diagnostischen Kriterien für chronischen Schmerz bzw. Depression schwanken die Schätzungen zur Prävalenz von Depression bei Patienten mit chronischem Schmerz zwischen 10 und 100% (Romano & Turner, 1985). Insbesondere fehlen Untersuchungen an nicht-klinischen, repräsentativen Stichproben.

Eine der wenigen epidemiologischen Untersuchungen zu muskuloskelettalen Schmerzen ist die oben zitierte Arbeit von Magni, Caldieron, Rigatti-Luchini und Merskey (1990). Unter den Befragten mit Schmerzen im Bewegungsapparat wurden 18.3% als deutlich depressiv diagnostiziert, unter den Befragten ohne Schmerzen im Bewegungsapparat waren es 8.8%. Dieser Unterschied wie auch der Mittelwertsunterschied in der verwendeten Center for Epidemiologic Studies Depression Scale CES-D war signifikant.

Atkinson, Slater, Patterson, Grant und Garfin (1991) untersuchten 100 männliche Patienten, die wegen chronischer Rükkenschmerzen (chronic low back pain) die orthopädische Klinik eines Veteranen-Krankenhauses aufgesucht hatten. Nach DSM-III-Kriterien betrug die Lifetime-Prävalenz einer Major Depression 32% gegenüber 16% in der gesunden Kontrollgruppe. Die Prävalenz einer depressiven Neurose betrug 23.7 gegenüber 12.2%; dieser Unterschied war - im Gegensatz zur Häufigkeit der Major Depression - nicht signifikant. Ebenfalls signifikant erhöht waren die Lifetime-Prävalenzen von Angststörungen (30.9% gegenüber 14.3% in der Kontrollgruppe) und Alkohol-Abhängigkeit (64.9% gegenüber 38.8%) unter den Rükkenschmerz-Patienten. Retrospektive Angaben bzgl. des zeitlichen Beginns der Schmerzen bzw. der psychiatrischen Symptome zeigten, daß depressive Störungen zumeist nach Beginn der Schmerzkrankheit begonnen hatten, Alkohol-Abusus dagegen überwiegend vorher aufgetreten war.

Von besonderem Interesse ist die Bedeutung psychologischer Faktoren für Krankheitsentstehung bzw. -aufrechterhaltung im Falle des Fibromyalgiesyndroms, da es hier kaum objektiv faßbare Krankheitsparameter gibt. Boissevain und McCain (1991b) geben einen Überblick über den aktuellen Stand der Forschung zum Fibromyalgiesyndrom. In einer Reihe von Untersuchungen wurden Fibromyalgie-Patienten mit gesunden Kontrollgruppen bzw. Patienten mit anderen chronisch-rheumatischen Erkrankungen psychodiagnostisch verglichen. Die Ergebnisse berechtigen nach Auffassung verschiedener Autoren dazu, die Fibromyalgie-Patienten als neurotisch stark gestörte Krankheitsgruppe anzusehen. Im Vergleich zu Patienten mit rheumatoider Arthritis fanden Payne et al. (1982) in 6 von 10 MMPI-Skalen erhöhte Werte, Ahles, Yunus, Riley, Bradley und Masi (1984) in 4 (Hs Hypochondriasis, Hy Hysteria, Pt Psychasthenia, Sc Schizophrenia) und Wolfe, Cathey und Kleinheksel (1984) in 5 MMPI-Skalen (Hs, Hy, Pd Psychopathic deviancy, Pa Paranoia, Ma Mania). Während die Werte der Fibromyalgie-Patienten bei Payne et al. für die Skalen Hs und Hy im pathologischen Bereich lagen, war dies bei Ahles et al. für keine Skala der Fall. Allerdings fanden sowohl Ahles et al. wie auch Wolfe et al., daß bei den Fibromyalgie-Patienten die Subgruppe psychisch gestörter Personen (erhöhte Werte in mindestens 4 MMPI-Skalen) deutlich größer ist als bei rheumatoider Arthritis bzw. gesunden Kontrollgruppen (Ahles et al.: Fibromyalgie 31%, rheumatoide Arthritis 7%, Kontrollgruppe 3%).

Uneinheitlich sind die Befunde zur Depressivität bei Fibromyalgie-Patienten. In den soeben zitierten Arbeiten unterschieden sich die Fibromyalgie-Patienten hinsichtlich der MMPI-Skala D nicht von Patienten mit rheumatoider Arthritis. Auch unter Verwendung anderer Instrumente, einschließlich Interviewverfahren, wurde in einigen weiteren Untersuchungen keine erhöhte Depressivität gegenüber Patienten mit rheumatoider Arthritis festgestellt (Ahles, Yunus & Masi, 1987; Clark, Campbell, Forehand, Tindall & Bennett, 1985; Kirmayer, Robbins & Kapusta, 1988; Scudds, Rollman, Harth & McCain, 1987). Hudson, Hudson, Pliner, Goldenberg und Pope (1985) dagegen registrierten mit Hilfe eines standardisierten Interviews unter den Fibromyalgie-Patienten eine deutlich höhere Lifetime-Prävalenz depressiver Erkrankungen als bei rheumatoider Arthritis (71 vs 13%). Für eine erhöhte Depressivität gegenüber rheumatoider Arthritis sprechen auch die Ergebnisse von Wolfe et al. (1984; mit der Arthritis Impact Measurement Scale AIMS), Perini, Battegay, Müller, Labhardt und Bühler (1982) und Hawley und Wolfe (1991). Höhere Depressivitätswerte gegenüber gesunden Personen fanden Ahles et al. (1984; 1987) und Scudds et al. (1987).

Obwohl die referierten Ergebnisse insgesamt für die Bedeutsamkeit psychologischer Faktoren bei der Fibromyalgie sprechen, müssen sie in einigen Punkten relativiert werden: Der Eindruck besonders starker psychischer Beeinträchtigung resultiert z.T. aus dem häufigen Vergleich mit rheumatoider Arthritis. Die Ergebnisse von Hawley und Wolfe (1991), die sieben rheumatische Krankheitsgruppen bzgl. Schmerzwahrnehmung, körperlicher und psychischer Beeinträchtigung miteinander verglichen, legen eine Ausnahmeposition gegenüber anderen rheumatischen Erkrankungen eher für Patienten mit rheumatoider Arthritis nahe. Diese Gruppe zeichnete sich durch eine geringe subjektive Schmerzintensität und durch relativ niedrige Angst- und Depressionswerte aus. Die Fibromyalgie-Patienten zeigten zwar auch in dieser Untersuchung die höchsten Ausprägungen von Angst und Depression, unterschieden sich hierin aber nicht signifikant von Patienten mit degenerativ bzw. muskulär bedingten Nacken- bzw. Rückenschmerzen. Ein methodisches Problem ergibt sich aus der Tatsache, daß die verwendeten Selbstbeschreibungs-Instrumente, v.a. die MMPI-Skalen Hs und Hy sowie Depressivitätsfragebögen, vegetative Symptome erfragen, die gerade für die Fibromyalgie charakteristisch sind (z.B. Schlafstörungen) und möglicherweise zu einer Überschätzung der psychischen Beeinträchtigung in dieser Krankheitsgruppe führen.

Solange Langzeituntersuchungen an Patienten mit chronischen Schmerzen im Bewegungsapparat fehlen, muß die Frage einer ursächlichen Beziehung zwischen Schmerzkrankheit und Depression bzw. psychischer Beeinträchtigung insgesamt offen bleiben, oder etwas bildlicher gesprochen: "The relationship between negative affect and miscellaneous chronic pain syndromes thus continues to remain a 'chicken and egg problem'" (Boissevain & McCain, 1991b, S. 242). Zudem zeigen epidemiologische Untersuchungen an Populationen mit verschiedenen chronisch-organischen Erkrankungen, daß das vermehrte Vorkommen psychiatrischer Störungen, insbesondere depressiver Syndrome, nicht spezifisch für chronisch schmerzkranke Patienten ist (Wells, Golding & Burnam, 1988). Entsprechend besteht weitgehender Konsens dahingehend, die Entwicklung psychiatrischer Störungen bei chronisch kranken Menschen im Zusammenhang der Adaptation an die chronische körperliche Erkrankung zu sehen.

3.1.3 Schmerz- und Streßbewältigung

Die im vorhergehenden Kapitel referierten psychodiagnostischen Befunde haben vorwiegend deskriptiven Charakter: Sie erlauben allenfalls Aussagen über die Wahrscheinlichkeit eines gemeinsamen Auftretens chronischer Schmerzen und psychiatrischer Störungen und über zeitliche Beziehungen zwischen beiden Merkmalskomplexen. Daran anschließend stellt sich die Frage, wie es zu erklären ist, daß trotz vergleichbarer "objektiver" Krankheitsparameter einige Patienten eine bessere psychosoziale Anpassung an ihre Erkrankung erreichen als andere. Diese Frage wird zumeist vor dem Hintergrund theoretischer Modelle der Streß- und Krankheitsbewältigung gesehen, wobei die heute am weitesten verbreitete und anerkannte Konzeptualisierung sicherlich das transaktionale Streßmodell von Lazarus darstellt (Lazarus, 1966; Lazarus & Folkman, 1984).

Modellannahmen zur Streß- und Krankheitsbewältigung

Streß besteht nach diesem Modell in einem Ungleichgewicht (Imbalanz), zwischen Individuum und Umwelt, das das körperlich-seelische Wohlbefinden gefährdet. Die Wiederherstellung des Gleichgewichtes ist durch automatisiertes oder Routineverhalten nicht zu erreichen, sondern erfordert bewußte, zielgerichtete Anstrengung (Coping), die auf Veränderung der Umwelt und/oder intrapsychische Veränderung gerichtet sein kann. Dieser Prozeß wird wesentlich durch Einschätzungen und Bewertungen (Appraisals) der streßauslösenden Situation, der eigenen Bewältigungsmöglichkeiten und der Streß- bzw. Bewältigungsresultate beeinflußt.

Bornmann, Schneeberg-Kirchner und Weber (1989) haben auf der Grundlage des transaktionalen Streßmodells ein integriertes Modell der

Streß- und Krankheitsbewältigung vorgeschlagen (s. Abb. 1). In diesem Modell kommt dem Schmerz eine zweifache Bedeutung zu: Im Zusammenhang mit einem maladaptiven Streßbewältigungsstil kann er Teil einer komplexen Reaktion auf bzw. Folge einer alltäglichen Streßsituation sein. Damit wird gleichzeitig seine Bedeutung als Stressor eingeleitet, auf den der Betroffene mit Schmerzverhalten bzw. Versuchen der Schmerzbewältigung reagiert. Schmerzbewältigung kann also als bereichsspezifische Form der Streßbewältigung angesehen werden.

Der durch das transaktionale Modell beschriebene Verlauf der Streß- bzw. Krankheitsbewältigung ist ein situativer Prozeß. Auf der übersituativen Ebene stellt der Streß- bzw. Krankheitsbewältigungsstil eine Gewohnheit oder Disposition zu bestimmten situationsspezifischen Bewältigungsreaktionen dar. Wesentliche übersituative Einflußfaktoren auf den Bewältigungsstil und das konkrete Bewältigungsverhalten sind kognitive Variablen, also grundlegende Einstellungen und Überzeugungen: z.B. Kausal- und Kontrollattributionsmuster, das Selbstkonzept, Selbstwirksamkeitsüberzeugungen. Die in empirischen Untersuchungen zur Streß- und Krankheitsbewältigung verwendeten Erhebungsinstrumente beziehen sich in der Regel auf die übersituative Ebene.

Ergebnisse zum Streßerleben und zur Streßbewältigung

Zum Umgang mit alltäglichen Streßsituationen bei Patienten mit chronischen muskuloskelettalen Schmerzen gibt es bisher nur wenige Untersuchungen: Flor (1991) untersuchte Patienten mit chronischen degenerativ bzw. muskulär bedingten Wirbelsäulensyndromen im Vergleich zu gesunden Personen; Dailey, Bishop, Russell und Fletcher (1990) sowie Uveges et al. (1990) verglichen Fibromyalgie-Patienten mit Patienten, die unter rheumatoider Arthritis litten. Alle drei Arbeiten kommen zu dem Ergebnis, daß die Patienten mit muskuloskelettalen Schmerzen eine höhere Belastung durch alltägliche Streßsituationen (gemessen mit der Daily Hassles Scale von Kanner, Coyne, Schaefer & Lazarus, 1981) erleben als gesunde Personen bzw. Patienten mit rheumatoider Arthritis. Keine Unterschiede zu den RA-Patienten fanden Dailey et al. dagegen im Hinblick auf sog. Major life stress events. Sowohl Dailey et al. wie auch Uveges et al. stellten fest, daß das Ausmaß alltäglicher Streßbelastung bei den Fibromyalgie-Patienten signifikant mit der psychischen Beeinträchtigung korrelierte. Bemerkenswert ist, daß die Patienten mit muskuloskelettalen Schmerzen sich offensichtlich in ihrem Bewältigungsstil alltäglicher Streßsituationen (gemessen mit der Ways of Coping Checklist, Folkman & Lazarus, 1980) nicht von gesunden Personen bzw. RA-Patienten unterscheiden, also keinen ungünstigeren Streßbewältigungsstil zeigen (Flor, 1991; Uveges et al., 1990). Die Ergeb-

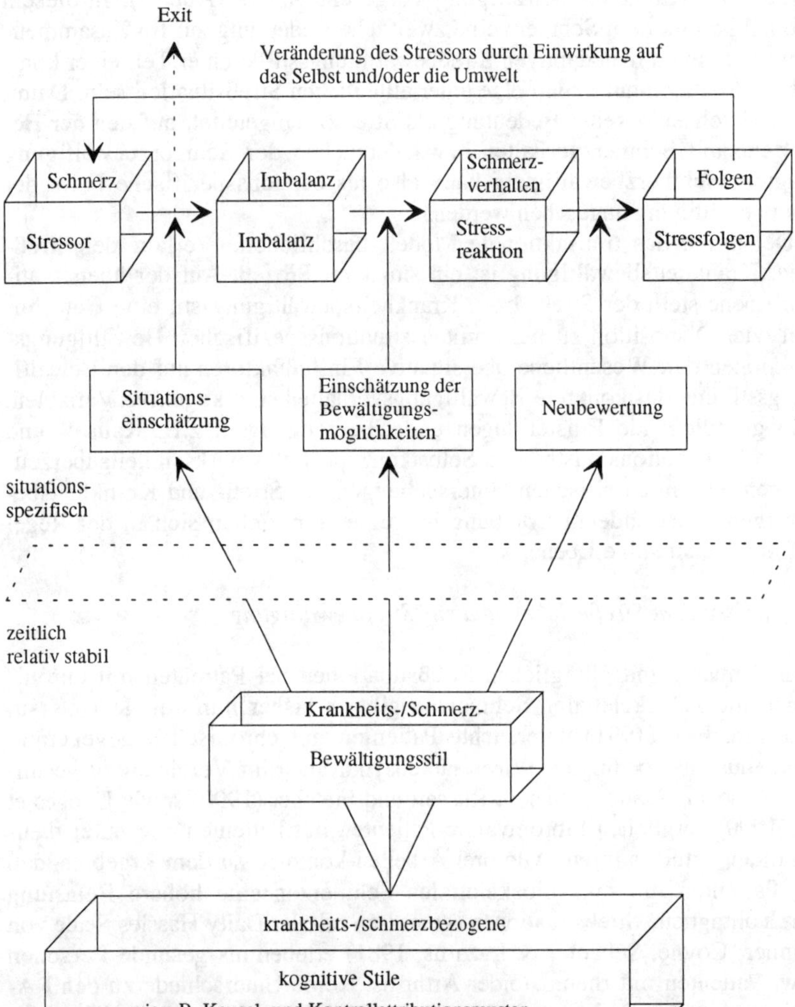

Abb. 1: Modell der Streß- und Krankheitsbewältigung

nisse eines selbstentwickelten Kurzen Fragebogens zur Erfassung von Belastungen bei Flor zeigen jedoch, daß die Patienten ihre Bewältigungskompetenzen in Streßsituationen möglicherweise nicht zu ihrer Zufriedenheit einsetzen können.

Arbeiten zum Schmerzerleben bei Patienten mit degenerativ bzw. muskulär bedingten Schmerzen im Bewegungsapparat weisen darauf hin, daß diese Krankheitsgruppe sich nicht nur durch alltägliche Streßsituationen sondern auch durch den Stressor Schmerz als vergleichsweise stark belastet empfindet. So wurde für Fibromyalgie-Patienten mehrfach eine subjektiv höhere Schmerzbelastung berichtet als für Patienten mit anderen rheumatischen Erkrankungen (z.B. Scudds, Rollman, Harth & McCain, 1987; Wolfe, Cathey & Kleinheksel, 1984). Hawley und Wolfe (1991) ermittelten für sieben rheumatische Krankheitsgruppen einen Quotienten, indem sie die subjektive Schmerzstärke auf das Ausmaß funktioneller physischer Beeinträchtigung relativierten. Die höchsten Werte - d.h. starke Schmerzen bei vergleichsweise geringer funktioneller Beeinträchtigung - ergaben sich für die Gruppen mit Low-Back-Pain, Nackenschmerz und Fibromyalgie. RA-Patienten hatten den niedrigsten Wert, gaben also weniger Schmerzen bei stärkerer funktioneller Beeinträchtigung an.

Flor (1991) mißt der Bewältigung schmerzbedingter und alltäglicher Streßsituationen in ihrem psychobiologischen Modell chronischer Schmerzen eine zentrale Bedeutung bei. Als einen wesentlichen pathogenetischen Mechanismus (bei nicht-traumatisch bedingten Schmerzsyndromen) postuliert sie die Entwicklung eines stereotypen physiologischen Reaktionsmusters auf Streßsituationen. Grundlage dieser Reaktionsstereotypie könnte eine durch genetische Faktoren und Lernerfahrungen bedingte Diathese bzgl. eines bestimmten Organsystems sein. Entsprechend nimmt sie an, daß Patienten mit muskuloskelettalen Schmerzen auf Streßsituationen stereotyp mit erhöhter Anspannung in den für die Symptomatik relevanten Muskeln reagieren. Diese Hypothese konnte sie durch eine Untersuchung an Patienten mit chronischen Wirbelsäulensyndromen stützen (Flor, Turk & Birbaumer, 1985): Während eines Gespräches über persönlich relevante Streß- und Schmerzepisoden zeigten sich bei den Rückenschmerzpatienten signifikante Anstiege im paraspinalen EMG und eine signifikant verlangsamte Rückkehr zur Baseline im Vergleich zu Gesunden bzw. einer Gruppe mit heterogenen Schmerzsyndromen. Keine Unterschiede fanden sich im Hinblick auf Herzfrequenz und Hautleitfähigkeit sowie in der Reaktion auf einen persönlich neutralen Stressor (Kopfrechnen). Auf der Grundlage dieser - bislang noch sehr schmalen - Datenbasis läßt sich hypothetisch annehmen, daß es durch wiederholtes Streßerleben zu einem Circulus vitiosus von Spannung und Schmerz bzw. einem ständigen Ineinandergreifen von alltäglichen und schmerzbedingten Streßsituationen kommt. Dieser Mechanismus könnte bei entsprechend prädisponierten Menschen zur Entwicklung und zur Aufrechterhaltung chronischer muskuloskelettaler Schmerzen beitragen.

Ergebnisse zur Schmerz- und Krankheitsbewältigung

Während die Befunde zur allgemeinen Streßbelastung und -bewältigung ihrer geringen Zahl wegen als vorläufig gelten müssen und Replikation noch aussteht, gibt es zur Schmerz- und Krankheitsbewältigung bei Patienten mit muskuloskelettalen Schmerzen inzwischen sehr viele Untersuchungen. Jensen, Turner, Romano und Karoly (1991) führen in einem aktuellen Übersichtsreferat etwa 80 Arbeiten aus den vergangenen 20 Jahren zu diesem Thema auf. Die Integration dieser zahlreichen Ergebnisse wird v.a. durch mangelnde konzeptuelle Präzision bzw. fehlende Übereinstimmung in der Wahl der untersuchten Variablen und verwendeten Instrumente erschwert. So werden insbesondere die Konzepte Coping, Appraisals bzw. Beliefs und Adjustment vielfach nicht klar genug voneinander abgegrenzt. Da hier nicht versucht werden soll, die trotz dieser Schwierigkeiten gut gelungene Integrationsleistung von Jensen et al. zu wiederholen, werden im folgenden lediglich die am besten replizierten Ergebnisse summarisch zusammengefaßt und jeweils exemplarisch durch neuere Literaturangaben belegt.

Jensen et al. gliedern ihre Literaturübersicht in zwei thematische Bereiche auf: 1. Arbeiten, die Zusammenhänge zwischen schmerz- und krankheitsspezifischen Kognitionen und Bewältigung bzw. psychosozialer Anpassung untersuchen, und 2. Arbeiten, die sich auf den Zusammenhang zwischen Bewältigung und Anpassung konzentrieren.

Zur Bedeutung krankheitsspezifischer Kognitionen für Bewältigung und psychosoziale Anpassung

Die Wahrnehmung eigener Kontrollmöglichkeiten auf die Schmerzen bzw. die Erkrankung geht mit besserer psychosozialer Anpassung einher, insbesondere mit geringerer Depressivität, allgemein höherem psychischen Wohlbefinden und besserer physischer Funktionstüchtigkeit (z.B. Strong, Ashton, Cramond & Chant, 1990; Crisson & Keefe, 1988; Keefe & Williams, 1990). Jensen und Karoly (1991) fanden allerdings einen positiven Zusammenhang zwischen schmerzbezogener Kontrollüberzeugung und Aktivitätsniveau nur für Patienten mit geringer Schmerzbelastung. Flor und Turk (1988) konnten mit Hilfe der auch in der vorliegenden Arbeit verwendeten Skalen zu schmerzbezogenen Selbstinstruktionen (Catastrophizing vs Coping self-statements) bzw. Kontrollüberzeugungen (Helplessness vs Resourcefulness) Schmerzintensität und schmerzbedingte Beeinträchtigung bei Patienten mit chronischem Rückenschmerz bzw. rheumatoider Arthritis besser vorhersagen als über Krankheitsdauer und somatische Variablen. In verschiedenen Arbeiten wurde festgestellt, daß die Wahrnehmung eigener Kontrollmöglichkeiten mit einem stärker aktiven Schmerzbewältigungsstil einhergeht (z.B. Crisson & Keefe, 1988; Jensen, Karoly & Huger, 1987).

Der Dimension Hilflosigkeit (vs subjektiver Kontrolle) verwandt erscheint die Neigung zu katastrophisierenden schmerzbezogenen Selbstverbalisationen. Neben der bereits erwähnten Arbeit von Flor und Turk wurden auch in anderen Untersuchungen positive Zusammenhänge zwischen katastrophisierenden Selbstverbalisationen und physischer bzw. psychischer Beeinträchtigung, insbesondere Depressivität, festgestellt (z.B. Gil, Williams, Keefe & Beckham, 1990; Sullivan & D'Eon, 1990). Keefe, Brown, Wallston und Caldwell (1989) fanden bei Patienten mit rheumatoider Arthritis, daß die Neigung zum Katastrophisieren zur Vorhersage verschiedener Variablen der psychosozialen Anpassung über einen Zeitraum von 6 Monaten beitrug.

In engem Zusammenhang mit dem Einsatz entsprechender Coping-Strategien stehen Selbstwirksamkeitsüberzeugungen. Dolce, Crocker, Moletteire und Doleys (1986) stellten z.B. fest, daß sowohl Selbstwirksamkeitsüberzeugungen wie auch die tatsächliche Durchführung körperlicher Übungen im Verlaufe eines Trainingsprogramms zunahmen. In zwei Untersuchungen an Patienten mit rheumatoider Arthritis erwiesen sich Selbstwirksamkeitsüberzeugungen als prädiktiv bedeutsam im Hinblick auf längerfristige psychosoziale Anpassung (Lorig, Chastain, Ung, Shoor & Holman, 1989; O'Leary, Shoor, Lorig & Holman, 1988).

Zum Zusammenhang zwischen Bewältigung und Anpassung

Die Arbeiten zum Zusammenhang zwischen spezifischen Schmerzbewältigungsstrategien und psychosozialer Anpassung ergeben insgesamt ein uneinheitliches Bild. Das ist z.T. sicherlich darauf zurückzuführen, daß sich für die beiden am häufigsten verwendeten Instrumente, die Ways of Coping Checklist WCCL und den Coping Strategies Questionnaire CSQ (Rosenstiel & Keefe, 1983), abhängig von der untersuchten Stichprobe jeweils andere Faktorenstrukturen ergaben, so daß die in verschiedenen Arbeiten überprüften Dimensionen nicht direkt miteinander vergleichbar sind.

Turner, Clancy und Vitaliano (1987) untersuchten Patienten mit Low-Back-Pain mit der WCCL. Die WCCL besteht aus 5 faktoriell ermittelten Skalen: Problem-Focused, Self-Blame, Avoidance, Wishful Thinking und Seeking Social Support. Seeking Social Support und Self-Blame waren negativ mit der Schmerzintensität korreliert, was auf eine adaptive Funktion dieser beiden Bewältigungsstrategien hinweist - ein Ergebnis, das für die

Skala Self-Blame sicherlich erwartungswidrig ist. In Arbeiten mit anderen Krankheitsgruppen, u.a. rheumatoider Arthritis, wurde v.a. die Skala Wishful Thinking als maladaptive Bewältigungsstrategie identifiziert (z.B. Revenson & Felton, 1989).

Das in Untersuchungen zur Schmerzbewältigung am häufigsten verwendete Instrument ist der Coping Strategies Questionnaire, der sieben Coping-Strategien beinhaltet: Diverting Attention, Reinterpreting Pain Sensations, Use of Coping Self-Statements, Ignoring Pain Sensations, Praying or Hoping, Catastrophizing, Increasing Activity Levels. Zwei zusätzliche Items erfassen die Einschätzung, die Schmerzen kontrollieren bzw. verringern zu können. Lawson, Reesor, Keefe und Turner (1990) ermittelten in einer Validierungsstudie 3 Faktoren des CSQ: Conscious Cognitive Coping (mit Ignoring Pain und Coping Self-Statements als höchstladende Skalen), Self-Efficacy Belief (am höchsten laden die beiden Zusatzitems zu Schmerzkontrolle bzw. -verringerung) und Pain Avoidance (mit den höchsten Ladungen auf Diverting Attention und Praying or Hoping). Catastrophizing und Increasing Activity ließen sich keinem Faktor eindeutig zuordnen.

Die konsistentesten Ergebnisse liegen für den Self-Efficacy-Faktor vor, der in verschiedenen Untersuchungen mit guter psychosozialer Anpassung einherging - mit geringer Schmerzintensität, besserem psychischen Wohlbefinden und größerer physischer Funktionstüchtigkeit (z.B.Keefe, Crisson, Urban & Williams, 1990; Spinhoven, Ter Kuile, Linssen & Gazendam, 1989). Dem oben skizzierten Streßmodell folgend stellt dieser Faktor jedoch keine Coping-Strategie dar; entsprechend müßten die Ergebnisse genaugenommen unter Selbstwirksamkeitsüberzeugungen subsumiert werden. Der Faktor Conscious Cognitive Coping - bzw. andere Faktoren, die die beiden Skalen Ignoring Pain und Coping Self-Statements enthalten - hat sich überwiegend als unabhängig von Schmerzintensität, psychischem Befinden und langfristiger psychosozialer Anpassung erwiesen (z.B. Keefe et al., 1990; Rosenstiel & Keefe, 1983). Faktoren schließlich, die die Skalen Diverting Attention und Praying or Hoping enthalten, zeigen inkonsistente Zusammenhänge mit verschiedenen Maßen der psychosozialen Anpassung.

Die z.T. inkonsistenten Befunde zur Wirksamkeit von Coping-Strategien sind möglicherweise darauf zurückzuführen, daß sie jeweils unter verschiedenen Bedingungen bzw. bei verschiedenen Teilgruppen von Schmerzpatienten unterschiedlich wirksam sind. Jensen und Karoly (1991) untersuchten an einer gemischten Stichprobe von Schmerzpatienten (mit Low-Back-Pain als größter Gruppe) den Zusammenhang zwischen Copingstrategien und verschiedenen Maßen der psychosozialen Anpassung mit Schmerzintensität als intervenierender Variable. Unabhängig von der Schmerzintensität waren die Strategien Ignoring Pain, Coping Self-Statements und Increasing Activities positiv mit dem psychischen Wohlbefinden korreliert.

Dagegen zeigte sich nur bei Patienten mit geringer Schmerzintensität ein Zusammenhang zwischen Diverting Attention, Ignoring Pain bzw. Coping Self-Statements und dem Aktivitätsniveau.

Für die zukünftige Erforschung der adaptiven Bedeutung von Schmerzbewältigungsstrategien wären weitere Untersuchungen wünschenswert, die zwischen verschiedenen Teilgruppen von Patienten differenzieren: z.B. nach Schmerzintensität, Schweregrad der Erkrankung, Krankheitsdauer. Auch die Operationalisierung von Schmerzbewältigung bedarf - wie im Falle des CSQ angedeutet - sicherlich weiterer Entwicklung.

3.2 Schmerztheorien unter Berücksichtigung der Bedeutung kognitiver Prozesse

Es ist in der Schmerzforschung inzwischen zum geflügelten Wort geworden, Schmerz als "multimodales" Geschehen aufzufassen, das durch das herkömmliche somato-sensorische Modell einer Eins-Zu-Eins-Relation zwischen sensorischem Input und Schmerzerleben nicht hinreichend erklärt werden kann. Hierauf weisen beispielsweise die häufige Erfolglosigkeit chirurgischer Läsionen des peripheren und zentralen Nervensystems zur Beseitigung von Schmerzzuständen und das Ausstrahlen von Schmerzen in Körperteile ohne pathologische Veränderungen hin. Auch ist schon seit langem bekannt (z.B. durch den Einsatz von Hypnose bei Operationen vor Beginn der modernen Anästhesiologie), daß Schmerzen psychologisch beeinflußbar sind. Im Hinblick auf psychologische Schmerztherapie ist von besonderem Interesse, welche Annahmen in verschiedenen Schmerztheorien getroffen werden zu kognitiven und motivational-affektiven Komponenten des Schmerzerlebens sowie zu möglichen Mechanismen psychologischer Modulation des Schmerzerlebens.

Die erste Theorie, die der Komplexität des Schmerzgeschehens Rechnung trug und v.a. die Bedeutung zentralnervöser Prozesse hervorhob, war die Gate-Control-Theorie von Melzack und Wall (1965), die bis dahin relativ unverbunden nebeneinanderstehende physiologische und psychologische Erkenntnisse des Schmerzerlebens integrierte und einander widersprechende theoretische Annahmen weiterentwickelte.

Vor Veröffentlichung der Gate-Control-Theorie gab es zwei einander in ihren Grundannahmen widersprechende theoretische Ansätze über den Schmerz: die Spezifitätstheorie, die auf von Frey (1894) zurückgeht, und die Patterntheorie, deren Grundannahmen erstmals von Goldscheider (1894) formuliert wurden. Die *Spezifitätstheorie* enthält zwei zentrale Annahmen:

(1) Es gibt spezialisierte Rezeptoren, die nur auf intensive Schmerzreizung der Haut reagieren.
(2) Diese Rezeptoren stehen über spezifische Leitungsbahnen mit einem bestimmten Hirnzentrum in Verbindung, das für die Schmerzempfindung zuständig ist.

Die erste Annahme kann bis heute als gültig angesehen werden: Während dickere, myelinisierte Afferenzen mit Mechanorezptoren in Verbindung stehen, reagieren A∂- und nichtmyelinisierte Fasern u.a. auf Gewebeschäden. Die zweite, quasi-psychologische Annahme der Theorie wurde jedoch bereits Anfang des Jahrhunderts durch Head (gemeinsam mit Rivers, 1908) und andere Physiologen widerlegt. Ihre Befunde zeigen, daß es keine direkte Verbindung zwischen Rezeptor und Hirn gibt. Statt dessen ist eine Leitungsbahn zuständig für unterschiedliche sensorische Qualitäten, wie umgekehrt mehrere Leitungsbahnen am Zustandekommen einer Empfindung beteiligt sind. Weiterhin besteht die Möglichkeit der Hemmung afferenten Inputs durch übergeordnete Zentren.

Diese Erkenntnisse führten dazu, daß sich Mitte der 50er Jahre ein alternatives theoretisches Paradigma der Sensibilität durchsetzte, das sich unter dem Begriff der *Patterntheorie* subsumieren läßt. Die zentrale Annahme dieses Ansatzes besagt, daß es weder sinnesspezifische Rezeptoren noch Leitungsbahnen gibt. Statt dessen sind sensorische Qualitäten durch spezifische räumlich-zeitliche Entladungsmuster gekennzeichnet. Es gibt demnach also keine spezifischen Schmerzrezeptoren, sondern die Schmerzempfindung entspricht einem spezifischen Entladungsmuster, das durch einen beliebigen Reiz sehr hoher Intensität ausgelöst wird. Die in dieser Form vertretene Patterntheorie vernachlässigt jedoch Erkenntnisse über die Reizspezifität von Rezeptoren; allenfalls für die viszerale Sensibilität könnte sie - wie tierexperimentelle Befunde zeigen - Gültigkeit besitzen (vgl. Nathan, 1976, S. 126). Ein anderes Prinzip, das von verschiedenen Forschern (u.a. Noordenbos, 1959) im Rahmen der Patterntheorie vertreten wurde, ist das der zentralen Summationsmechanismen. Demnach gibt es zwei funktional verschiedene Systeme der Sensibilität: ein langsam leitendes, das u.a. die Schmerzempfindung überträgt, und ein schnelleitendes, das durch die Verhinderung zentraler Summation eine Input-Kontrolle über das langsamleitende System ausübt (protopathische und epikritische Sensibilität). Diese Annahme wurde von der Gate-Control-Theorie aufgegriffen.

Die wichtigste Annahme der *Gate-Control-Theorie* ist das Postulat eines "Tormechanismus" in der Substantia gelatinosa, der über hemmende Interneuronen die zentrale Projektion nociceptiver Impulse verhindern kann. Auf Rückenmarksebene wird das Tor durch das Verhältnis des Inputs dicker (Aß-) bzw. dünner (A∂-, C-) Afferenzen kontrolliert: Während die dicken Afferenzen mittels präsynaptischer Hemmung das Tor "schließen", wird es bei einem Überwiegen der Aktivität dünner Fasern "geöffnet". Wenn die Summe nociceptiven Inputs einen kritischen Wert überschreitet bzw. die Hemmung durch dicke Fasern infolge von Adaptation nachläßt, werden die Impulse über den Vorderseitenstrang in verschiedene Gehirnteile projiziert (wobei der Formatio reticularis möglicherweise die Funktion einer zentralen Intensitätskontrolle zukommt) und lösen eine komplexe Schmerzreaktion aus.

Abgesehen von dem Postulat einer Bahnung afferenten Inputs durch den Einfluß dünner Fasern (das auf tierexperimentellen Befunden von Mendell & Wall, 1964, beruht) wurden in der Gate-Control-Theorie also keine wirklich neuen Erkenntnisse formuliert, sondern vielmehr bereits bekannte Befunde integriert. Die Bedeutung der Theorie liegt v.a. in der Betonung zentralnervöser Verarbeitungsprozesse für das Schmerzgeschehen und der Hervorhebung der Tatsache, daß es keine Eins-Zu-Eins-Relation zwischen einem schädigenden Reiz und dem Schmerzerleben bzw. der Schmerzreaktion gibt. Diese Annahmen zeichnen die Theorie als eine Pattern-Theorie aus.

Was die Gültigkeit der Gate-Control-Theorie aus heutiger Sicht betrifft, so ist das Prinzip der präsynaptischen Hemmung afferenten Inputs auf spinaler Ebene weitgehend anerkannt. Das histologische Substrat, das dafür in der Gate-Control-Theorie postuliert wird - nämlich die hemmenden Interneuronen in der Substantia gelatinosa - konnte jedoch nicht durchgängig verifiziert werden. Desgleichen konnte auch das Postulat einer Facilitation afferenten Inputs durch den Einfluß dünner Fasern in zahlreichen Arbeiten nicht repliziert werden. Damit läßt sich die in der Theorie angenommene Bedeutung des Gleichgewichts zwischen dem Input dicker und dünner Fasern nicht aufrechterhalten. (Für eine ausführliche Kritik der Gate-Control-Theorie siehe Nathan, 1976.)

Aus der Sicht eines Physiologen ist die Gate-Control-Theorie "also eher eine symbolische, vereinfachte und mechanistische Formulierung eines vorwiegend psychologischen Konzeptes der Autoren über den Schmerz." (Zimmermann, 1982, S. 61) Diese psychologischen Annahmen, die genaugenommen über den Gültigkeitsbereich der Theorie hinausgehen, sind jedoch von großem heuristischen Wert. Melzack und Wall (1970) unterscheiden eine sensorisch-diskriminative, eine motivational-affektive und eine kognitiv-bewertende Komponente des Schmerzerlebens, denen sie jeweils bestimmte neurophysiologische Mechanismen zuordnen:

"Fasern, die zum ventrobasalen Thalamus und zum somatosensorischen Kortex projizieren, sind z.T. an den sensorisch-diskriminativen Aspekten des Schmerzes beteiligt. Fasern, die in die Formatio reticularis, den medialen und intralaminaren Thalamus und das limbische System projizieren, sind mit der aversiven kognitiv-motivationalen und emotionalen Komponente des Schmerzes verbunden, die Fluchtverhalten auslöst. Höhere kortikale Gebiete sind sowohl an den diskriminativen als auch motivationalen Systemen beteiligt, die die Schmerzreaktion auf der Basis der kognitiven Bewertung und aufgrund früherer Erfahrung beeinflussen." (Weisenberg, 1982, S. 198)

Der kognitiv-bewertenden Komponente kommt insofern eine besondere Bedeutung zu, als kognitive Prozesse über schnelleitende absteigende Bahnen unmittelbar Einfluß auf den (hypothetischen) spinalen Tormechanismus nehmen können. Da die zentralen kognitiven Kontrollprozesse gleichzeitig über Bahnen des lemniscalen Systems aktiviert werden, kann die Weiterleitung der Schmerzempfindung gehemmt bzw. moduliert werden, bevor die über (langsamer leitende) paläospinothalamische Afferenzen vermittelten motivational-affektiven Reaktionen ausgelöst werden. Diese Sichtweise legt nahe, daß kognitive Schmerzkontrolle insbesondere in einer Dissoziation der sensorisch-diskriminativen und der motivational-affektiven Schmerzkomponente bestehen kann.

Während die Gate-Control-Theorie in erster Linie ein neurophysiologisches Schmerzmodell darstellt, stellte Fordyce (1976) das Schmerzverhalten in den Mittelpunkt seines *operanten Modells*. Er hebt hervor, daß Schmerz nur durch irgendeine Art der (beabsichtigten oder unbeabsichtigten) Kommunikation operationalisiert werden kann, d.h. durch sicht- oder hörbares Schmerzverhalten, wie z.B. Klagen, Stöhnen, Ausdrucksverhalten. Wenn Schmerz lediglich in Form subjektiver Empfindung vorhanden ist, ohne sich im Verhalten widerzuspiegeln, besteht genaugenommen kein "Schmerz-Problem". (Vgl. auch Fordyce, 1978.) Der Fordyce'sche Begriff des Schmerzverhaltens wurde von Sanders (1979) in seinem Trimodalen Schmerzmodell weitergehend differenziert und über die rein behaviorale Ebene hinaus ergänzt. Dieses Modell unterscheidet drei interagierende Ebenen des Schmerzverhaltens:

(1) motorisch: verbal, nonverbal;
(2) kognitiv: Gedanken, Gefühle, bildliche Vorstellungen;
(3) physiologisch:
aufsteigende Prozesse (Reizung afferenter A-∂- und C-Fasern),
supraspinale und kortikale Prozesse (z.B. somatosensorisch evozierte Potentiale als Reaktion auf aversive Stimuli),
absteigende Prozesse und Reaktionen der glatten und gestreiften Muskulatur (z.B. Erregung pyramidaler und extrapyramidaler Bahnen mit resultierender Veränderung des Muskeltonus).

Schmerzverhalten, insbesondere auf der motorischen und kognitiven, z.T. auch auf der physiologischen Ebene, ist Lernprozessen unterworfen, die wesentlich zur Chronifizierung von Schmerz beitragen können. Fordyce (1976) nennt hier die Prinzipien der direkten (bzw. positiven) und der indirekten (bzw. negativen) Verstärkung von Schmerzverhalten sowie der fehlenden Verstärkung von Gesundheitsverhalten. Linton, Melin und Götestam (1984) führen zusätzlich das Prinzip des respondenten Lernens auf, das den sog. "Schmerz-Spannungs-Angst-Zirkel" erklärt. Weiterhin ergänzen sie das Konzept des Vermeidungslernens um positive Verstärkung passiver Verhaltensweisen, die allmählich den vorherigen "gesunden" Lebensstil ersetzen.

Kognitionen wird im Rahmen des operanten Modells keine spezifische konzeptuelle Bedeutung eingeräumt; im Sinne von Covert Operants unterliegen sie denselben Lernprinzipien wie offenes Verhalten. Daher wird auch von Vertretern eines rein operanten Ansatzes die intrapsychische Ebene nicht als geeigneter Ansatzpunkt für Interventionen betrachtet (vgl. Sternbach, 1982). Imaginative Verfahren werden allenfalls im Sinne stellvertretender Konditionierung eingesetzt (Cautela, 1977).

Neuere Schmerzmodelle konzentrieren sich verstärkt auf eine begriffliche Differenzierung der kognitiven Ebene des Schmerzerlebens. Exemplarisch soll hier das von Hoppe (1986) vorgeschlagene *kognitionspsychologische Schmerzmodell* vorgestellt werden. Dieses Modell unterscheidet in Übereinstimmung mit der Gate-Control-Theorie eine sensorisch-diskriminative, eine affektiv-motivationale und eine kognitiv-bewertende Schmerzkomponente. Das Vorhandensein einer kognitiv-bewertenden Komponente bedeutet, daß das Schmerzerleben an bestimmte im Langzeitgedächtnis abgelegte Strukturen gekoppelt ist, z.B. die Erinnerung früherer Schmerzepisoden. Solche komplexen Gedächtnisstrukturen werden als Schemata bezeichnet. Durch die wiederholte Erfahrung von Schmerzepisoden wird ein Schmerz-Schema entwickelt, das wiederum mehrere Subschemata, z.B. für Auslöser, Empfindung, Bewertung, umfaßt. Durch die Interaktion aufsteigender und absteigender Prozesse innerhalb dieser hierarchisch strukturierten (Sub-)Schemata kann die gesamte Palette des Schmerzerlebens ausgelöst werden, selbst wenn nur minimale sensorische Eingangsreize vorliegen. (Dies würde phänomenologisch einem "übertriebenen" Schmerzverhalten entsprechen.) Therapeutische Interventionen (z.B. Imaginationsübungen, kognitive Umstrukturierung) sollten diesem Modell zufolge auf eine Modifikation schmerzrelevanter bzw. die Aktivierung schmerzinkompatibler Schemata abzielen.

Ähnliche Annahmen wie Hoppe treffen Leventhal und Everhart (1980) in ihrem Parallel Processing Model of Pain. Dieses Modell wird in Kapitel 3.3.1 kurz skizziert.

3.3 Kognitive Schmerzkontrolle: labor-experimentelle und klinische Befunde

3.3.1 Untersuchungen zur Effektivität einzelner kognitiver Strategien

In den vergangenen 30 Jahren wurden zahlreiche experimentelle Arbeiten veröffentlicht, in denen die globale (im Vergleich zu Kontroll- bzw. Placebobedingungen) und die relative Wirksamkeit einzelner kognitiver Strategien zur Schmerzkontrolle untersucht wurden. Dabei handelt es sich überwiegend um labor-experimentelle Arbeiten; es sind jedoch auch Studien zur kognitiven Modifikation von Akutschmerz bei medizinischen Eingriffen bzw. chronischem Schmerz darunter. Als experimentelle Schmerzreize werden Eiswasser- (Cold-Pressor-Pain), Ischämie-, Druck-Schmerz oder elektrische Stimulation verwendet. Typische abhängige Variablen sind Schmerzschwelle (Zeitraum zwischen Beginn der Applikation und dem Empfinden von Schmerz), Schmerztoleranz (Zeitraum zwischen Beginn und - zumeist durch die Vp bestimmter - Beendigung der Applikation) und subjektive Ratings der Schmerzintensität bzw. des durch den Reiz verursachten Unbehagens.

Eine Sichtung bisheriger Forschungsergebnisse zu kognitiver Schmerzkontrolle setzt ein Klassifikationsschema der untersuchten Coping-Strategien voraus. In den letzten Jahren wurden von Turk (1980) und Fernandez (1986) zwei jeweils intuitiv entwickelte Klassifikationsschemata vorgeschlagen, die sich teilweise ineinander überführen lassen. Eine mit Hilfe multidimensionaler Skalierung empirisch ermittelte Einteilung von Wack und Turk (1984) resultiert ebenfalls in ähnlichen Kategorien. Im folgenden wird die Einteilung von Fernandez zugrundegelegt, die in Verbindung mit kurzen Beschreibungen der einzelnen Strategien in Tabelle 2 dargestellt ist (Fernandez, 1986, S. 144/145).

Arbeiten, in denen sich die untersuchte(n) Strategie(n) wenigstens im Hinblick auf eine abhängige Variable als effektiv erwies(en), wurden in den Tabellen 3-6 jeweils unter "A. Befunde zugunsten der Wirksamkeit der Strategien" eingeordnet. Die Kategorie Coping self-statements wird in diesem Kapitel ausgespart; die entsprechenden Ergebnisse werden im folgenden Kapitel (3.3.2) über das Streß-Impfungs-Training besprochen.

Die meisten empirischen Ergebnisse beziehen sich auf Incompatible imagery, d.h. auf - zumeist angenehme - mit Schmerz unvereinbare bildliche Vorstellungen (s. Tab. 3). Durch diese Techniken konnte in mehreren Arbeiten die Schmerz-Toleranz (in 6 Fällen) erhöht werden; in einigen Fällen wurde auch die Schmerz-Schwelle erhöht (in 2 Fällen) bzw. wurden subjektive Ratings gesenkt (in 3 Fällen). Von den referierten Studien sprechen insgesamt etwas mehr für (11) als gegen (9) die Wirksamkeit dieser Strategien. Allerdings zeigt sich in nur einer Studie ein Effekt bei mehr als einer abhängigen Variable (Grimm & Kanfer, 1976). Außerdem wurden in den Studien, in denen kein Effekt gefunden wurde, etwas häufiger andere Schmerzreize als der Cold-Pressor-Test verwendet.

Zu Transformative imagery (s. Tab. 4) - imaginativer Veränderung des Schmerzerlebens oder des Schmerzkontextes - wurden in 13 Arbeiten positive Resultate, in zwei Arbeiten negative und in zwei weiteren Arbeiten (in denen mehrere Schmerzreize bzw. Strategien untersucht wurden) sowohl positive als auch negative Resultate gefunden (Jaremko, Silbert & Mann, 1981; Johnson, 1974); d.h. insgesamt sprechen die Befunde auch hier eher für als gegen die Wirksamkeit der Strategien. In etwa gleich vielen Fällen (6 bzw. 7) konnten Toleranz bzw. subjektive Ratings modifiziert werden. Die weitaus meisten Arbeiten beziehen sich auf Response-transformative imagery; Contextual transformation und Stimulus-transformative imagery wurden dagegen selten untersucht.

Auch die Effektivität von Ablenkungsstrategien wird empirisch eher gestützt als widerlegt (s. Tab. 5): 8 Arbeiten sprechen für die Wirksamkeit von Attention-diversion, 4 dagegen, und in einer Arbeit (McCaul & Haugtvedt, 1982) erbrachte ein Experiment positive und eins negative Resultate. Überwiegend (in 6 Fällen) gelang eine Modifikation der Schmerz-Toleranz; seltener (in 3 Fällen) konnte die Schmerz-Schwelle erhöht werden; eine Beeinflussung subjektiver Ratings wird in einer Arbeit berichtet.

Die Wirksamkeit von Reinterpretative self-statements - einer Umbewertung der Schmerzerfahrung - wurde bisher am wenigsten untersucht (s. Tab. 6). Über die beeinflußten abhängigen Variablen läßt sich daher keine klare Aussage ableiten, zumal unter den fünf Arbeiten mit positiven Befunden drei klinische Studien sind, von denen eine (Langer, Janis & Wolfer, 1975) Schmerz nur indirekt über den Medikamentenverbrauch erfaßte und in einer weiteren keine Kontrollgruppe vorhanden war (Rybstein-Blinchik & Gresziak, 1979). Die einzige Arbeit mit negativem Befund (Scott & Barber, 1977b) bezieht sich auf Denial, eine Strategie, die in keiner weiteren Arbeit untersucht wurde.

Insgesamt sprechen die referierten Arbeiten für die Wirksamkeit kognitiver Schmerzbewältigungsstrategien im Vergleich zu Kontrollbedingungen. Zu derselben Schlußfolgerung kommen auch McCaul und Malott (1984) in ihrer Übersicht zu "Distraction and Pain" und Fernandez und Turk (1989), die einen dem hier referierten weitgehend identischen Literaturpool einer statistischen Meta-Analyse unterzogen.

Diese optimistische Beurteilung muß jedoch durch eine Reihe methodischer Einwände eingeschränkt werden. Zunächst ist das in der vorliegenden Übersicht verwendete "Erfolgs"-Kriterium (Modifikation mindestens einer

Tab. 2: Klassifikation kognitiver Schmerzbewältigungsstrategien

Strategie	Beschreibung	Beispiel
Imagery		
Incompatible imagery		
Incompatible emotive imagery	Vorstellungen, die mit Schmerz inkompatible Emotionen hervorrufen (z.B.Freude, Selbstbehauptung, Ärger, Belustigung)	Während des Cold-Pressor-Tests stellt die Vp sich vor, sie befände sich in einer Auseinandersetzung mit einem Professor, der sie ungerecht behandelt hat (Westcott & Horan, 1977).
Incompatible sensory imagery	Vorstellung rein visueller, auditiver oder sonstiger Wahrnehmungen, ohne Bezug zu bestimmten Emotionen	Vorstellung eines heißen Tages in der Wüste während des Cold-Pressor-Tests (Spanos, Horton & Chaves, 1975).
Transformative imagery		
Contextual transformation	Imaginative Veränderung des Kontextes, in dem der Schmerz auftritt	Bei ischämischem Schmerz stellt die Vp sich vor, sie habe als Spion einen Schuß in den Arm erlitten und werde von feindlichen Agenten verfolgt (Knox, 1972).
Stimulus-transformative imagery	Imaginative Veränderung der Eigenschaften des Schmerzreizes	Ein Pt. mit chronischen Unterbauch-Schmerzen stellt sich vor, die Schmerzen würden durch gespannte Stahlbänder verursacht, die gelockert werden können (Levendusky & Pankratz, 1975).
Response-transformative imagery	Imaginative Veränderung (oder Umbenennung der durch einen noxischen Reiz hervorgerufenen Empfindungen, ohne auf das Konzept "Schmerz" Bezug zu nehmen.	Dissoziation der Kälte-Empfindung beim Cold-Pressor-Test vom Schmerz und Fokussierung der Aufmerksamkeit auf die Kälte (Blitz & Dinnerstein, 1971)

Self-statements		
Coping self-statements		
Stress inoculation	Rational-emotive Selbstinstruktionen, die zur Bewältigung spezifischer Phasen des Schmerzerlebens angewendet werden.	Anwendung von Selbstinstruktionen bei ischämischem Schmerz, wie z.B. "Nimm die Herausforderung an!", "Es war zu erwarten, daß der Schmerz zunimmt; versuch nur, ihn unter Kontrolle zu halten!" (Meichenbaum & Turk, 1980)
Reinterpretative self-statements		
Denial	Selbstinstruktionen, die die Schmerzempfindung verleugnen.	Bewertung von Hitze-Schmerz als angenehm und wohltuend
Rationalization	Selbstinstruktionen, die nur die positiven Aspekte der Schmerz-Situation betonen	Während des Cold-Pressor-Tests denken Psychologie-Studenten an die Kurs-Einheiten, die ihnen für die Teilnahme an dem Experiment angerechnet werden (Jaremko, 1978).
Attention-diversion		
Passive distraction	Ablenkung der Aufmerksamkeit vom Schmerz, passive Aufmerksamkeits-Fokussierung auf einen externen Reiz	Betrachten von Dias während des Cold-Pressor-Tests (Kanfer & Goldfoot, 1966)
Acitve attention-diversion	Ablenkung der Aufmerksamkeit vom Schmerz, statt dessen aktive Konzentration auf eine ablenkende Aufgabe	Konzentration auf die Lösung von Denksport-Aufgaben (Brucato, 1978)

(Nach Fernandez, 1986), S. 144-145)

Tab. 3: Empirische Befunde zu kognitiven Schmerzbewältigungsstrategien: Incompatible Imagery

Autoren	Schmerzreiz	Befunde
A. Befunde zugunsten der Wirksamkeit der Strategien		
Avia & Kanfer (1980)	Cold-Pressor	Incompatible emotive Imagery erhöhte die Toleranz und reduzierte tendenziell die subjektiven Ratings. Der Effekt konnte durch Einbettung der Strategie in einen Self-management-Rahmen erhöht werden.
Blitz & Dinnerstein (1971)	Cold-Pressor	Incompatible sensory imagery führte zu einer signifikanten Erhöhung der Schwelle; keine Auswirkung auf die Toleranz.
Chaves & Barber (1974)	Druck-Algometer	Incompatible emotive imagery führte bei konstanter Applikationszeit zu signifikant niedrigeren subjektiven Ratings gegenüber der Erwartung von Schmerzverminderung in der Kontrollgruppe.
Clum, Luscomb & Scott (1982)	Ischämie	Reduktion der subjektiven Ratings durch Incompatible sensory imagery.
Grimm & Kanfer (1976)	Cold-Pressor	Verringerung der Herzrate und Erhöhung der Toleranz durch Incompatible emotive imagery.
Horan & Dellinger (1974)	Cold-Pressor	Erhöhung der Toleranz durch Incompatible emotive imagery.
Horan, Layng & Pursell (1976)	Zahnbehandlung	Incompatible emotive imagery führte zu signifikant niedrigeren sujektiven Ratings.
Jaremko (1978)	Cold-Pressor	Incompatible sensory imagery führte zu signifikant höherer Toleranz.
Rosenbaum (1980)	Cold-Pressor	Incompatibel emotive imagery führte zu signifikant höherer Toleranz.
Spanos, Horton & Chaves (1975)	Cold-Pressor	Erhöhung der Schwelle durch Incompatible sensory imagery.
Stone, Demchik-Stone & Horan (1977)	Cold-Pressor	Erhöhung der Toleranz durch Incompatible imagery[1].

B. Befunde zuungunsten der Wirksamkeit der Strategien

Beers & Karoly (1979)	Cold-Pressor	Kein Effekt durch Incompatible sensory imagery im Hinblick auf Toleranz Schwelle und subjektive Ratings.
Greene & Reyher (1972)	E-Schocks	Kein Effekt durch Incompatible emotive imagery im Hinblick auf die Toleranz.
Knox (1972)	Ischämie	Kein Effekt durch Incompatible imagery[1] im Hinblick auf die Toleranz.
Ladouceur & Carrier (1983)	Cold-Pressor	Kein Effekt durch Incompatible emotive imagery im Hinblick auf die Toleranz und subjektive Ratings.
Pickett & Clum (1982)	Postoperativer Schmerz	Incompatible emotive imagery verringerte zwar postoperative Angst und subjektive Ratings von "pain at its worst"; Schmerzrating am 5. Tag nach der Op (MPQ) und Analgetika-Einnahme unterschieden sich jedoch nicht von der Kontrollgruppe.
Scott & Barber (1977a)	Cold-Pressor Druck-Algometer	Kein Effekt durch Incompatible emotive imagery im Hinblick auf Toleranz und subjektive Ratings.
Scott & Barber (1977b)	Cold-Pressor Druck-Algometer	Kein Effekt durch Incompatible emotive imagery im Hinblick auf Toleranz und subjektive Ratings. Die Autoren führen dies auf einen Ceiling-Effekt infolge der Begrenzung der Toleranzzeit zurück.
Strassberg & Klinger (1972)	E-Schocks	Incompatible emotive imagery führte (im Rahmen eines mehrfaktoriellen varianzanalytischen Designs) nicht eindeutig zu höherer Toleranz.
Peters (1990)	Chronischer Kopfschmerz	Keine Veränderung der Symptomatik durch verschiedene Formen von Incompatible imagery.

1 Zu diesen Arbeiten liegen keine genaueren Informationen über die untersuchten Strategien vor.

Tab. 4: Empirische Befunde zu kognitiven Schmerzbewältigungsstrategien: Transformative Imagery

Autoren	Schmerzreiz	Befunde
A. Befunde zugunsten der Wirksamkeit der Strategien		
Ahles, Blanchard & Leventhal (1983)	Cold-Pressor	Durch Response-transformative imagery wurden die Toleranz erhöht und subjektive Ratings gesenkt. Dieser Effekt hielt auch bei nachfolgenden (uninstruierten) Trials an.
Barber & Calverly (1969)	Druck-Algometer	Durch Response-transformative imagery wurden subjektive Ratings gesenkt.
Barber & Hahn (1962)	Cold-Pressor	Durch Response-transformative imagery wurden die Toleranz erhöht und subjektive Ratings gesenkt.
Beers & Caroly (1979)	Cold-Pressor	Durch Contextual transformation wurden Toleranz und Schwelle erhöht.
Blitz & Dinnerstein (1971)	Cold-Pressor	Durch Response-transformative imagery wurde die Schwelle erhöht.
Chaves & Barber (1974)	Druck-Algometer	Durch Response-transformative imagery wurden (bei konstanter Applikationszeit) subjektive Ratings gesenkt.
Evans & Paul (1970)	Cold-Pressor	Durch Response-transformative imagery wurden subjektive Ratings gesenkt.
Greene & Reyher (1972)	E-Schocks	Durch Response-transformative imagery wurde die Toleranz erhöht.
Jaremko, Silbert & Mann (1981)	Cold-Pressor	Durch Contextual transformation wurde die Toleranz erhöht.
Johnson (1974)	Cold-Pressor	Durch Response-transformative imagery (Vorstellung von Taubheit) in Kombination mit Entspannung wurden subjektive Ratings gesenkt.
Levendusky & Pankratz (1975)	Chronische Unterbauchschmerzen	Einzelfallbericht über erfolgreiche Reduktion der Schmerzintensität und Aufbau sozialer Aktivitäten mittels Stimulus-transformative imagery.
Scott & Barber (1977a)	Cold-Pressor Druck-Algometer	Durch eine Kombination verschiedener Varianten von Response-transformative imagery mit Active attention-diversion und Reinterpretative self-statements konnte die Toleranz erhöht werden.

Scott & Leonhard (1978)	Cold-Pressor	Erhöhung der Schwelle durch Transformative imagery[1]
Spanos, Brown, Jones & Horner (1981)	Cold-Pressor	Durch Response-transformative imagery wurden subjektive Ratings gesenkt. Für den fehlenden Effekt auf die Toleranz machen die Autoren einen Ceiling-Effekt verantwortlich.
Peters (1990)	Chronischer Kopfschmerz	Verringerung der Häufigkeit von Kopfschmerzen durch Stimulus- und Response-transformative imagery. Stärke und Dauer der Kopfschmerzen blieben unverändert.
B. Befunde zuungunsten der Wirksamkeit der Strategien		
Jaremko, Silbert & Mann (1981)	Ischämie	Kein Effekt durch Contextual transformation im Hinblick auf Toleranz, Schwelle und subjektive Ratings.
Johnson (1974)	Cold-Pressor	Kein Effekt durch Response-transformative imagery (Vorstellung von Wärme) in Kombination mit Entspannung im Hinblick auf subjektive Ratings und physiologische Maße. Der Autor vermutet, daß die Vorstellung zu inkompatibel mit dem Reiz war.
Knox (1972)	Ischämie	Kein Effekt durch Contextual transformation im Hinblick auf Toleranz.
McCaul & Haugtvedt (1982)	Cold-Pressor	Response-transformative imagery war im Hinblick auf Schwelle und Toleranz gegenüber Passive distraction unterlegen (Exp. 1). Bei längerer (konstantgehaltener) Expositionsdauer wurden die subjektiven Ratings durch Passive distraction in der ersten, durch Response-transformative imagery in der zweiten Phase stärker reduziert. Insgesamt unterschied sich Response-transformative imagery nur tendenziell von der Kontrollgruppe (Exp. 4)

[1] S. Fußnote Tab. 3.

Tab. 5: Empirische Befunde zu kognitiven Schmerzbewältigungsstrategien: Attention-Diversion

Autoren	**Schmerzreiz**	**Befunde**
A. Befunde zugunsten der Wirksamkeit der Strategien		
Beers & Karoly (1979)	Cold-Pressor	Erhöhung der Schwelle (nicht aber der Toleranz - im Gegensatz zu den anderen untersuchten Strategien) durch Active attention-diversion.
Brucato (1978)	Cold-Pressor	Erhöhung der Toleranz gegenüber einer Kontrollgruppe in verschiedenen Bedingungen mit Active attention-diversion. In den Gruppen mit taktilem Ablenkungsstimulus waren die subjektiven Ratings zudem niedriger als in Gruppen mit visuellem Stimulus.
Jaremko (1978)	Cold-Pressor	Erhöhung der Toleranz durch Active attention-diversion. Dieser Effekt war jedoch geringer als bei Incompatible sensory imagery bzw. Reinterpretative self-statements.
Kanfer & Goldfoot (1966)	Cold-Pressor	Erhöhung der Toleranz durch Passive distraction.
Kanfer & Seidner (1973)	Cold-Pressor	Erhöhung der Toleranz durch Passive distraction.
Ladouceur & Carrier (1983)	Cold-Pressor	Erhöhung der Toleranz durch Active attention-diversion (Überwachung der Performanz mit einer Stop-Uhr). Der Effekt konnte tendenziell gesteigert werden durch Information der Vpn über das Performanz-Kriterium (5 Minuten Toleranz), d.h. bei Transparenz der situativen Anforderungen.
McCaul & Haugtvedt (1982)	Cold-Pressor	Passive distraction erwies sich als signifikant wirksamer gegenüber Response-transformative imagery im Hinblick auf Erhöhung von Schwelle und Toleranz (Exp. 1).
Notermans (1966)	E-Schocks	Erhöhung der Schwelle durch Active attention-diversion.
Hodes, Howland, Lightfoot & Cleeland (1990)	Cold-Pressor	Verringerung subjektiver Ratings durch Active attention-diversion zu Beginn der Reiz-Applikation (nach 1 u. 2 Min.). Nach 3 u. 4 Min. keine Unterschiede mehr zur Kontrollgruppe. Erhöhung der Toleranz gelang nicht.

B. Befunde zuungunsten der Wirksamkeit der Strategien

Barber & Cooper (1972)	Druck-Algometer	Beeinflussung subjektiver Ratings durch Active attention-diversion gelang nicht.
Horan & Dellinger (1974)	Cold-Pressor	Erhöhung der Toleranz durch Active attention-diversion gelang nicht.
Johnson (1973)	Ischämie	Beeinflussung subjektiver Ratings durch Active attention-diversion gelang nicht.
McCaul & Haugtvedt (1982)	Cold-Pressor	Passive distraction führte bei konstantgehaltener Expositionsdauer nur in der 1. Phase zu geringeren subjektiven Ratings, unterschied sich insgesamt aber nicht signifikant von der Kontrollgruppe (Exp. 4).
Stone, Demchik-Stone & Horan (1977)	Cold-Pressor	Erhöhung der Toleranz durch Active attention-diversion gelang nicht.

Tab. 6: Empirische Befunde zu kognitiven Schmerzbewältigungsstrategien: Reinterpretative Self-Statements

Autoren	**Schmerzreiz**	**Befunde**
A. Befunde zugunsten der Wirksamkeit der Strategien		
Beers & Karoly (1979)	Cold-Pressor	Erhöhung von Toleranz und Schwelle durch Rationalization.
Jaremko (1978)	Cold-Pressor	Erhöhung der Toleranz durch Reinterpretative self-statements. Diese Strategie war hinsichtlich der Toleranz überlegen gegenüber Active attention-diversion.
Langer, Janis & Wolfer (1975)	Postoperativer Schmerz	Reinterpretative self-statements verringerten postoperative Angst und Medikamentenverbrauch und erhöhten die Coping-Fähigkeit gegenüber vorbereitender Information bzw. einer unbehandelten Kontrollgruppe.
Rybstein-Blinchik (1979)	Chronischer Schmerz	Qualitative und quantitative Schmerzreduktion (subjektive Ratings) sowie Verringerung des Schmerzverhaltens (Fremdrating) durch Reinterpretative self-statements.
Rybstein-Blinchik & Gresziak (1979)	Chronischer Schmerz	In einer unkontrollierten Therapiestudie mit 5 Schmerzpatienten konnte durch Reinterpretative self-statements eine qualitative und quantitative Schmerzreduktion (MPQ) erreicht werden. Schmerzverhalten (Fremdrating) war erst zum Follow-up-Zeitpunkt reduziert.
B. Befunde zuungunsten der Wirksamkeit der Strategien		
Scott & Barber (1977b)	Cold-Pressor Druck-Algometer	Denial unterschied sich weder hinsichtlich Toleranz noch subjektiver Ratings von einer Kontrollgruppe. Die Autoren führen dies auf einen Ceiling-Effekt infolge der Begrenzung der Toleranzzeit zurück.

abhängigen Variablen) ein großzügiges. Tatsächlich gelingt häufig nur eine Erhöhung der Toleranz, eine Modifikation der Schwelle, subjektiver Ratings oder physiologischer Maße dagegen nur selten. Dabei stellt m.E. die Toleranz bei nur einmaliger Applikation des Schmerzreizes nach der Instruktion eine angreifbare Operationalisierung des Konstruktes Schmerz dar: So ist denkbar, daß eine erhöhte Toleranz nicht unbedingt geringeres Schmerzerleben anzeigt, sondern ein "Testing the limits" darstellt, das die Vp hinterher aber als erfolglos einstuft, da das subjektive Empfinden unverändert bleibt. Dieses Problem wurde in nur einer der referierten Arbeiten berücksichtigt: Ahles, Blanchard & Leventhal (1983) fanden, daß die durch Response-transformative imagery erhöhte Toleranz sowie die gesenkten subjektiven Ratings auch in weiteren uninstruierten Durchgängen anhielten. Dieser Befund stimmt damit überein, daß nach der vorliegenden Übersicht subjektive Ratings durch Transformative imagery häufiger als durch andere Techniken beeinflußt wurden.

Im Zusammenhang mit dem soeben Gesagten steht, daß nicht in allen Studien dieselben abhängigen Variablen verwendet werden: Während in einigen Arbeiten die Schmerz-Toleranz als abhängige Variable fungiert, werden in anderen Untersuchungen bei konstantgehaltener Applikationsdauer subjektive Ratings und die Schmerzschwelle erhoben. Die Arbeit von McCaul & Haugtvedt (1982) zeigt, daß diese beiden Vorgehensweisen zu unterschiedlichen Ergebnissen führen können. Bei Verwendung des Cold-Pressor-Tests kommt als weiteres methodisches Problem eine unterschiedliche Festlegung der maximalen Toleranzzeit hinzu (von 2 bis 20 Minuten). Eine zu geringe Maximaldauer kann zu einem Ceiling-Effekt bei der Toleranz führen (z.B. Spanos, Brown, Jones & Horner, 1981; Scott & Barber, 1977b). Auch können dadurch zeitliche Effekte bezüglich der Wirksamkeit der Strategien verdeckt werden. So ist Ablenkung möglicherweise nur in den ersten Minuten der Reizapplikation wirksam, während Response-transformatory imagery (hier: Konzentration auf die sensorischen Empfindungen ohne Bezugnahme auf Schmerz) in einer späteren Phase effektiver ist (McCaul & Haugtvedt, 1982).

Insgesamt korrelieren die behavioralen Maße - Toleranz und Schwelle - wohl nur gering mit verbalen Ratings (Jaremko, Silbert & Mann, 1981), so daß die Erhebung beider Datenarten notwendig ist. Uneinheitlich sind die Befunde zur Vergleichbarkeit bzw. Generalisierung der Reaktion auf verschiedene Schmerzreize: Während Jaremko et al.(1981) keine signifikanten Korrelationen zwischen den Reaktionen auf Cold-Pressor- und Ischämie-Schmerz fanden, wurden bei Scott und Barber (1977b) Cold-Pressor- und Druck-Schmerz gleich lange toleriert und auch als gleich unangenehm eingeschätzt. Hier besteht offenbar eine Forschungslücke hinsichtlich systematischer vergleichender Analyse der Reizcharakteristika verschiedener Formen von Analog-Schmerz und ihrer Beziehung zu Schmerzreaktionen auf verschiedenen Verhaltensebenen. So sind auch bisher keine fundierten Aussagen zur Übertragbarkeit labor-experimenteller Befunde auf die Kontrolle klinischer Schmerzen möglich.

Schwieriger zu beantworten als die Frage der globalen Wirksamkeit ist die der relativen Wirksamkeit verschiedener kognitiver Strategien und im Zusammenhang damit auch die Frage möglicher Wirkfaktoren. In verschiedenen Studien konnte gezeigt werden, daß der Effekt kognitiver Strategien nicht durch bloße Demand Characteristics bzw. Erwartung einer Wirkung zu erklären ist (z.B. Ahles, Blanchard & Leventhal, 1983; Beers & Karoly, 1979; McCaul & Haugtvedt, 1982; Scott & Leonhard, 1978). Allerdings unterscheiden sich Expectancy- und No-Treatment-Kontrollen in der Regel nicht signifikant, und es wird selten kontrolliert, inwieweit die experimentell induzierte Erwartung von den Vpn tatsächlich internalisiert wird. Price, Barrell und Gracely (1980) stellten in einer recht einfallsreichen experimentellen Anordnung die Erwartungshaltung in einen komplexeren Zusammenhang als den einer bloßen Störvariablen: Die Vorhersehbarkeit eines Schmerzreizes führte nur bei denjenigen Vpn zu einer Verringerung der affektiven Beeinträchtigung, die daraufhin bei unveränderter Zielsetzung ihre Erwartung einer Schmerzreduktion senkten. Diejenigen Vpn, die ihre Zielsetzung, nicht aber ihre Erwartung bzgl. der Schmerzreduktion senkten, berichteten dagegen keine Veränderung ihrer affektiven Beeinträchtigung. Die Autoren vergleichen ihr Ergebnis mit tierexperimentellen Beobachtungen streßinduzierter Analgesie, da eine deutliche Diskrepanz zwischen Erwartung und Zielsetzung Streß bedeute. Ungeachtet der Interpretation zeigt dieses Ergebnis, daß der häufig implizit angenommene positive Zusammenhang zwischen erwarteter und erlebter Wirksamkeit kognitiver Schmerzkontrolle nicht unter allen Umständen vorausgesetzt werden kann.

Erwartung und Attribution sind v.a. in den 70er Jahren vor dem Hintergrund des Selbstkontroll-Paradigmas genauer untersucht worden: Demzufolge sind die internale Attribution der Wirkung einer Strategie bzw. eine erhöhte Erwartung von Selbstkontrolle sowie stellvertretende Konditionierungsprozesse entscheidende Wirkfaktoren (Grimm & Kanfer, 1976; Cautela, 1977). So fanden Avia und Kanfer (1980), daß die Wirksamkeit kognitiver Strategien durch die Einbettung in einen Selbst-Kontroll-Kontext gesteigert werden kann. Die Untersuchung von Worthington (1978) zeigt, daß dabei sowohl Wahlfreiheit (bzgl. der Inhalte bildlicher Vorstellungen) wie auch unterstützende positive Selbstverbalisation als Wirkfaktoren in Frage kommen.

Eher unspezifische Wirkfaktoren (Erwartung von Selbstkontrolle, Attribution) könnten erklären, warum kognitive Strategien wirksam sind, obgleich sie anscheinend von einigen Versuchspersonen nicht oder nicht durchgehend eingesetzt werden, sondern statt dessen individuelle Strategien zum Einsatz kommen (Scott, 1978). Allerdings wurde in einigen Untersuchungen ein positiver Zusammenhang zwischen der Anwendung der experimentellen Strategien und der Schmerzkontrolle gefunden (Rosenbaum, 1980; Worthington & Feldman, 1981). Geisser, Robinson und Pickren (1992) verglichen schmerztolerante und schmerzempfindliche Vpn im Hinblick auf ihre spontan eingesetzten Bewältigungsstrategien. Sie fanden, daß Schmerztoleranz und subjektive Schmerzintensität weniger vom Einsatz spezifischer adaptiver Strategien (wie Ablenkung und positive Selbstverbalisation) als vielmehr von dem Ausmaß maladaptiver Reaktionen (insbesondere Katastrophisieren) abhängen.

Übereinstimmend mit diesem Ergebnis läßt sich zur relativen Wirksamkeit einzelner kognitiver Strategien kein eindeutiges Résumé ziehen. Die größte Übereinstimmung findet sich im Hinblick auf eine Überlegenheit imaginativer Strategien gegenüber solchen ohne bildliche Vorstellungen (Tan, 1982; Fernandez & Turk, 1989). Widersprüchlich sind dagegen die Befunde speziell zu transformativen Imaginationen, insbesondere den häufig untersuchten Response-transformative imageries. Die vorliegende Übersicht spricht gerade bei diesen Strategien besonders deutlich für deren Wirksamkeit. Auch McCaul und Malott (1984) kommen zu einer positiven Bewertung der Response-transformative imageries. In der Meta-Analyse von Fernandez und Turk (1989) schneiden dagegen neutrale und angenehme Imaginationen am besten ab, dann folgen Ablenkungsstrategien, und an letzter Stelle steht Response-transformative Imagery, dort als "Pain acknowledging" bezeichnet. Peters (1990) variierte in ihrer Untersuchung zu den Wirkfaktoren imaginativer Behandlung bei chronischen Kopfschmerzen die Faktoren angenehme vs transformative und response- vs stimulusorientierte Vorstellungen. Bei dieser klinischen Stichprobe erwiesen sich die transformativen, speziell die response-transformativen Imaginationen als überlegen.

Für die fehlende Übereinstimmung hinsichtlich der relativen Wirksamkeit verschiedener Strategien sind z.T. die bereits besprochenen methodischen Probleme verantwortlich. Außerdem spielen trotz der vorhandenen Ansätze zur Vereinheitlichung Unterschiede im Hinblick auf die Taxonomie der untersuchten Strategien eine Rolle. Gerade die Response-transformative imageries bilden eine große und heterogene Kategorie (heterogen u.a. bzgl. der Einbeziehung bildlicher Vorstellungen i.e.S.), aus der die verschiedenen Untersuchungen jeweils unterschiedliche Teilmengen auswählen. Entscheidend ist m.E. jedoch das Fehlen einer umfassenden Theorie der kognitiven Schmerzkontrolle, die es erlauben würde, die einzelnen Arbeiten systematischer aufeinander zu beziehen.

Den Versuch einer theoriegeleiteten Literatur-Übersicht unternehmen McCaul und Malott (1984). In Anlehnung an das von Leventhal und Everhart (1980) vorgeschlagene Parallel Processing Model of Pain unterscheiden sie zwischen einer sensorisch-diskriminativen und einer emotionalen Ebene der Schmerzverarbeitung. Diesem Modell zufolge hängen das subjektive Schmerzempfinden und die Schmerzreaktion davon ab, in welchem Ausmaß sensorische bzw. emotionale schmerzrelevante Schemata aktiviert werden.

McCaul und Malott gehen davon aus, daß bewußte Informationsverarbeitungsprozesse an der Schmerzverarbeitung beteiligt sind und daß für solche bewußten Prozesse (im Gegensatz zu automatisierten Prozessen) eine begrenzte Aufmerksamkeitskapazität zur Verfügung steht. Vor diesem Hintergrund postulieren sie Ablenkung als zentralen Mechanismus kognitiver Schmerzkontrolle und formulieren folgende Hypothesen:

1. Ablenkung erweist sich gegenüber Kontrollbedingungen als wirksam.
2. Komplexe Tätigkeiten oder Reize sind wirksamer als einfache.
3. Mit zunehmender Dauer und Intensität kann Schmerz nicht mehr erfolgreich aus dem Fokus der Aufmerksamkeit verdrängt werden. Folglich ist Ablenkung zu Beginn eines Schmerzreizes und bei geringer Intensität am wirksamsten, während bei stärkeren und anhaltenden Schmerzreizen solche Strategien wirksamer sind, die die emotionale Ebene beeinflussen.

Abgesehen von Hypothese 1. - der globalen Wirksamkeit von Ablenkungsstrategien - steht eine Überprüfung dieser Annahmen noch aus. McCaul und Malott sehen ihre Hypothesen zwar durch die in ihrem Überblick referierten Arbeiten gestützt, was jedoch wegen methodischer Mängel bei der Auswahl und Gruppierung der Arbeiten nicht haltbar ist. (Zur Kritik dieser Übersicht s. auch Fernandez & Turk, 1989.) So erscheint v.a. die Subsumption imaginativer Strategien unter Ablenkung als fragwürdig. Die Arbeiten, die die Autoren zu Hypothese 2. zitieren, weisen dementsprechend eher auf eine Überlegenheit imaginativer Strategien gegenüber Ablenkungsaufgaben hin (Horan & Dellinger, 1974; Horan, Layng & Pursell, 1976; Jaremko, 1978). Dagegen konnten Hodes, Howland, Lightfoot und Cleeland (1990) keine Unterschiede in der Wirksamkeit einer einfachen und einer komplexen Ablenkungsaufgabe feststellen. Zu Hypothese 3. ziehen McCaul und Malott Arbeiten heran, in denen Ablenkung in ihrem Sinne verglichen wird mit "Redefinition Strategies". Damit ist die Konzentration auf emotional neutrale sensorische Qualitäten der Schmerzempfindung gemeint (in der hier verwendeten Terminologie Response-transformative imagery). Diese Strategien sollen die Aktivierung sensorischer Schemata fördern bzw. die der emotionalen Schemata hemmen. Hypothese 3. entsprechend soll Ablenkung bei schwächeren Reizen und zu Beginn der Reizapplikation wirksamer sein, Redefinition dagegen bei stärkeren und länger anhaltenden Reizen. Die wenigen Arbeiten, die eine Aussage über diese Hypothese erlauben, stützen am ehesten die Überlegenheit von Redefinition bei stärkeren und länger anhaltenden Reizen (Ahles, Blanchard & Leventhal, 1983; Leventhal, Brown, Shacham & Engquist, 1979), was jedoch auch im Sinne einer generellen Überlegenheit dieser Strategien gewertet werden kann.

Trotz der methodischen Mängel ihrer Übersicht stellt der von McCaul und Malott vorgeschlagene theoretische Ansatz m.E. eine geeignete Grundlage für die weitere Theorieentwicklung in diesem Gebiet und die Integration zukünftiger empirischer Befunde dar.

3.3.2 Empirische Überprüfungen des Streß-Impfungs-Trainings

Eine spezifische, weitgehend standardisierte Form eines komplexen Programms zur Schmerzkontrolle stellt das Streß-Impfungs-Training SIT nach Meichenbaum und Turk (1980) dar. Das SIT gliedert sich in drei Trainings-Phasen:

(1) In der *edukativen Phase* wird dem Pbn in Anlehnung an die Gate-Control-Theorie Schmerz als mehrdimensionales Konzept nahegebracht, bestehend aus der sensorisch-diskriminativen SD, der motivational-affektiven MA und der kognitiv-evaluativen Komponente CE. Die Betonung liegt darauf, daß alle drei Komponenten durch geeignete Strategien beeinflußt werden können.

(2) In der *Trainings-Phase* werden verschiedene Bewältigungsmethoden vorgestellt: Entspannung in Kombination mit langsamem, tiefen Atmen (SD); Ablenkung der Aufmerksamkeit, Somatisierung, Veränderung des Schmerzerlebnisses in der Phantasie (MA); Einteilung des Schmerzerlebnisses in einzelne zeitliche Phasen und Erarbeitung positiver Selbstinstruktionen für die einzelnen Phasen (CE). Der Pb wird aufgefordert, einen eigenen Plan für den Einsatz der Strategien zu entwickeln und die präferierten Strategien in der Vorstellung anzuwenden.

(3) In Laboruntersuchungen schließt sich eine *Praxisphase* an, in der die Strategien in Konfrontation mit dem experimentellen Schmerzreiz erprobt werden. In der klinischen Durchführung steht an dieser Stelle der Transfer des Gelernten in den Alltag.

In verschiedenen Untersuchungen konnte gezeigt werden, daß das SIT bei der Kontrolle von Analogschmerz unspezifischen Kontrollbedingungen überlegen ist: In den Experimenten von Genest (1979) und Turk (1975; 1977) konnte die Toleranz von Ischämie-Schmerz signifikant erhöht werden, in der Untersuchung von Horan, Hackett, Buchanan, Stone und Demchik-Stone (1977) die Toleranz von Cold-Pressor-Schmerz.

Die Ergebnisse zur Kontrolle klinischen Schmerzes sind weniger eindeutig: Tan (1980) fand bei einem Vergleich des SIT mit einer Aufmerksamkeits-Placebo- und einer unbehandelten Kontrollgruppe zur Schmerzkontrolle anläßlich eines Knie-Arthrogramms keine signifikanten Unterschiede zwischen den Gruppen. Er führt die fehlenden Effekte auf die kurze Dauer (30 Minuten - was allerdings länger ist als die Reizapplikation in vielen Laborstudien) und geringe Intensität des Schmerzreizes sowie den Einsatz spontaner Coping-Strategien in den Kontrollgruppen zurück.

In einer unkontrollierten Studie, in der Alpha-EEG-Biofeedback und SIT in einem Cross-over-Design bei chronischen Schmerzpatienten verglichen wurden, fanden Hartmann und Ainsworth (1980) keine Effekte für die Wirksamkeit eines der beiden Verfahren alleine. Das günstigste Resultat wurde mit einer Kombination beider Verfahren erzielt, wenn Biofeedback zuerst praktiziert wurde. Eventuell kann also Alpha-EEG-Biofeedback die Wirkung eines nachfolgend durchgeführten SIT erhöhen.

In weiteren empirischen Arbeiten wurde versucht, die differentielle Effektivität einzelner Bausteine des SIT zu ermitteln. Horan et al. (1977) kamen zu dem Ergebnis, daß nur die Trainingsphase des SIT einen Effekt hinsichtlich Schwelle, Toleranz und subjektiver Einschätzung von Cold-Pressor-Schmerz zeigt, die edukative und die Praxisphase dagegen nicht. Eine Generalisierung auf Druckschmerz fand in keiner Bedingung statt, es zeigte sich jedoch eine Tendenz zur Generalisierung in den Bedingungen mit häufigerer Reizexposition in der Praxisphase. Die edukative Phase halten die Autoren zwar für logisch notwendig zur Begründung der weiteren Trainingsschritte, jedoch für therapeutisch nicht hinreichend.

In einer weiteren Studie untersuchten Hackett, Horan, Buchanan und Zumoff (1979) die Bedeutung der edukativen und der Praxisphase (bei letzterer speziell die Häufigkeit der Darbietung des Trainingsreizes) für die Generalisierung der Schmerzkontrolle auf andere Schmerzreize als den im Training verwendeten. Bei einmaliger Darbietung des Cold-Pressor-Tests in der Praxisphase konnte die Toleranz bei diesem und bei (dem nicht trainierten) Druck-Schmerz gegenüber gar keiner bzw. sechsmaliger Darbietung signifikant erhöht werden, d.h. zwischen der Häufigkeit der Reizdarbietung in der Praxisphase und der Effektivität zeigte sich eine kurvilineare Beziehung. Gefördert wurde die Generalisierung auch durch eine speziell auf dieses Ziel bezogene Zusatzinstruktion in der edukativen Phase.

Klepaq, Hauge, Dowling und McDonald (1981) untersuchten ebenfalls die Bedeutung der Praxisphase für die direkte und generalisierte Wirksamkeit des SIT. Bei der im Training verwendeten elektrischen Stimulation am Arm ergab sich für Trainings- (sensorisch-diskriminative bzw. kognitiv-evaluative Komponente) + Praxisphase eine signifikant erhöhte Toleranz, während sich für die SD-Komponente des Trainings bzw. Praxisphase alleine eine signifikant erhöhte Schwelle ergab. Bei den Vpn (die alle Angst vor Zahnarztbesuchen hatten) fand jedoch keine Generalisierung auf elektrische Stimulation am Zahnfleisch statt. In Übereinstimmung mit der fehlenden Generalisierung steht, daß die beiden Reize als relativ unähnlich eingestuft wurden.

Neben den drei Phasen des SIT wurden auch die in der Trainingsphase vermittelten Strategien genauer untersucht. Hackett und Horan (1980) stellten bei einem Vergleich der sensorisch-diskriminativen, der motivational-affektiven und der kognitiv-evaluativen Komponente fest, daß die SD-Komponente eine Erhöhung der Toleranz und die MA-Komponente eine Erhöhung der Schwelle von Cold-Pressor-Schmerz bewirkt. Die CE-Strategien zeigten sich dagegen als weitgehend ineffektiv und verringerten zudem die Wirkung der MA-Komponente bezüglich der Schwelle. Bei einer nachträglichen Befragung der Vpn zeigte sich, daß die CE-Strategien im Gegensatz zu den anderen beiden Komponenten nur von etwa der Hälfte der Vpn in den entsprechenden Bedingungen eingesetzt, also schlecht akzeptiert wurden.

In Übereinstimmung mit diesen Befunden stehen die Ergebnisse von Worthington und Shumate (1981), die u.a. Imagination (motivational-affektiv) und Selbstinstruktion (kognitiv-evaluativ) miteinander verglichen. Hier trug die MA-Komponente zu einer erhöhten Toleranz von Cold-Pressor-Schmerz bei, während die Selbstinstruktionen sich als wirkungslos erwiesen und nur von 26% der trainierten Vpn praktiziert wurden.

In einer Untersuchung von Feuerstein (1978), in der mehrere Schmerzbewältigungs-Strategien bei Analog- (Druck-Algometer-Test) und klinischem Schmerz (Spannungskopfschmerz) miteinander verglichen wurden, wurde durch Selbstinstruktions-Training die Schwelle für Druck-Schmerz signifikant erhöht bzw. die Häufigkeit der Kopfschmerzen reduziert. In der klinischen Gruppe zeigten sich jedoch keine Veränderungen hinsichtlich Kopfschmerz-Intensität, -dauer und Medikamentenverbrauch. Die therapeutische Wirksamkeit des Selbst-Instruktions-Trainings konnte also nur eingeschränkt belegt werden.

Girodo und Wood (1979) gingen der Frage nach, ob eher der Inhalt oder die Überzeugung von der Wirksamkeit der Selbstinstruktionen entscheidend ist. Während sich für die Toleranz keine Effekte zeigten, wurde die Schmerzintensität durch Kombination der Selbstinstruktionen mit einer Vermittlung der SIT-Rationale bzw. hypnotischer Induktion signifikant reduziert. Die Anzahl eingesetzter Selbstinstruktionen war dagegen ohne Bedeutung. Die Autoren schließen daraus, daß die Überzeugung von der

Wirksamkeit der Selbstinstruktionen wichtiger ist als die Inhalte oder die Häufigkeit der Anwendung.

Zusammenfassend ist festzuhalten, daß die globale Wirksamkeit des SIT wie auch die Effizienz einzelner Teile bei Analog-Schmerz mehrfach, bei klinischem Schmerz dagegen kaum belegt ist. (Vgl. auch die Schlußfolgerungen in dem Übersichtsreferat von Tan, 1982.) Hinsichtlich der Bedeutung einzelner Teile des SIT untersucht nur eine Studie (mit positivem Resultat) die Wirksamkeit der Trainingsphase. Die Befunde zum Gewicht der edukativen und der Praxisphase sind dagegen uneinheitlich, genauso die Befunde zur Generalisierung auf andere Schmerzreize (speziell die Frage der optimalen Anzahl der Reizdarbietungen in der Praxisphase). Hinsichtlich der in der Trainingsphase vermittelten Strategien weisen mehrere Arbeiten auf eine Überlegenheit von Entspannung (sensorisch-diskriminative Komponente) bzw. Imagination und Ablenkung (motivational-affektive Komponente) gegenüber den Selbstinstruktionen (kognitiv-evaluative Komponente) hin. Dabei hängt die fehlende Wirksamkeit der Selbstinstruktionen offenbar mit geringer Akzeptanz seitens der Vpn und eventuell auch mit geringer Glaubwürdigkeit zusammen.

3.3.3 Kognitiv-behaviorale Behandlungsprogramme für chronische muskuloskelettale Schmerzen

Die Besprechung komplexer kognitiv-behavioraler Behandlungsprogramme beschränkt sich auf Arbeiten zu rheumatischen Erkrankungen und chronischen Rückenschmerzen. Einen allgemeinen Überblick über kognitiv-behaviorale Schmerztherapie geben Tan (1982) sowie Turner und Chapman (1982).

In jüngster Zeit sind von verschiedenen Autoren kognitiv-verhaltenstherapeutische Behandlungsprogramme für chronisch-rheumatische Schmerzen bzw. chronische Rückenschmerzen vorgestellt worden (s. Tab. 7). Aufbau und Inhalt der Programme orientieren sich zumeist an dem im vorhergehenden Kapitel vorgestellten Streß-Impfungs-Training, sind allerdings z.T. um zusätzliche Therapieelemente ergänzt (wie z.B. Krankengymnastik).

Häufig anzutreffende Komponenten solcher Programme, die man auch unter dem Prinzip der Selbstregulation subsumieren könnte, sind

(1) Informationen über das Schmerzgeschehen (Bedeutung kognitiver und affektiver Anteile in Anlehnung an die Gate-Control-Theorie, Zusammenhang zwischen Streß und Schmerz, Möglichkeiten der Selbstkontrolle),

(2) Selbstbeobachtung von schmerzauslösenden Situationen, Schmerzerleben und -verhalten,
(3) Training allgemeiner bzw. schmerzbezogener Copingstrategien wie Entspannung, Imagination, Ablenkung, Selbstinstruktionen,
(4) selbständiges Üben der erlernten Strategien,
(5) Gruppendiskussionen über Schmerzerfahrung, Möglichkeiten der Selbstkontrolle, Rückmeldung über häusliches Üben

(vgl. Bullinger & Turk, 1982).

Der Selbstregulationsansatz unterscheidet sich insofern von der operanten Schmerztherapie sensu Fordyce (1976), als er explizit die intrapsychische Ebene in den Mittelpunkt stellt, die von Vertretern operanter Ansätze nicht als sinnvoller Ansatzpunkt für die Therapie chronischer Schmerzen angesehen wird (vgl. Sternbach, 1982). Diese Kontroverse wird jedoch durch Überlegungen zur differentiellen Indikation der beiden Ansätze gemildert: So scheint der operante Ansatz eher zur stationären Behandlung physisch deutlich beeinträchtigter Patienten mit ausgeprägter Lerngeschichte, der kognitiv-verhaltenstherapeutische Ansatz dagegen zur stationären oder ambulanten Therapie solcher Patienten geeignet, bei denen gegenüber operanten Anteilen und physischer Beeinträchtigung das Schmerzleiden stärker im Vordergrund steht.

Rationale der kognitiven Verhaltenstherapie ist die Annahme, daß Kognitionen (Einstellungen, Überzeugungen und Erwartungen) die Emotionen und das Verhalten in einer spezifischen Situation wesentlich beeinflussen. Dies betrifft zum einen das Schmerzerleben und -verhalten i.e.S., also die Reaktion auf den Stressor Schmerz, und zum anderen die Reaktion auf möglicherweise schmerzrelevante alltägliche Streßsituationen. Dementsprechend setzen die Therapieprogramme häufig sowohl auf der Ebene der Schmerzbewältigung (Reaktionskontrolle) wie der allgemeinen Streßbewältigung (Stimuluskontrolle) an.

Die therapeutische Vermittlung kognitiver Strategien der Schmerzkontrolle, wie z.B. externale oder internale Ablenkung der Aufmerksamkeit, Imaginationstechniken, kann als praktische Anwendung labor-experimentell gewonnener Ergebnisse gesehen werden. Problematisch bei einer solchen Übertragung experimenteller Befunde ist jedoch zum einen, daß diese aufgrund methodischer Probleme untereinander nur beschränkt vergleichbar und insgesamt sehr heterogen sind (vgl. Kap. 3.3.1), und zum anderen, daß aus der Wirksamkeit einer Strategie bei Analog- oder akutem Schmerz nicht unbedingt auf ihre Effektivität zur Kontrolle chronischer Schmerzen geschlossen werden kann. So stellte beispielsweise Köhler (1982) fest, daß die in Laborexperimenten überwiegend erfolgreiche Strategie der Konzentration auf die rein sensorischen Empfindungen (eine Form von Response-transformative imagery) von den Patienten in seinen Therapiegruppen am

Tab. 7: Empirische Befunde zur Effektivität kognitiv-behavioraler Schmerztherapie

Autoren	**Stichprobe**	**Bedingungen**	**Elemente der kogn.-behav. Therapie**	**Befunde**
Basler & Rehfisch (1988, 1989)	cP, Arthrosen, wrB (N=33/33)	kogn.-behav., Warte-Kontr. (amb.)	Information, Entspannung, Schmerzbewältigung	Verbesserungen hinsichtlich Schmerzintensität, Behinderung, Stimmung, Angst, Depression, Allgemeinbeschwerden, Beschwerden in Schmerzsituationen, Schlafprobleme. Hinsichtlich Schmerzintensität, Angst, Allgemeinbeschwerden, Beschwerden in Schmerzsituationen, Schlafprobleme waren die Effekte zum F.-up-Zeitpunkt (4 Mon.) stabil.
Cohen, Heinrich, Collins & Bonebakker (1980)	CBP (N=?)	kogn.-behav., physikalische Therapie (amb.)	Information, Entspannung, positive Selbstinstruktion, Förderung der Aktivität	Beide Gruppen unterschieden sich nur hinsichtlich der Selbstbeschreibungsmaße von den Pre-Treatment-Werten. Bei physikalischer Therapie bessere Kontrolle der Rückenmuskulatur, bei kogn.-behav. Therapie mehr selbstberichtete soziale und körperliche Aktivitäten (die jedoch nicht durch Tagebuchdaten belegt wurden). In beiden Gruppen keine Schmerzreduktion. Kein F.-up.
Corey, Etlin & Miller (1987)	verschiedene Schmerzsyndrome, überwiegend CBP (N=72)	kogn.-behav. (amb.)	Information, Selbstbeobachtung, Entspannung, EMG-BFB, Schmerz- u. Streßbewältigung, Ehe- bzw. Familienberatung	Wiederherstellung der Arbeitsfähigkeit bei 70% der Patienten, Schmerzreduktion, Verbesserung der Coping-Fähigkeit. Veränderungen waren auch zum F.-up-Zeitpunkt (18 Mon.) stabil.
Cziske, Jäckel & Jacobi (1987)	cP, Morbus Bechterew, CBP, degenerative Erkrankungen (N=25/19)	kogn.-behav. Therapie in krankheitshomogenen Gruppen, Vortrag (Kontr.) (stat.)	Information, Entspannung, Schmerzbewältigung	Nach der Behandlung Verbesserungen hinsichtlich Angst, Befindlichkeit und Schmerzmaße (Intensität, Affekt, Hartnäckigkeit, Lästigkeit). Kein F.-up.

Gottlieb et al. (1977)	CBP mit organischer Grundlage (N=72)	kogn.-behav. (stat.)	Information, BFB, Streßbewältigung, Selbstsicherheitstraining, Aktivitätsprogramm, Berufsberatung, Reduktion des Medikamentenkonsums	Nach Therapieende und zum F.-up-Zeitpunkt (1 Mon.) Verbesserungen hinsichtlich der Funktionsfähigkeit, des Medikamentenkonsums sowie des Schmerzverhaltens, der Durchsetzungsfähigkeit und des Verständnisses psychosomatischer Zusammenhänge.
Keefe et al. (1990a, b)	Osteoarthritis der Kniegelenke (N=32/36/31)	kogn.-behav., Arthritis-Informations-Programm, nur medizinische Behandlung (Kontr.) (amb.)	Information, Entspannung, Schmerzbewältigung, kognitive Umstrukturierung, Aktivitätsplanung	Nach Therapieende signifikante Reduktion von Schmerzintensität und psychischer Beeinträchtigung (Angst und Depression) gegenüber den beiden Kontrollbedingungen. Zum F.-up-Zeitpunkt (6 Mon.) waren die Unterschiede bzgl. psychischer Beeinträchtigung stabil; außerdem Verbesserung der körperlichen Funktionstüchtigkeit in der kogn.-behav. Gruppe. Keine Veränderungen bzgl. Medikamentenkonsum und beobachtbaren Schmerzverhaltens.
Keel (1984, 1988)	wrB (N=16/16)	kogn.-behav., Entspannung + Gespräche (Kontr.) (amb.)	Information, Entspannung, Schmerzbewältigung, Krankengymnastik	In der Gesamtgruppe zum F.-up-Zeitpunkt (4 Mon.) tendenziell weniger körperliche Beschwerden und eine Zunahme täglicher Ruhezeit. Bei kogn.-behav. Therapie geringere Schmerzintensität zum F.-up-Zeitpunkt. Keine Unterschiede hinsichtlich FPI, Rosenzweig PFT, körperliche Beschwerden, Kontrollerwartung, Schmerztoleranz im Cold-Pressor-Test.
Khatami & Rush (1978)	verschiedene Schmerzsyndrome (N=5)	kogn.-behav. (amb.)	Entspannung, EMG-BFB, Autohypnose, Schmerz- u. Streßbewältigung, familienbezogene Interventionen	Nach Therapieende und zu den F.-up-Zeitpunkten (6 bzw. 12 Mon.) waren Schmerzintensität, Hilflosigkeit, Depression und Analgetika-Einnahme reduziert.

Tab. 7: (Fortsetzung)

Autoren	Stichprobe	Bedingungen	Elemente der kogn.-behav. Therapie	Befunde
Köhler (1982); Köhler, Mai & Brengelmann (1985)	cP (N=44/42)	kogn.-behav., klientenzentrierte Gespräche (Kontr.) (stat.)	Information, Entspannung, Schmerz- u. Streßbewältigung	Bei Therapieende und zum F.-up-Zeitpunkt (3 Mon.) Reduktion von Häufigkeit und Dauer der Schmerzen (Dauer nur bei F.-up), stärkere emotionale Distanzierung in der Schmerzwahrnehmung, Zunahme bewältigender Schmerzverhaltensweisen, Verringerung der Hilflosigkeit in Schmerzsituationen sowie von Angst und Depression. Keine eindeutige Verringerung der Schmerzintensität; Verringerung der sensorischen und affektiven Schmerzkomponente nur bei Therapieende.
Large (1985)	Kopfschmerz und CBP (N=4)	kogn.-behav. (amb.)	Information, Entspannung, Schmerzbewältigung, persönliche Ziele, Zeiteinteilung, Selbstsicherheitstr.	Keine Veränderungen bzgl. Schmerz, Angst, Depression und Persönlichkeitsmaßen. Jedoch Veränderungen des Selbst- und Krankheitskonzeptes in Richtung auf ein positiveres, "gesünderes" Selbstkonzept.
Nicholas, Wilson & Goyen (1991)	CBP (5/6/4/6/8/5)	kogn.-behav., behavioral (jeweils mit und ohne Entspannung), Physiotherapie mit und ohne Gruppendiskussion (Kontr.) (amb.)	Information, kognitive Umstrukturierung, Ablenkung	In allen 4 Therapiegruppen im Vergleich zu den beiden Kontrollgruppen nach Therapieende signifikante Verbesserungen hinsichtlich Schmerzintensität, schmerzbedingter Beeinträchtigung und schmerzbezogener Kognitionen. Für die behaviorale Therapie ergaben sich deutlichere Reduktionen der schmerzbedingten Beeinträchtigung und des Medikamentenkonsums. Zu den F.-up-Zeitpunkten (6 u. 12 Mon.) waren die Therapie- den Kontrollbedingungen nur noch tendenziell überlegen hinsichtlich schmerzbedingter Beeinträchtigung, schmerzbezogener Kognitionen, aktiver Copingstrategien (nur 6 Mon.), Schmerzintensität (nur 12 Mon.) u. Depression (nur 12 Mon.). Keine Unterschiede zwischen den Bedingungen mit vs ohne Entspannung.

Nielsen, Walker & McCain (1992)	wrB (N=25)	kogn.-behav., Eigenwartekontr. (stat.)	Information, Entspannung, kognitive Umstrukturierung, Gymnastik, Aktivitätsplanung, Familienberatung	Nach Therapieende signifikante Verbesserungen hinsichtlich Schmerzintensität, Beeinträchtigung im Alltag, psychischer Beeinträchtigung (Angst und Depression) und schmerzbezogenen Kontrollüberzeugungen. F.-up-Erhebung steht noch aus.
Schade (1991)	cP und andere entzündlich-rheumatische Erkrankungen, degenerative Erkrankungen (N=89)	kogn.-behav., Eigenwartekontr. (amb.)	Information, Entspannung, Schmerzbewältigung, klientenzentrierte Gespäche	Signifikante Verbesserungen hinsichtlich Schmerzintensität, schmerzbedingter Beeinträchtigung, Anzahl schmerzhafter Körperbereiche und Allgemeinbeschwerden nach Therapieende. Die Effekte waren zum F.-up-Zeitpunkt (9 Wochen) stabil.
Spence (1991)	wrB (N=10/9/14)	kogn.-behav. Einzel u. Gruppe, Warte-Kontr. (amb.)	persönliche Ziele, kognitive Umstrukturierung, Entspannung, Schmerzbewältigung, Selbstsicherheitstraining	Nach Therapieende zeigten sich in beiden Therapiebedingungen gegenüber der Wartekontrolle Reduktionen bzgl. Depressivität, Angst und Beeinträchtigung im Alltag sowie vermehrter Einsatz aktiver Bewältigungsstrategien. Zum F.-up-Zeitpunkt (2 J.) zeigten sich gegenüber der Baseline Reduktionen bzgl. Depressivität, physischer Beeinträchtigung, Schmerzbelastung sowie vermehrter Einsatz aktiver Bewältigungsstrategien (kein Vergleich mit der Warte-Kontr.-Gruppe, da diese zum F.-up-Zeitpunkt nicht mehr zur Verfügung stand).
Spinhoven & Linssen (1991)	CBP (N=42)	kogn.-behav., Eigenwartekontr. (amb.)	Information, Entspannung, Schmerzbewältigung	Nach Therapieende Reduktion der Schmerzintensität, die auch zum F.-up-Zeitpunkt (6 Mon.) stabil war. Darüber hinaus bei F.-up Reduktion von Depression und Psychopathologie. Keine Veränderungen hinsichtlich täglicher Ruhezeit und Medikamentenkonsum.
Stenn, Mothersill & Brooke (1979)	wrB (N=13)	kogn.-behav., bei 6 Ptn. + EMG-BFB (amb./stat.?)	Entspannung, EMG-BFB, Schmerzbewältigung, Selbstsicherheitstraining	Nach Therapieende verringerter Muskeltonus, Schmerzreduktion, weniger weichteilrheumatische Symptome. Bei den Ptn. mit BFB waren gegenüber den übrigen Ptn. weichteilrheumatische Symptome und Schmerzratings, nicht aber Muskeltonus reduziert.

Tab. 7: (Fortsetzung)

Autoren	Stichprobe	Bedingungen	Elemente der kogn.-behav. Therapie	Befunde
Turner (1982)	CBP (N=13/14/9)	kogn.-behav., Warte-Kontr., Entspannung (amb.)	Entspannung, Schmerz- u. Streßbewältigung entsprechend dem SIT	In beiden Therapiegruppen signifikante Verbesserungen gegenüber der Warte-Kontrollgruppe. Nach Therapieende bei der kogn.-behav. Therapie größere Schmerztoleranz (selbstberichtet) und mehr Aktivitäten. Keine Unterschiede zwischen den Therapiegruppen hinsichtlich Schmerzintensität, schmerzbedingter Beeinträchtigung, Depression. Effekte waren zu den F.-up-Zeitpunkten (1 Mon. bzw. 18-24 Mon.) stabil. Bei 1-Mon.-F.-up zeigte sich in der Entspannungsgruppe eine Verschlechterung der Schmerzratings, bei kogn.-behav. Therapie Verbesserungen bei Angst, Schmerztoleranz und weniger Inanspruchnahme medizinischer Leistungen. Bei 18-24-Mon.-F.-up keine Unterschiede zwischen den Therapiegruppen.

Abkürzungen:

cP = chronische Polyarthritis
amb. = ambulant
F.-up = Follow-up
wrB = weichteilrheumatische Beschwerden
stat. = stationär
CBP = Chronic Back Pain
BFB = Biofeedback

wenigsten akzeptiert wurde. Anstelle einer gefühlsmäßigen Distanzierung führte ihre Anwendung eher zu Angstgefühlen und einer Intensivierung des Schmerzes.

Spezifischen Schmerz- bzw. Streßbewältigungsstrategien wird in den einzelnen Therapieprogrammen unterschiedlich starkes Gewicht beigemessen: Während in fast allen Programmen Ablenkungsstrategien sowie - zumeist in Kombination mit Entspannung - imaginative Übungen vorgesehen sind, kommen Selbstinstruktionstechniken etwas seltener zum Einsatz. Bei Basler und Rehfisch (1988, 1989) beispielsweise wird eine Veränderung schmerzbezogener Einstellungen und Kognitionen indirekt über emotionale Stützung und Selbstbeobachtung angestrebt; bei Keel (1984; 1988) sind Selbstinstruktionen nicht vorgesehen. Corey, Etlin & Miller (1987) vermitteln Imaginations- und Ablenkungsstrategien zur Schmerzkontrolle, Selbstinstruktionen dagegen zur allgemeinen Streßbewältigung. Die neueren Arbeiten (Keefe et al., 1990a, 1990b; Nicholas, Wilson & Goyen, 1991; Nielsen, Walker & McCain, 1992; Spence, 1991) beziehen Selbstinstruktionen stärker mit ein, zumeist im Zusammenhang mit kognitiver Umstrukturierung in Anlehnung an Turk, Meichenbaum und Genest (1983).

Die Effektivität der Programme gegenüber keiner oder unspezifischer Behandlung kann als gesichert gelten: Unter den zitierten Arbeiten stehen 14 "erfolgreichen" nur 3 "nicht-erfolgreiche" gegenüber, in denen in der Mehrzahl der abhängigen Variablen keine Veränderung erreicht wurde (Cohen, Heinrich, Collins & Bonebakker, 1980; Keel, 1984, 1988; Large, 1985). Allerdings unterscheiden sich die einzelnen Arbeiten methodisch z.T. erheblich, und zwar hinsichtlich

- der Einbeziehung und Gestaltung von Kontrollbedigungen,
- der Durchführung und der Zeitpunkte von Follow-up-Erhebungen sowie
- der Wahl der abhängigen Variablen.

Kontrollgruppen und Follow-up-Erhebungen kennzeichnen die Untersuchungen von Basler und Rehfisch (1988), Keefe et al. (1990a, b), Keel (1984; 1988), Köhler (1982), Nicholas, Wilson und Goyen (1991), Spence (1991) und Turner (1982). Dabei wurden lediglich in der Arbeit von Keel in den meisten abhängigen Variablen keine Unterschiede zwischen Experimental- und Kontrollgruppe festgestellt. Diese Arbeit unterscheidet sich von den übrigen durch eine etwas unorthodoxe Wahl der abhängigen Variablen. So sind Veränderungen in stabilen Persönlichkeitsvariablen, wie sie mit dem FPI erfaßt werden, bei einer überwiegend symptomorientierten Therapie nicht unbedingt zu erwarten. Gut kontrolliert sind die Untersuchungen von Keefe et al. und Turner. Sie zeigen, daß therapeutische Effekte auch 6 Monate bzw. zwei Jahre nach Beendigung der Therapie noch stabil sind. Turner fand, daß kognitive Verhaltenstherapie gegenüber Entspannung alleine zumindest kurzfristig (1 Monat nach Beendigung der Therapie) zu deutlicheren Verbesserungen führt. Die Arbeiten von Spinhoven und Linssen (1991) sowie Schade (1991) stützen die Stabilität der Effekte nach 6 bzw. 2 Monaten über ein Design mit Eigenwarte-Kontrolle.

Aussagen über eine differentielle Wirksamkeit kognitiver Verhaltenstherapie bei verschiedenen rheumatischen Erkrankungen bzw. chronischen Rückenschmerzen lassen die referierten Arbeiten nicht zu. Die Untersuchung von Basler und Rehfisch mit gemischten Therapiegruppen (chronische Polyarthritis, Arthrosen, weichteilrheumatische Beschwerden) ergab, daß die Weichteilrheumatiker von dem angebotenen Training tendenziell am stärksten profitierten. Aufgrund einer zu geringen Teilnehmerzahl in den einzelnen Krankheitsgruppen konnte dieser Befund jedoch nicht statistisch gesichert werden.

3.3.4 Entwicklung der Fragestellung anhand einer Systematisierung der Komponenten kognitiv-behavioraler Schmerztherapie

Der Überblick in Kapitel 3.3.3 zeigt, daß die globale Effektivität kognitiv-verhaltenstherapeutischer Behandlungsprogramme bei chronischem Schmerz inzwischen gut belegt ist. Welche der verschiedenen therapeutischen Bausteine, aus denen sich die Programme zusammensetzen, tatsächlich wirksam sind und welche Wirkfaktoren dabei eine Rolle spielen, ist bisher kaum untersucht worden. Ergebnisse zu diesen Fragen sind jedoch Voraussetzung für eine systematische Weiterentwicklung der Therapieprogramme und eine flexible Anpassung an verschiedene Krankheitsgruppen und institutionelle Rahmenbedingungen.

Die in Tabelle 8 dargestellte Übersicht ist ein Versuch, die wesentlichen Elemente der im vorhergehenden Kapitel besprochenen Programme und damit zusammenhängende Forschungsfragen auf verschiedenen Ebenen zu systematisieren.

In Spalte 1 sind die zentralen Elemente kognitiv-behavioraler Therapieprogramme aufgeführt. Die Reihenfolge, in der sie hier angegeben sind, entspricht zumeist auch ihrer zeitlichen Abfolge in den Therapieprogrammen. In Spalte 1a werden zusätzlich verschiedene Strategien unterschieden, die sowohl im Hinblick auf Schmerz- wie auf Streßbewältigung vermittelt werden können. Dabei stellt Verhaltensmodifikation bzw. Rollenspiel genaugenommen keine Bewältigungsstrategie sondern eine Interventionsform dar, die zumeist im Zusammenhang mit dem Training der Streßbewältigungskompetenz angewendet wird. Ebenso muß Imagination im Zusammenhang mit allgemeiner Streßbewältigung eher als Interventionsform (um die

Umsetzung des Zielverhaltens in vivo in der Vorstellung vorzubereiten) denn als Bewältigungsstrategie gesehen werden.

Die Therapieelemente bzw. Bewältigungsstrategien können jeweils einer bzw. zwei von vier Verhaltensebenen (Spalte 2) zugeordnet werden, auf die die therapeutische Modifikation schwerpunktmäßig abzielen kann: So spricht beispielsweise Entspannung in erster Linie die physiologische Ebene an, während die Vermittlung von Ablenkungsstrategien zur Schmerz- bzw. Streßbewältigung sowohl auf die kognitiv-evaluative wie auf die Ebene des offenen Verhaltens gerichtet ist. Diese Verhaltensebenen entsprechen den auch von Meichenbaum und Turk (1980) unterschiedenen Ebenen, ergänzt um die des offenen Verhaltens (vgl. Kap. 3.3.2).

Weiterhin können die Therapieelemente nach der zeitlichen Ebene des Schmerzgeschehens (Spalte 3) differenziert werden, auf die sich die Intervention bezieht. Stimuluskontrolle bedeutet dabei die Modifikation internaler und/oder externaler schmerzauslösender Ereignisse, d.h., daß die (aufgrund der individuellen Lerngeschichte) typischerweise in eine Schmerzepisode führende Verhaltens- bzw. Ereigniskette schon vor dem Auftreten der Schmerzen unterbrochen wird. Reaktionskontrolle bedeutet eine Veränderung des offenen und/oder verdeckten Schmerzverhaltens, setzt also an einem späteren Zeitpunkt der hypothetischen Verhaltens- bzw. Ereigniskette an. Insofern als mit den zeitlichen Ebenen des Schmerzgeschehens implizit bestimmte Lernmechanismen angesprochen sind, ließe sich hier als dritte Kategorie die Kontrolle von (Schmerz-)Verhaltens-Konsequenzen bzw. -Kontingenzen aufführen, die im Mittelpunkt der operanten Therapie steht.

Ein zusätzlicher Komplex, auf den sich zukünftige Forschungsfragen beziehen können, betrifft die vermittelnden Prozesse, die die Effekte einzelner Interventionen bzw. Strategien erklären können (Spalte 4). Hier ist keine Zuordnung zu bestimmten Interventionen möglich; die Operationalisierung muß statt dessen über die Auswahl geeigneter Prozeßvariablen erfolgen. Die Entscheidung darüber, ob eine bestimmte vermittelnde Variable als spezifisch oder unspezifisch anzusehen ist, ist abhängig von dem untersuchten Therapieelement und dem theoretischen Hintergrund.

Die Fragestellungen laborexperimenteller Untersuchungen beziehen sich überwiegend auf den Vergleich bzw. die Überprüfung unterschiedlicher kognitiver Strategien der Schmerzkontrolle (Spalte 1a) sowie auf mögliche vermittelnde Prozesse (Spalte 4). Die Wirksamkeit einzelner Therapie- bzw. Trainingselemente (Spalte 1 bzw. 1a) ist, v.a. im Zusammenhang mit dem Streß-Impfungs-Training, ebenfalls vorwiegend in Laborexperimenten untersucht worden; z.T. beziehen sich die Versuchsbedingungen dabei auch auf unterschiedliche Verhaltensebenen (Spalte 2).

Im klinischen Bereich liefern die Arbeiten von Turner (1982) und Keefe et al. (1990a, b) erste Anhaltspunkte zu einzelnen Therapieelementen: Sie

Tab. 8: Systematisierung der Komponenten kognitiv-behavioraler Schmerztherapie und möglicher Forschungsfragen

1) Therapieelemente		2) Verhaltensebenen	3) Zeitliche Ebene des Schmerzgeschehens	4) Vermittelnde Prozesse
		physiologisch motivational-affektiv kognitiv-evaluativ offenes Verhalten	Stimuluskontrolle Reaktionskontrolle	(spezifisch, unspezifisch)
Information		kognititiv-evaluativ	Stimulus- u. Reaktionskontrolle	z.B. Modifikation physiologischer Parameter Ablenkung Angstreduktion Erhöhung der Selbstwirksamkeits-Überzeugung bzw. Aufbau internaler Kontroll-erwartung Umstrukturierung des kognitiven Schmerz-Schemas
Selbstbeobachtung		kognitiv-evaluativ	Stimulus- u. Reaktionskontrolle	
Entspannung		physiologisch	Stimulus- u. Reaktionskontrolle	
Schmerzkontroll-strategien	1a) Bewältigungs-strategien bzw. Interventionen Ablenkung Imagination	offenes Verhalten u./o. kognitiv-evaluativ motivational-affektiv	Reaktionskontrolle	
Streßbewältigung	Selbstinstruktion Verhaltensmodifi-kation (durch Rollenspiel)	kognitiv-evaluativ offenes Verhalten	Stimuluskontrolle	

zeigen, daß die Wirkung kognitiver Verhaltenstherapie über Entspannung bzw. Information alleine hinausgeht. Was mögliche vermittelnde Prozesse bzw. Wirkfaktoren betrifft, so weisen einige Arbeiten darauf hin, daß Verbesserungen der Schmerzsymptomatik einhergehen mit einer Zunahme aktiver Bewältigungsstrategien und kontrollorientierter Krankheitsüberzeugungen (Köhler, 1982; Köhler, Mai & Brengelmann, 1985; Nielsen, Walker & McCain, 1992; Nicholas, Wilson & Goyen, 1991; Spence, 1991). (Vgl. Tab. 7.)

In der vorliegenden Arbeit soll die relative Bedeutung von Stimulus- vs Reaktionskontrolle für die Therapie chronischer Schmerzen untersucht werden. Diese beiden therapeutischen Prinzipien werden über die Vermittlung von Schmerz- bzw. allgemeinen Streßbewältigungsstrategien realisiert. (Die übrigen Therapieelemente sind, wie Tabelle 8 zeigt, nicht spezifisch für eines der beiden Prinzipien.) Der Berücksichtigung von Schmerz- und Streßbewältigung in verschiedenen Therapieprogrammen liegen implizite Annahmen über die an der Entstehung und der Aufrechterhaltung chronischer Schmerzen beteiligten Lernmechanismen zugrunde: So wird angenommen, daß Schmerz bzw. Schmerzverhalten im Zuge von respondentem und/oder Diskriminationslernen eine funktionale Bedeutung als Teil einer relativ stereotypen Reaktion auf Streßsituationen erlangen kann. Dabei müssen, abhängig von der jeweils betrachteten Schmerzkrankheit, unterschiedliche physiologische Prozesse als vermittelnde Variablen vorausgesetzt werden. Für chronische Schmerzen im Bewegungsapparat kann eine Fehlregulation des Muskeltonus als entscheidener Mechanismus postuliert werden. (Vgl. Kap. 3.1.3.) In der Therapie sollen nun alternative Reaktionsmöglichkeiten in Streßsituationen gelernt werden, so daß der Schmerz und das Schmerzverhalten ihre funktionale Bedeutung verlieren.

Eine solche integrierte Sichtweise von Streß- und Schmerzbewältigung legt nahe, daß ein Therapieprogramm, das sowohl Strategien der Schmerzkontrolle wie auch Strategien der allgemeinen Streßbewältigung vermittelt, wirksamer ist als eine ausschließliche Konzentration auf die Schmerzkontrolle, da hier der zweifachen Bedeutung des Schmerzes - als Streßfolge bzw. als Stressor - Rechnung getragen wird. Auf der anderen Seite ist denkbar, daß eine Modifikation des Schmerzverhaltens - als bereichsspezifisches Bewältigungsverhalten - zu einer Generalisierung der erlernten Strategien auf andere, alltägliche Streßsituationen führt.

Um diese Fragen zu überprüfen, werden zwei Therapieprogramme miteinander verglichen, von denen das eine neben Information, Selbstbeobachtung und Entspannung ausschließlich auf Reaktionskontrolle abzielende Techniken der Schmerzkontrolle, das andere durch Vermittlung von Schmerz- und Streßbewältigungsstrategien sowohl Reaktions- wie auch Stimuluskontrolle einbezieht.

4 Beschreibung der Versuchsbedingungen und Überblick über das Therapieprogramm

Den Patienten wurde die Teilnahme an einem ambulanten Gruppenprogramm zur psychologischen Schmerztherapie angeboten, das 11 wöchentliche Sitzungen von je 90 Minuten umfaßt. Dieses Programm wurde in zwei Varianten durchgeführt: Beide Bedingungen beinhalten als auf die Schmerzbewältigung zielende therapeutische Bausteine Information, Entspannung in Form der Progressiven Relaxation nach Jacobson (1938) und die Vermittlung gezielter Schmerzbewältigungsstrategien. Darüber hinaus werden in der einen Bedingung Streßbewältigungsstrategien für den Umgang mit individuellen alltäglichen Belastungssituationen vermittelt. Diese Bedingung wird im folgenden als "Streßbewältigungsgruppe" bezeichnet. Die andere Bedingung, im folgenden als "Schmerzbewältigungsgruppe" bezeichnet, hat denselben zeitlichen Umfang, um das Ausmaß der therapeutischen Zuwendung konstant zu halten. An der Stelle der Streßbewältigung stehen in den dafür vorgesehenen 3 Sitzungen Gruppengespräche zu schmerzrelevanten Themen. Da die globale Wirksamkeit kognitiv-behavioraler Therapieprogramme gegenüber keiner oder unspezifischer Behandlung bereits hinreichend belegt ist (s. Kap. 3.3.3), wurde keine Kontrollgruppe einbezogen.

Die Auswahl der therapeutischen Bausteine und z.T. auch deren zeitliche Abfolge sind an das Streßimpfungstraining angelehnt (s. Kap. 3.3.2). Das Programm beginnt mit Informationen über psychologische Schmerzbewältigung, also einer edukativen Phase. Durch die einzelnen therapeutischen Elemente - Entspannung, Schmerz- und Streßbewältigungsstrategien - werden die physiologische, die motivational-affektive und die kognitiv-evaluative Verhaltensebene angesprochen (vgl. auch Kap. 3.3.4). Jede neue Übung bzw. Bewältigungsform wird zunächst vorgestellt und erklärt. Anschliessend findet eine gemeinsame Übung statt bzw. wird die konkrete Umsetzung im Alltag besprochen. Die Übertragung in den Alltag wird weiterhin durch Hausaufgaben unterstützt. Die Teilnehmer werden ermutigt, die Übungen und Bewältigungsstrategien ihren Bedürfnissen entsprechend zu modifizieren und zu kombinieren.

Im folgenden wird ein kurzer Überblick über die therapeutischen Bausteine und den zeitlichen Ablauf in den beiden Bedingungen gegeben (s.

auch Abb. 2). Das Therapiemanual und die verwendeten Materialien für die Übungen und Hausaufgaben finden sich in den Anhängen 15-39.

1. Sitzung: Information

Gegenseitiges Kennenlernen der Patienten; Erklärung der Bedeutung psychischer Faktoren für das Schmerzgeschehen und die Schmerzbewältigung anhand einer vereinfachten Darstellung der Gate-Control-Theorie; kurzer Überblick über die Bestandteile des Programms; Besprechung von Erwartungen und Zielen der Teilnehmer im Hinblick auf das Programm.

2.-7. Sitzung: Vermittlung von Entspannung und Schmerzbewältigungsstrategien

Erklärung der Bedeutung von Muskelanspannung für die Schmerzauslösung und -aufrechterhaltung; Einführung in die Progressive Relaxation PR. Die PR wird in drei Übungsdurchgängen vermittelt, die durch abgestufte Zusammenfassung von Muskelgruppen schrittweise verkürzt werden. Das häusliche Üben wird durch Tonkassetten unterstützt. Aufbauend auf den Entspannungsübungen werden imaginative Strategien der Schmerzbewältigung vermittelt: eine angenehme Phantasiereise, Wahrnehmung positiver Körperempfindungen, imaginative Schmerztransformation. Parallel zu den Entspannungs- und imaginativen Schmerzbewältigungsübungen werden Ablenkung und positive Selbstverbalisation als weitere Schmerzbewältigungsstrategien vorgestellt und über Gespräche und Hausaufgaben praktisch vermittelt.

8.-10. Sitzung (Streßbewältigungsgruppe): Vermittlung von Streßbewältigungsstrategien

Definition von "Streßsituationen"; Erklärung der Bedeutung von Streßbewältigung im Alltag für das Schmerzempfinden anhand von Beispielen. Im Gespräch und durch Selbstbeobachtung in Form von Hausaufgaben werden typische alltägliche Belastungssituationen sowie individuelle körperliche und psychische Warnsignale ermittelt. Formulierung von Zielvorstellungen für diese Situationen und Erarbeitung alternativer Kognitionen und Verhaltensweisen. Ggfs. werden die Zielverhaltensweisen durch Rollenspiele geübt.

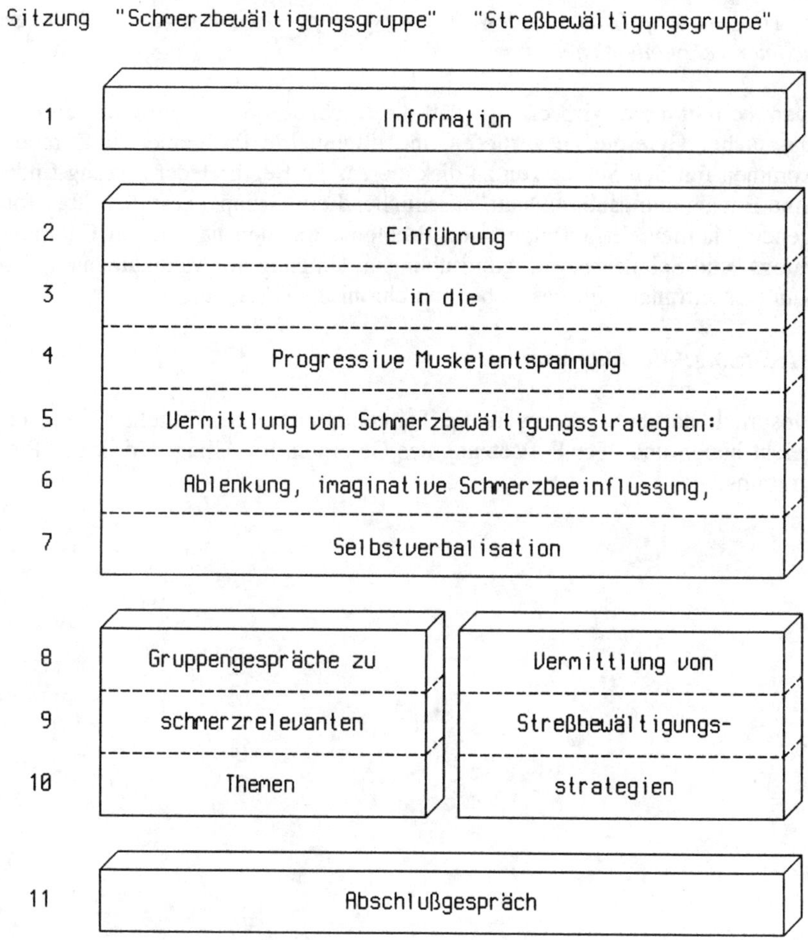

Abb. 2: Überblick über die therapeutischen Bausteine

8.-10. Sitzung (Schmerzbewältigungsgruppe): Gruppengespräche zu schmerzrelevanten Themen

Den Teilnehmern wird erklärt, daß die folgenden Sitzungen dazu dienen, das bisher Gelernte zu vertiefen und allgemeine Probleme im Zurechtkommen mit den Schmerzen zu diskutieren. Zu Beginn jeder Sitzung findet eine Entspannungsübung statt, anschließend ein Gruppengespräch über folgende Themen: Erfahrungen und Probleme mit den häuslichen Entspannungs- und Schmerzbewältigungsübungen; Umgang mit Medikamenten; Zukunftserwartungen für das Leben mit chronischen Schmerzen.

11. Sitzung: Abschlußgespräch

Gespräch darüber, inwieweit die Teilnehmer ihre persönlichen Ziele erreicht haben und über Fortsetzung des Gelernten im Alltag; Kritik des Programms.

5 Hypothesen und Untersuchungsfragen

Durch die vorliegende Arbeit soll überprüft werden, ob die kombinierte Vermittlung von Schmerz- und Streßbewältigungsstrategien (Reaktions- + Stimuluskontrolle) im Rahmen eines Gruppentherapieprogramms gegenüber einer Beschränkung auf die Schmerzkontrolle i.e.S. (Reaktionskontrolle) einen zusätzlichen therapeutischen Gewinn erbringt. Beide Therapieelemente zielen darauf ab, einen nach dem Prinzip des respondenten Lernens aufgebauten Teufelskreis aus Streßerleben, muskulärer Verspannung und Schmerz zu unterbrechen: Durch eine verbesserte Schmerzkontrolle sollen alternative Reaktionsmöglichkeiten erworben, durch den Aufbau allgemeiner Streßbewältigungskompetenz das Entstehen potentiell schmerzauslösender Situationen verhindert werden. Indem dieser Teufelskreis an zwei Punkten gleichzeitig unterbrochen wird, ist zu erwarten, daß eine Kombination beider Therapieelemente - zumindest kurzfristig - zu einer deutlicheren Schmerzreduktion führt:

Hypothese 1: Eine Kombination von Schmerz- und Streßbewältigungstraining führt unmittelbar nach Therapieende zu einer stärkeren Schmerzreduktion als Schmerzbewältigung alleine.

Langfristig wird sich dieser Effekt möglicherweise dadurch verringern, daß bei Patienten, die nur am Schmerzbewältigungstraining teilgenommen haben, eine Generalisierung des Gelernten auf alltägliche Streßsituationen stattfindet, so daß auch bei ihnen langfristig Strategien der Stimuluskontrolle aufgebaut werden:

Hypothese 2: Die Überlegenheit der kombinierten Therapiebedingung im Hinblick auf die Schmerzreduktion ist zum Follow-up-Zeitpunkt nicht mehr oder nur noch in geringerem Ausmaß feststellbar.

Für die übrigen Therapieerfolgsvariablen (schmerzbedingte Beeinträchtigung, körperliches Allgemeinbefinden, Stimmung, Depressivität, habituelle Angst) soll ebenfalls überprüft werden, inwieweit sich hier unterschiedliche Therapieeffekte zeigen. Hierzu werden keine Hypothesen formuliert.

Eine weitere Fragestellung bezieht sich auf die vermittelnden Prozesse, die zur Erklärung der möglicherweise unterschiedlichen Therapieeffekte in den beiden Bedingungen herangezogen werden können. Entsprechend soll überprüft werden, ob sich nach Therapieende in den beiden Gruppen unterschiedliche Veränderungen im Hinblick auf Schmerzwahrnehmung, Schmerzbewältigung und Streßbewältigung ergeben. Da die auf die Modifikation der Schmerzbewältigung und des Schmerzerlebens abzielenden Therapieelemente beiden Bedingungen gemeinsam sind, werden nur für die Streßbewältigung unterschiedliche Resultate erwartet:

Hypothese 3: Die Kombination von Schmerz- und Streßbewältigung führt zu deutlicheren Veränderungen des Streßbewältigungsstils als Schmerzbewältigung alleine. Insbesondere wird eine Zunahme adaptiver und eine Abnahme maladaptiver Bewältigungsstrategien erwartet.

Schließlich soll - ohne Formulierung von Hypothesen - untersucht werden, inwieweit unabhängig von den beiden Bedingungen die Ausprägung der Therapieerfolgsmaße vor Therapiebeginn sowie die Befunde des FPI zur Vorhersage des Therapieerfolgs beitragen.

6 Methoden

6.1 Patientinnen

Die Stichprobe besteht aus 68 Patienten, die entsprechend den in Kap. 3.1.1 dargestellten Kriterien bzw. Krankheitsgruppen ausgewählt wurden. Sie wurden durch niedergelassene Ärzte, den Medizinischen Dienst der Krankenversicherungen in Hamburg und die Rheumaklinik Bad Bramstedt angesprochen und meldeten sich dann telefonisch oder schriftlich zur Teilnahme an dem Projekt an. Die folgende Aufstellung gibt an, wieviele Patientinnen[1] jeweils über Praxen verschiedener Fachrichtungen, den Medizinischen Dienst bzw. die Rheumaklinik gekommen sind:

- Praxis für Schmerzbehandlung	27	(39.7%)
- Rheumatologen	14	(20.6%)
- Orthopäden	11	(16.2%)
- Praktische Ärztin	5	(7.4%)
- Medizinischer Dienst	5	(7.4%)
- Ärzte für Allgemeinmedizin	3	(4.4%)
- Rheumaklinik Bad Bramstedt	2	(2.9%)
- Ärztin für Neurologie und Psychiatrie	1	(1.5%)
Gesamt	68	

Zur näheren Beschreibung der Stichprobe s. Kap. 7.1.

10 Patientinnen brachen die Teilnahme nach dem Datenerhebungszeitpunkt Prä I ab, 4 nach Prä II (vgl. Abb. 3, S. 84). Von den verbleibenden 54 Patientinnen wurden je 27 den beiden Gruppenbedingungen zugeordnet. In der Schmerzbewältigungsbedingung brachen 7 Teilnehmerinnen die Gruppe ab, 5 standen zum Follow-up-Zeitpunkt nicht mehr zur Verfügung. In der Streßbewältigungsbedingung waren dies jeweils 3 Patientinnen. In den Vergleich der beiden Therapiegruppen wurden also aus der Schmerzbewältigungsbedingung die Daten von 15, aus der Streßbewältigungsbedingung von 21 Patientinnen einbezogen. Da einige Patientinnen nicht alle Instrumente vollständig bearbeitet haben, ergeben sich für einzelne Berechnungen geringere Fallzahlen.

---

1 Da neben 63 Frauen nur 5 Männer teilgenommen haben, ist in der Folge von "Patientinnen" die Rede.

Der Vergleich der beiden Gruppen unter Einbeziehung der Abbrecherinnen zeigt, daß die Schmerzbewältigungsgruppe *vor Beginn des Therapieprogramms* im FPI signifikant mehr körperliche Beschwerden und Gesundheitssorgen angibt, signifikant höhere Angst- und Depressivitätswerte (STAI und DS) aufweist, eine signifikant höhere globale Schmerzintensität angibt (visuelle Analogskala) und im Tagebuch eine signifikant schlechtere Stimmung zeigt. (Zur Beschreibung der Datenerhebungsverfahren s. Kap. 6.2.) In den übrigen Tagebuchdaten (tägliche Schmerzintensität, Beeinträchtigung, körperliches Allgemeinbefinden) unterscheiden sich die Gruppen nicht voneinander. Auch im Hinblick auf Geschlecht, Alter, Krankheitsdauer und Anzahl schmerzhafter Körperbereiche gibt es keine Unterschiede zwischen den beiden Gruppen. Vergleicht man die beiden Gruppen unter Ausschluß der Abbrecherinnen miteinander, unterscheiden sie sich bezüglich der globalen Schmerzeinschätzung nicht mehr voneinander. Die Unterschiede im Hinblick auf Stimmung im Tagebuch, Depressivität und Angst sowie die beiden FPI-Skalen 'Körperliche Beschwerden' und 'Gesundheitssorgen' sind tendenziell noch vorhanden. Im FPI ergeben sich darüber hinaus nach Ausschluß der Abbrecherinnen für die Schmerzbewältigungsgruppe ein signifikant höherer Wert für 'Beanspruchung' bzw. ein signifikant niedrigerer Wert für 'Extraversion'.

Diese Gruppenunterschiede sind vermutlich darauf zurückzuführen, daß die Patientinnen zunächst einer geplanten Gruppe und danach die gesamten Gruppen jeweils abwechselnd den beiden Bedingungen zugeordnet wurden. Das methodisch sauberere Vorgehen, die Patientinnen jeweils einzeln den beiden Bedingungen zuzuordnen, hätte dazu geführt, daß zuviele Patientinnen aus Termingründen die Teilnahme abgebrochen hätten. Auf diese Weise trafen in der Schmerzbewältigungsbedingung mehr Patientinnen mit insgesamt schlechterem Befinden zusammen. Die Verringerung der Gruppenunterschiede nach Ausschluß der Abbrecherinnen zeigt, daß ein schlechteres Befinden mit einer erhöhten Wahrscheinlichkeit einhergeht, die Gruppenteilnahme abzubrechen. Dies erscheint auch insofern plausibel, als die Abbrüche jeweils nach wenigen Sitzungen erfolgten, also nicht auf die unterschiedliche Gestaltung der beiden Bedingungen zurückgeführt werden können, da diese ja erst im letzten Teil des Programms zum Tragen kam.

6.2 Datenerhebung

6.2.1 Schmerz- und krankheitsbezogene Variablen

In einem halbstrukturierten anamnestischen Interview (s. Anhänge 1-5) wurden neben allgemeinen biographischen Daten folgende zur *Schmerzanamnese* zählenden Informationen erfragt:

I Derzeitige Schmerzen und Beschwerden

- Lokalisation der Schmerzen anhand eines Körperschemas wie auch über verbale Beschreibung;
- zeitliches Muster der Schmerzen (episodischer vs Dauerschmerz, bei episodischen Schmerzen Angabe der durchschnittlichen Dauer und Häufigkeit von Schmerzphasen, Tageszeit mit stärkster Schmerzintensität);
- globale Einschätzung der durchschnittlichen Schmerzintensität in der vergangenen Woche auf einer visuellen Analogskala;
- körperliche Allgemeinbeschwerden (u.a. Kopfschmerzen, gastrointestinale Beschwerden, Schlafstörungen)[1];

II Schmerzgeschichte und Vorbehandlung

- Krankheitsdauer;
- bisherige Behandlungen wegen der Schmerzen;
- Veränderungen bzgl. Intensität, Häufigkeit und Dauer der Schmerzen im Krankheitsverlauf;
- subjektive Ursachen der Schmerzkrankheit;
- Zeiten von Arbeitsunfähigkeit, Berentung bzw. Rentenantrag wegen der Schmerzen.

III Umgang mit den Schmerzen

- Medikation;
- Tätigkeiten und Ereignisse, die die Schmerzen auslösen oder verschlimmern;

---

1 Die Auswahl der erfragten Allgemeinbeschwerden orientiert sich an spezifischen anamnestischen Variablen, die für die Diagnose Fibromyalgiesyndrom relevant sind (s. Kap. 3.1.1), da das Projekt ursprünglich auf diese Krankheitsgruppe ausgerichtet war. Bei der Auswertung wird diese Spezifität nicht weiter berücksichtigt.

- körperliche Belastungen in Beruf, Haushalt und Freizeit;
- schmerzlindernde Maßnahmen, Selbsthilfestrategien;
- globale Einschätzung der durchschnittlichen Beeinträchtigung auf einer 6-stufigen Ratingskala von "Keine Schmerzen" bis "Sehr starke Schmerzen, die arbeitsunfähig machen";
- Einschätzung der schmerzbedingten Beeinträchtigung in den Lebensbereichen Beruf, Hausarbeit, Familienleben, Partnerschaft und Sexualität, Freizeit, soziale Kontakte.

Die freien Fragen im anamnestischen Interview wurden für die statistische Auswertung nachträglich kategorisiert.

Für die koninuierliche Erfassung schmerzbezogener Daten über einen Zeitraum von jeweils 2 Wochen wurde ein *Schmerztagebuch* verwendet (s. Anhang 6). Gegenüber der globalen retrospektiven Einschätzung der Schmerzintensität hat die Verwendung eines Schmerztagebuches den Vorteil, daß durch eine größere Anzahl von Meßzeitpunkten die Reliabilität erhöht wird, Erinnerungsfehler vermieden werden und Rückschlüsse auf zeitliche und ereigniskontingente Veränderungen der Beschwerden möglich sind (Seemann, 1987). Für die folgenden Variablen sollten täglich Zahlenwerte eingetragen werden:

- Schmerzintensität
  (0 = "keine Schmerzen" ... 100 = "stärkste vorstellbare Schmerzen"),
- Stimmung
  (-100 = "sehr schlecht" ... 0 = "neutral" ... 100 = "sehr gut"),
- allgemeines körperliches Befinden
  (-100 = "sehr schlecht" ... 0 = "neutral" ... 100 = "größtmögliches Wohlbefinden"),
- schmerzbedingte Beeinträchtigung
  (0 = "keine Beeinträchtigung" ... 100 = "Arbeitsunfähigkeit").

Die Schmerzintensität wurde viermal täglich (rückblickend für die Nacht, vormittags, nachmittags, abends) eingeschätzt, Stimmung, Allgemeinbefinden und Beeinträchtigung einmal täglich. Außerdem wurden die eingenommenen Medikamente notiert. Nach Therapieende und zum Follow-up-Zeitpunkt wurde zusätzlich angegeben, ob Entspannungs- oder Visualisierungsübungen duchgeführt wurden. Für die Variablen Schmerzintensität, Stimmung, körperliches Allgemeinbefinden und Beeinträchtigung wurde jeweils der Durchschnittswert über alle Einschätzungen aus den zwei Wochen berechnet. Bei fehlenden Werten wurde die Summe der Einschätzungen auf eine entsprechend geringere Anzahl gültiger Werte relativiert. Fehlende Werte - z.B. wegen Urlaub - umfaßten insgesamt maximal 3 Tage innerhalb eines Datenerhebungszeitpunktes.

Die subjektive Schmerzqualität wurde mit der *Schmerzdeskriptorenliste* von Hoppe (1985) erfaßt (s. Anhang 7). Anhand einer Liste von 40 schmerzbeschreibenden Adjektiven sollten die Patientinnen auf einer 7-stufigen Skala angeben, wie ihre Schmerzen im allgemeinen sind. Die Adjektive sind vier faktorenanalytisch ermittelten Skalen zugeordnet: Die Skalen 'Schmerzleiden' und 'Schmerzangst' repräsentieren die affektive, 'Schärfe' und 'Rhythmik' die sensorische Schmerzkomponente.

Der *Fragebogen zum Schmerzverhalten* (Hoppe, 1985) umfaßt 23 Items, für die die Patientinnen jeweils auf einer 5-stufigen Skala angeben sollten, inwieweit das beschriebene Verhalten typisch für ihr eigenes Verhalten in Schmerzsituationen ist (s. Anhang 8). Hoppe ermittelte an einer Stichprobe von Patienten mit unterschiedlichen Schmerzsyndromen vier Skalen, denen sich 19 der 23 Items zuordnen lassen: 'Vermeidung' (z.B. "Ich vermeide körperliche Anstrengungen."), 'Soziale Kontrolle' (z.B. "Ich sage mir nahestehenden Personen, daß ich Schmerzen habe."), 'Ablenkung' (z.B. "Ich versuche, mich durch körperliche Aktivitäten abzulenken.") und 'Motorik' (z.B. "Ich fasse an die schmerzende Stelle, reibe oder drücke sie.").

Mit zwei weiteren kurzen Fragebögen wurden schmerzrelevante Kognitionen erhoben (Flor & Turk, 1988): Der *Fragebogen zur Erfassung schmerzbezogener Selbstinstruktionen* umfaßt 18 Items, die mögliche Selbstverbalisationen in Schmerzsituationen darstellen (s. Anhang 9). Als Ergänzung des Fragebogens zum Schmerzverhalten wurde mit diesem Fragebogen das verdeckte Schmerzverhalten erfaßt. Die Items werden den beiden faktorenanalytisch ermittelten Skalen 'Catastrophizing' (z.B. "Diese Schmerzen halte ich nicht mehr aus.") und 'Active Coping' (z.B. "Ich werde schon damit fertig.") zugeordnet. Mit dem *Fragebogen zur Erfassung schmerzbezogener Kontrollüberzeugungen* wurden in 15 Items übersituative schmerzrelevante Einstellungen erhoben (s. Anhang 10). Die beiden Skalen, die einer internalen bzw. externalen bereichsspezifischen Kontrollüberzeugung entsprechen, heißen 'Resourcefulness' (z.B. "Ich kann meine Schmerzen vorhersehen. Es gibt Warnsignale.") und 'Helplessness' (z.B. "Gegen meine Schmerzen bin ich machtlos."). Die Patientinnen mußten jeweils auf einer 6-stufigen Ratingskala angeben, inwieweit die Kognitionen bzw. Einstellungen ihnen entsprechen. Die Korrelationen zwischen den Skalen der beiden Fragebögen entsprechen den theoretisch zu erwartenden Zusammenhängen. Flor und Turk konnten jedoch zeigen, daß beide Fragebögen zusammen eine bessere Vorhersage von Schmerzintensität und schmerzbedingter Beeinträchtigung erlauben, als jeweils einer alleine.

Zur Datenreduktion wurden die Skalen der schmerzbezogenen Fragebögen (Schmerzdeskriptorenliste, Fragebögen zum Schmerzverhalten und zu schmerzbezogenen Kognitionen) einer gemeinsamen Hauptkomponentenanalyse unterzogen (s. hierzu Kap. 6.3). Die weitere statistische Auswertung beruht auf den daraus resultierenden Faktorwerten. (Zur Beschreibung der Faktoren, s. Kap. 7.2.2.)

6.2.2 Persönlichkeitsvariablen

Zur *Erfassung allgemeiner Persönlichkeitsvariablen* wurde das Freiburger Persönlichkeitsinventar FPI-R (Fahrenberg, Hampel & Selg, 1984) verwendet (Skalen und Beispiel-Items s. Anhang 11). Weiterhin wurden die habituelle Angst mit dem State-Trait-Angst-Inventar STAI (Laux, Glanzmann, Schaffner & Spielberger, 1981) sowie die Depressivität mit der Depressivitäts-Skala D-S (Zerssen & Koeller, 1976) erhoben.

Der Streßbewältigungsstil wurde mit dem Streßverarbeitungsfragebogen SVF von Janke, Erdmann und Boucsein (1985) erhoben, der die Erfassung habitueller, d.h. zeitlich und situativ relativ stabiler Bewältigungsstrategien erlaubt. Der SVF besteht aus 19 Skalen zu je 6 Items (Skalen und Beispiel-Items s. Anhang 12). Zu der allgemeinen Formulierung "Wenn ich durch irgendetwas oder irgendjemanden beeinträchtigt, innerlich erregt oder aus dem Gleichgewicht gebracht worden bin ..." sollte die Patientin auf einer 5-stufigen Skala angeben, inwieweit die vorgegebenen Reaktionsmöglichkeiten ihrer persönlichen Art, in Belastungssituationen zu reagieren, entsprechen. Die Ergebnisse zur faktoriellen Struktur der SVF-Skalen werden in Kap. 7.2.1 dargestellt. Auch hier wurden - wie bei den schmerzbezogenen Fragebögen - die resultierenden Faktorwerte für die weitere Auswertung zugrundegelegt.

6.2.3 Bewertung des Therapieprogramms durch die Patientinnen

Nach Therapieende und zum Follow-up-Zeitpunkt erhielten die Patientinnen jeweils einen Nachbefragungsbogen (s. Anhänge 13-14). In Form von Ratingskalen und einigen freien Fragen sollten folgende Fragenkomplexe beantwortet werden:

- Bewertung der einzelnen therapeutischen Bestandteile des Programms (Entspannungs-, Vorstellungsübungen, Gruppengespräche, schriftliche Aufgaben);
- persönlicher Gewinn durch das Programm;
- Annäherung an die zu Beginn des Programms formulierten individuellen Ziele;
- Veränderungs-Vorschläge für das Programm;
- Therapieeffekt im Hinblick auf verschiedene Symptome bzw. Lebensbereiche (Häufigkeit und Dauer sowie Intensität der Schmerzen, allgemeines körperliches Befinden, Schlaf, gedanklicher und gefühlsmäßiger Umgang mit den Schmerzen, Zukunftsangst, körperliche Belastbarkeit, Umgang mit Streßsituationen im Alltag, Stimmung);
- Durchführung und Effekt häuslicher Übungen.

6.2.4 *Überblick über die Messungen und Meßzeitpunkte*

Einen Überblick über die Meßzeitpunkte gibt Abb. 3: Vor Beginn des Therapieprogramms fanden zwei Befragungstermine im Abstand von ca. drei Wochen statt (Prä I und Prä II). Bei der ersten Befragung wurde das Interview zur Schmerzanamnese durchgeführt, und die Patientinnen füllten die schmerzbezogenen Fragebögen aus (Schmerzdeskriptorenliste, Fragebögen zu Schmerzverhalten und schmerzbezogenen Kognitionen). Außerdem wurde das Schmerztagebuch erläutert, das dann über zwei Wochen geführt und zur Auswertung zurückgeschickt wurde. Beim zweiten Termin wurden die Persönlichkeitsfragebögen (FPI, SVF, DS, STAI) vorgelegt. Um die Motivation zur weiteren Teilnahme an dem Projekt zu unterstützen, bekamen die Patientinnen eine Rückmeldung über das Schmerztagebuch in Form einer graphischen Auswertung. Ca. zwei Wochen nach Abschluß der Vorbefragung begann das Therapieprogramm. Nach der letzten Therapiesitzung bekamen die Patientinnen den ersten Nachbefragungsbogen und (wieder für zwei Wochen) das Schmerztagebuch. Beides sollten sie zum Nachbefragungstermin ausgefüllt mitbringen, bei dem alle Fragebögen (mit Ausnahme des FPI) erneut vorgegeben wurden und auch die globale Einschätzung der Schmerzen über die visuelle Analogskala sowie die Einschätzung der Beeinträchtigung in den verschiedenen Lebensbereichen wiederholt wurden. Soweit die Patientinnen dies wünschten, bekamen sie eine Rückmeldung zu den Ergebnissen der Persönlichkeitsfragebögen aus Prä II. Zur Follow-up-Erhebung wurden den Patientinnen 3 Monate nach dem Nachbefragungstermin das Schmerztagebuch und der zweite Nachbefragungsbogen zugeschickt. Nachdem das Schmerztagebuch wiederum zwei Wochen lang geführt wurde, wurde es zusammen mit dem Nachbefragungsbogen zurückgeschickt.

Im Hinblick auf die Fragestellungen und Hypothesen lassen sich die Variablen bzw. Instrumente drei inhaltlichen Bereichen zuordnen.

Therapieerfolgsvariablen sind

- das Schmerztagebuch mit den Variablen Schmerzintensität, Stimmung, körperliches Allgemeinbefinden und schmerzbedingte Beeinträchtigung,
- die globalen Einschätzungen der Schmerzintensität (über visuelle Analogskala) und der Beeinträchtigung in den Lebensbereichen Beruf, Hausarbeit, Familienleben, Partnerschaft und Sexualität, Freizeit, soziale Kontakte,
- die Depressivität (DS) und
- die habituelle Angst (STAI).

Variablen, die auf ihren Wert als mögliche *Prädiktoren des Therapieerfolgs* überpüft wurden, sind

- stabile Persönlichkeitszüge (Skalen des FPI),

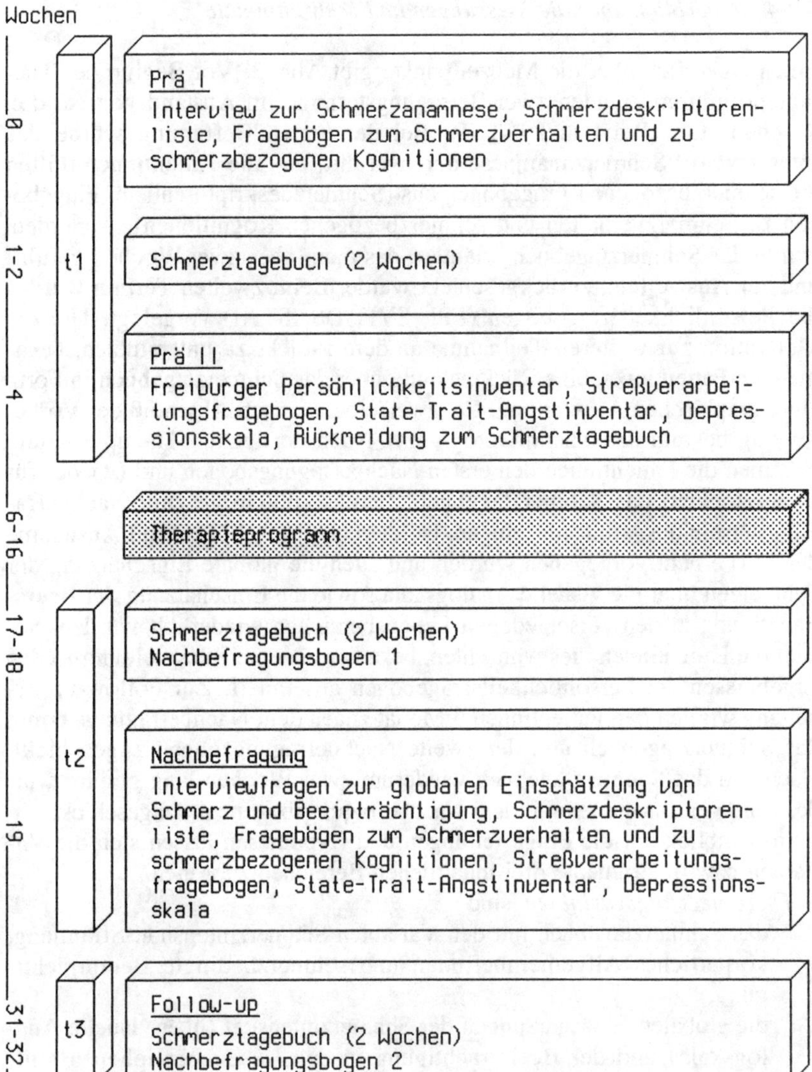

Abb. 3: Überblick über die Meßzeitpunkte

- die Depressivität (DS),
- die habituelle Angst (STAI),
- die Ausgangswerte der Schmerzintensität im Tagebuch,
- die Krankheitsdauer.

Die folgenden Variablen wurden ausgewählt, um den Therapieerfolg *vermittelnde Prozesse* zu erfassen:

- die Schmerzwahrnehmung (Schmerzdeskriptorenliste),
- der Stil der Schmerzbewältigung (Fragebogen zum Schmerzverhalten, Fragebögen zur Erfassung schmerzbezogener Kognitionen),
- der Streßbewältigungsstil in alltäglichen Belastungssituationen (SVF).

6.3 Statistische Auswertung

Die statistische Auswertung erfolgte über das Programmpaket SPSS/PC+, Version 3.0.

Zur Datenreduktion wurden die Skalen des Streßverarbeitungsfragebogens sowie die Skalen der schmerzbezogenen Fragebögen (Schmerzdeskriptorenliste, Fragebögen zum Schmerzverhalten und zu schmerzbezogenen Kognitionen) jeweils einer Hauptkomponentenanalyse mit Varimax-Rotation unterzogen. Die Zahl der extrahierten Faktoren richtete sich nach dem Eigenwertkriterium (Eigenwerte größer gleich 1). Für die weitere Auswertung wurden aufgrund dieser Hauptkomponentenanalysen ungewichtete Faktorwerte gebildet, indem die Skalenwerte zunächst z-standardisiert wurden und anschließend für jeden Faktor der Mittelwert aus denjenigen Skalenwerten berechnet wurde, die auf dem betreffenden Faktor ihre höchste Ladung haben.

Zusammenhangshypothesen wurden mittels der Pearson'schen Produkt-Moment-Korrelation überprüft. Soweit nicht ausdrücklich erwähnt, beruhen die Irrtumswahrscheinlichkeiten auf einseitiger Testung. Zur Überprüfung von Unterschiedshypothesen wurden T-Tests für unabhängige Stichproben durchgeführt. Um die Veränderungen in den beiden Therapiebedingungen hinsichtlich der Therapieerfolgs- und der Prozeßvariablen zu vergleichen, wurde für jede Variable die Differenz zwischen den Zeitpunkten Prä und Post bzw. Post und Follow-up berechnet. Über diese Differenzwerte wurden Varianzanalysen gerechnet: bei den Tagebuchvariablen (die für alle drei Zeitpunkte vorliegen) 2-faktorielle Varianzanalysen mit Meßwiederholung, wobei die beiden Differenzwerte als Meßwiederholung behandelt wurden; bei allen übrigen Erfolgs- und Prozeßvariablen einfaktorielle Varianzanalysen. Da sich die beiden Therapiegruppen teilweise in den Ausgangswerten der überprüften Variablen unterscheiden, wurde in den entsprechenden Varianzanalysen der Ausgangswert als Kovariate miteinbezogen. Zur

Vorhersage des Therapieerfolgs wurden multiple Regressionsanalysen durchgeführt. Kriterium für die Auswahl der schrittweise in die Gleichung aufgenommenen Prädiktoren war ein F-Wert mit einer Wahrscheinlichkeit von kleiner oder gleich 5%. Die Verteilung der Residuen weicht für keine der Gleichungen wesentlich von einer Normalverteilung ab.

7 Ergebnisse

7.1 Beschreibung der Stichprobe und Ergebnisse zur Schmerzanamnese

Sozialdaten (s. Tab. 9-10)

Es meldeten sich 68 Patienten zur Teilnahme an dem Projekt an: 63 Frauen und 5 Männer. Das Alter betrug im Durchschnitt 52 Jahre. Die meisten Patientinnen[1] sind verheiratet und haben eine abgeschlossene Lehre. 56% sind berufstätig bzw. in Ausbildung, 10% sind Hausfrauen. Etwa ein Drittel der Berufstätigen und Hausfrauen (bzw. 21% der Gesamtstichprobe) haben einen Antrag auf Berufs- oder Erwerbsunfähigkeitsrente gestellt oder planen, dies zu tun. Ein Drittel der Gesamtstichprobe (34%) sind bereits berentet; 61% der Rentnerinnen (bzw. 21% der Gesamtstichprobe) beziehen Erwerbs- oder Berufsunfähigkeitsrente.

Tab. 9: Biographische Daten (N=68)

Geschlecht	63 Frauen (92.6%), 5 Männer (7.4%)					
Alter	m = 52.49	s=8.05		Range: 28-70		
	bis 30 J.:	1	(1.5%)	51-60 J.:	38	(55.9%)
	31-40 J.:	4	(5.9%)	61-70 J.:	10	(14.7%)
	41-50 J.:	15	(22.1%)			
Familienstand	ledig:	7	(10.3%)	geschieden:	11	(16.2%)
	verwitwet:	3	(4.4%)	verheiratet:	47	(69.1%)
Ausbildung	keine abgeschlossene Ausbildung:				18	(26.5%)
	Lehre:				47	(69.1%)
	Studium:				3	(4.4%)

1 S. Fußnote S. 77

Tab. 10: Beruflicher und Rentenstatus (N=68)

Beruf		Rentenstatus	
Selbständige mit kleineren Betrieben, mittlere Angestellte und Beamte:	2 (2.9%)		
Lehrberufe im industriellen und nichtindustriellen Bereich:	21 (30.9%)		
Anlernberufe:	14 (20.6%)	Antrag auf Berufs- oder Erwerbsunfähigkeitsrente gestellt bzw. beabsichtigt:	14 (20.6%)
Hausfrauen:	7 (10.3%)		
Schüler, Studenten, Auszubildende:	1 (1.5%)		
Berufstätige insgesamt:	45 (66.2%)		
Rentner:	23 (33.8%)	Altersrente:	9 (13.2%)
		Erwerbs- oder Berufsunfähigkeitsrente:	14 (20.6%)

Diagnosen (s. Tab. 11)

Die Patientinnen hatten in der Regel Mehrfachdiagnosen. Die am häufigsten angetroffene diagnostische Gruppe ist die der degenerativen Wirbelsäulenveränderungen. Hierzu zählen Bandscheibenschäden, Hals-, Brust- und Lendenwirbelsäulensyndrome, Lumbago und Ischialgie. Als zweithäufigste Gruppe folgen lokalisierte weichteilrheumatische Beschwerden im Schulter-Arm-Bereich (Periarthritis humeroscapularis, Schulter-Arm-, Supraspinatus-Syndrom) und dem Ellenbogen (der sog. Tennisellenbogen). An dritter bzw. vierter Stelle stehen generalisierte weichteilrheumatische Beschwerdebilder (generalisierte Tendomyopathie bzw. Fibromyalgiesyndrom) und multilokuläre Schmerzzustände ohne hinreichendes morphologisches Substrat. Wegen des nach wie vor umstrittenen Charakters der Diagnose "Fibromyalgie" ist denkbar, daß sich die beiden zuletztgenannten Gruppen teilweise überschneiden. Ein multilokuläres Schmerzbild unklarer Genese wurde in drei Fällen als einzige Diagnose angegeben. In den anderen Fällen wurde diese Diagnose zusätzlich gestellt, wenn die somatischen Befunde die Symptomatik nicht hinreichend erklären konnten. Osteoporose, Arthrosen und Neuralgien bzw. Schädigungen peripherer Nerven (Karpaltunnelsyndrom, Polyneuropathie) traten nur in Kombination mit einer der zuvor genannten Diagnosen auf. "Keine Angabe" bedeutet, daß in einem Fall die Patientin durch den behandelnden Arzt zwar nach den vereinbarten

Kriterien ausgewählt wurde, dieser aber die genauen Diagnosen nicht mitteilte.

Tab. 11: Diagnosen (Mehrfachdiagnosen möglich; Prozentangaben jeweils auf N=68 bezogen)

Degenerative Wirbelsäulenveränderungen	47 (69.1%)
Lokalisierte Tendomyopathien	25 (36.8%)
Schulter-Arm (Periarthritis humeroscapularis)	24 (35.3%)
Ellenbogen (Epicondylitis radialis humeri)	3 (4.4%)
Generalisierte Tendomyopathie bzw. Fibromyalgiesyndrom	17 (25.0%)
Multilokuläre Schmerzzustände (unklarer Genese)	17 (25.0%)
Osteoporose	7 (10.3%)
Arthrosen	5 (7.4%)
Hüftgelenk (Coxarthrosen)	3 (4.4%)
Kniegelenk (Gonarthrosen)	2 (2.9%)
sonstige Lokalisationen	1 (1.5%)
Schädigungen und Neuralgien peripherer Nerven	7 (10.3%)
Keine Angabe	1 (1.5%)

Gegenwärtige Schmerzsymptomatik (s. Tab. 12-13, Abb. 4)

Mehr als zwei Drittel der Patientinnen (71%) gaben an, dauernd unter Schmerzen zu leiden. Eine globale Schätzung der Schmerzintensität auf einer visuellen Analogskala von 10 cm ergab im Mittel 5.2, wobei eine sehr große Spannbreite zwischen 1.0 und 9.1 bestand. Die Einschätzung der globalen Beeinträchtigung durch die Schmerzen lag mit durchschnittlich 3.5 zwischen den Kategorien "heftige Schmerzen, die die Arbeitsfähigkeit nicht beeinträchtigen" und "starke Schmerzen, die die Konzentration beeinträchtigen, aber wenig beanspruchende Arbeiten erlauben". 43% der Patientinnen fühlten sich durch die Schmerzen in ihrer Konzentration beeinträchtigt. Die Angaben zur Beeinträchtigung in verschiedenen Lebensbereichen zeigen, daß die Einschränkungen in Beruf und Hausarbeit am stärksten waren. Im Zusammensein mit dem Partner, der Familie und in sonstigen sozialen Kontakten bestanden dagegen weniger Beeinträchtigungen bzw. sie konnten besser kompensiert werden. (Die unterschiedliche Zahl der Angaben zur Beeinträchtigung in den einzelnen Lebensbereichen ist darauf zurückzuführen, daß einige Patientinnen den jeweiligen Bereich für sich als nicht gegeben sahen.)

Tab. 12: Gegenwärtige Schmerzsymptomatik

Globale Schätzung der Schmerzintensität (N=63)		
Visuelle Analogskala von 10 cm		
(0=keine Schmerzen ... 10=unerträgliche Schmerzen):		
m = 5.23 s = 1.99 Range: 1.0-9.1		
Zeitliche Schmerzcharakteristik (N=68)		
Dauerschmerz:	48	(70.6%)
Zeitweise auftretende Schmerzen:	20	(29.4%)
Globale Beeinträchtigung durch die Schmerzen (N=67)		
m = 3.5 s = 0.8 Range: 2.0-5.0		
0 keine Schmerzen	-	
1 sehr leichte Schmerzen, die nur bemerkt werden, wenn man die Aufmerksamkeit auf sie lenkt	-	
2 leichtere Schmerzen, die manchmal ignoriert werden können	7	(10.3%)
3 heftige Schmerzen, die die Arbeitsfähigkeit nicht beeinträchtigen	20	(29.4%)
4 starke Schmerzen, die die Konzentrationsfähigkeit beeinträchtigen, aber wenig beanspruchende Arbeiten erlauben	29	(42.6%)
5 sehr starke Schmerzen, die arbeitsunfähig machen	11	(16.2%)
Schmerzbedingte Beeinträchtigung in den einzelnen Lebensbereichen		
0=gar nicht 1=etwas 2=einigermaßen 3=ziemlich 4=sehr stark		
	m	s
Beruf (N=34)	2.74	(0.99)
Hausarbeit (N=66)	2.58	(0.98)
Freizeit (N=66)	2.52	(1.13)
Partnerschaft und Sexualität (N=54)	1.94	(1.30)
Familienleben (N=65)	1.86	(1.07)
Zusammensein mit anderen Menschen (N=65)	1.82	(1.09)
Anzahl schmerzhafter Körperlokalisationen von 32 möglichen Angaben (N=68)		
m = Median = 13.0 s = 6.6 Range: 2.0-29.0		

Tabelle 13 und Abbildung 4 geben einen Überblick über die Verteilung der von Schmerzen betroffenen Körperregionen. Für die Auswertung wurde das Körperschema in einzelne Regionen unterteilt, wobei sich die Aufteilung an durch den allgemeinen Sprachgebrauch gekennzeichneten phänomenologischen Einheiten orientierte. Die mit Abstand am häufigsten betroffenen Bereiche waren die Kreuzregion, der Nacken und die rechte Schulter. Diese Körperregionen weisen - unabhängig von den jeweiligen Diagnosen - auf den Zusammenhang der Schmerzsymptomatik mit alltäglichen Fehlhaltungen und Fehlbelastungen hin. Von den insgesamt 32 Bereichen wurden im Mittel 13 angegeben.

Abb. 4: Verteilung der schmerzhaften Körperlokalisationen (N=68)

0-25% = keine Schraffur

25.1-50% =

50.1-75% =

75.1-100% =

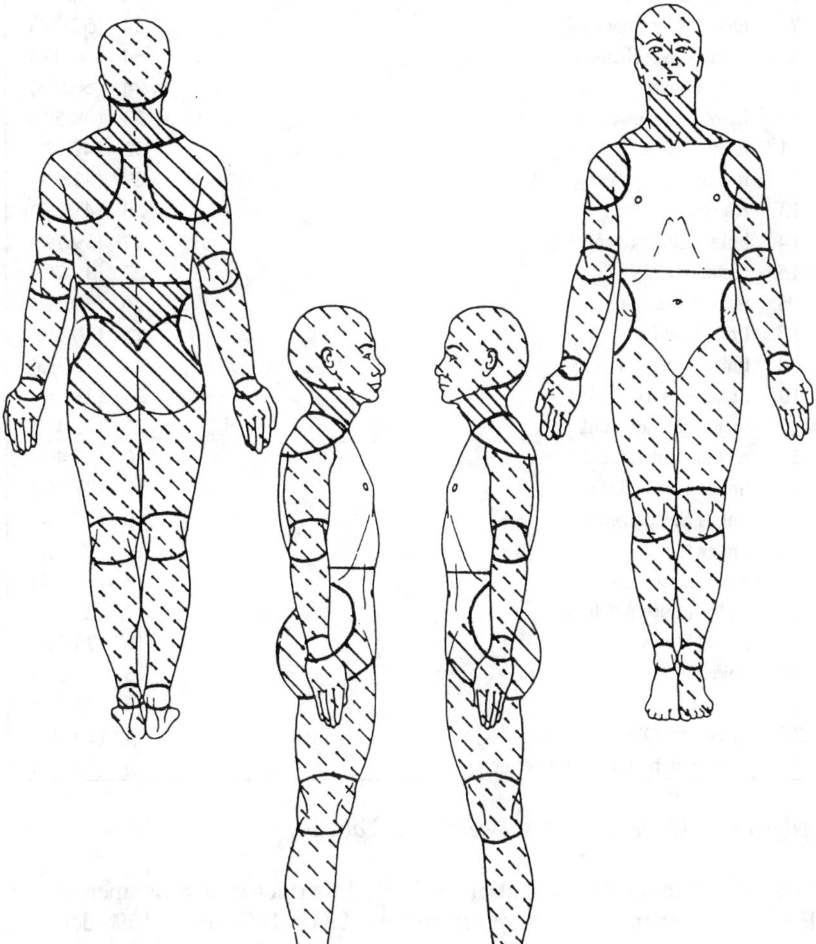

Tab. 13: Verteilung der schmerzhaften Körperlokalisationen (N=68)

1.	Kreuzregion	53	(77.9%)
2.	Hals und Nacken	52	(76.5%)
3.	rechte Schulter	49	(72.2%)
4.	linke Schulter	42	(61.8%)
5.	rechte Gesäßhälfte	40	(58.8%)
6.	linke Gesäßhälfte	40	(58.8%)
7.	rechter Oberschenkel	34	(50.0%)
8.	linker Oberschenkel	34	(50.0%)
9.	linkes Knie	34	(50.0%)
10.	Kopf und Gesicht	33	(48.5%)
11.	rechtes Knie	32	(47.1%)
12.	rechtes Ellenbogengelenk	29	(42.6%)
13.	Rücken	28	(41.2%)
14.	linkes Ellenbogengelenk	27	(39.7%)
15.	rechte Hand	27	(39.7%)
16.	rechter Oberarm	26	(38.2%)
17.	linke Hand	25	(36.8%)
18.	linker Oberarm	24	(35.3%)
19.	linker Unterschenkel	23	(33.8%)
20.	rechtes Handgelenk	22	(32.4%)
21.	rechter Unterarm	20	(29.4%)
22.	linkes Handgelenk	19	(27.9%)
23.	linkes Sprunggelenk	19	(27.9%)
24.	linker Fuß	19	(27.9%)
25.	linker Unterarm	18	(26.5%)
26.	rechtes Sprunggelenk	17	(25.0%)
27.	rechte Hüfte	16	(23.5%)
28.	linke Hüfte	16	(23.5%)
29.	rechter Fuß	16	(23.5%)
30.	Brust und Oberbauch	14	(20.6%)
31.	Unterbauch und Genitalbereich	9	(13.2%)

Allgemeine körperliche Beschwerden (s. Tab. 14)

Etwa drei Viertel der Patientinnen (77%) litten neben den Schmerzen im Bewegungsapparat unter Kopfschmerzen, davon 19% (bzw. 15% der Gesamtstichprobe) unter Dauerkopfschmerzen. Die von den übrigen Patientinnen angegebene Häufigkeit der Kopfschmerzen schwankt sehr stark - zwischen einem halben und 22 Tagen im Monat; die mittlere Häufigkeit betrug 6 Tage im Monat. Gastrointestinale Beschwerden hatten 53% der Patientinnen, ein Drittel von ihnen (bzw. 18% der Gesamtstichprobe) täglich. Bei weiteren 39% der von Magen-Darm-Beschwerden betroffenen Patientinnen (bzw. 21% der Gesamtstichprobe) traten die Beschwerden phasenweise bzw. unregelmäßig auf. 28% (bzw. 15% der Gesamtstichprobe) konnten die Häufigkeit der Beschwerden angeben: durchschnittlich 4 mal im Monat. 59% aller Patientinnen klagten über Schlafstörungen, wobei Durchschlafstörungen häufiger genannt wurden. Darüberhinaus gaben 53% an, sich morgens zerschlagen und unausgeruht zu fühlen; 71% gaben morgendliche Steifigkeit der Gelenke an, 40% Müdigkeit am Tag.

Tab. 14: Allgemeine körperliche Beschwerden (N=68)

Kopfschmerzen			
nein	16 (23.5%)		
ja	52 (76.5%)	phasenweise, unregelmäßig	2 (2.9%)
		Dauerkopfschmerz	10 (14.7%)
		an ... Tagen im Monat	40 (58.8%)
		m = 5.67 s = 5.27	
		Range: 0.50-22.00	
Gastrointestinale Beschwerden			
nein	32 (47.1%)		
ja	36 (52.9%)	phasenweise, unregelmäßig	14 (20.6%)
		täglich	12 (17.6%)
		an ... Tagen im Monat	10 (14.7%)
		m = 4.40 s = 1.70	
		Range: 2.00-6.50	
Schlafstörungen			
nein	28 (41.2%)		
ja	40 (58.8%)	Einschlafstörungen	26 (38.2%)
		Durchschlafstörungen	35 (51.5%)
Sonstige Störungen der Vitalität			
Morgendliches Gefühl der Zerschlagenheit			36 (52.9%)
Müdigkeit tagsüber			27 (39.7%)
Morgensteifigkeit			48 (70.6%)

Schmerzanamnese (s. Tab. 15-16)

Die Krankheitsdauer betrug durchschnittlich 19 Jahre und variierte zwischen 2 und 49 Jahren. Die bisherigen Behandlungen wegen der Schmerzen umfaßten im Mittel 1.5 Krankenhausaufenthalte, 2 Kuren, 1 Operation. Bei 25% der Patientinnen zählte auch Psychotherapie dazu, Entspannung inklusive Biofeedback bei 79%. Für die meisten Patientinnen stellten also Entspannungsverfahren und Psychotherapie keine völlig neuen Behandlungsformen dar. Allerdings waren die entsprechenden Vorerfahrungen überwiegend von geringem zeitlichen Umfang, in der Regel im Rahmen eines Kuraufenthaltes.

Als ein weiterer Aspekt der Schmerzanamnese wurde nach Veränderungen der Symptomatik im bisherigen Krankheitsverlauf gefragt (s. Tab. 16). Die Mehrzahl der Patientinnen berichtete eine Verschlechterung in Form einer Schmerzausbreitung (77%), einer Intensivierung der Schmerzen (69%) und einer Zunahme von Dauer und Häufigkeit (63%). Eine Veränderung der Schmerzqualität hatten 46% beobachtet.

Tab. 15: Ergebnisse zur Schmerzanamnese: Krankheitsdauer und bisherige Behandlungen (N=68)

Krankheitsdauer	m = 18.60	s = 10.72	Range: 2-49			
	bis 5 J.:	8	(11.8%)	21-30 J.:	16	(23.5%)
	6-10 J.:	12	(17.6%)	> 30 J.:	10	(14.7%)
	11-20 J.:	22	(32.3%)			
Krankenhausaufenthalte	m = 1.49	s = 3.05	Range: 0-22			
	keiner:	36	(52.9%)	4-5 mal:	4	(5.9%)
	1 mal:	10	(14.7%)	6-8 mal:	3	(4.4%)
	2-3 mal:	14	(20.6%)	22 mal:	1	(1.5%)
Kuren	m = 2.21	s = 2.35	Range: 0-12			
	keine:	13	(19.1%)	4-5 mal:	8	(11.8%)
	1 mal:	22	(32.4%)	6-8 mal:	3	(4.4%)
	2-3 mal:	20	(29.4%)	10-12 mal:	2	(3.0%)
Operationen	m = 0.97	s = 2.59	Range: 0-19			
	keine:	46	(67.6%)	4 mal:	3	(4.4%)
	1 mal:	9	(13.2%)	7 mal:	1	(1.5%)
	2-3 mal:	8	(11.8%)	19 mal:	1	(1.5%)
Psychotherapie	nein	51	(75.0%)			
	ja	17	(25.0%)			
Entspannungsverfahren	nein	14	(20.6%)			
	ja	54	(79.4%)			

Tab. 16: Ergebnisse zur Schmerzanamnese: Veränderungen der Schmerzsymptomatik (N=68)

Lokalisation	keine Veränderung	12 (17.6%)
	Zunahme schmerzhafter Bereiche	52 (76.5%)
	Abnahme schmerzhafter Bereiche	3 (4.4%)
	keine Angabe	1 (1.5%)
Intensität	keine Veränderung	7 (10.3%)
	Zunahme der Intensität	47 (69.1%)
	Abnahme der Intensität	14 (20.6%)
Qualität	keine Veränderung	37 (54.4%)
	Veränderung	31 (45.6%)
Dauer und Häufigkeit	keine Veränderung	17 (25.0%)
	Zunahme von Dauer und Häufigkeit	43 (63.2%)
	Abnahme von Dauer und Häufigkeit	8 (11.8%)

Schmerzverhalten und schmerzbezogene Attributionen (s. Tab. 17-18)

Als Teil des Schmerzverhaltens kann die Medikation angesehen werden (s. Tab. 17). Dabei wurden Analgetika bzw. Antirheumatika und Muskelrelaxantia als unmittelbar schmerzbezogene Medikamente sowie Antidepressiva, Tranquilizer, Hypnotika und Neuroleptika berücksichtigt. 26% der Patientinnen gaben im Schmerztagebuch zum Prä-Zeitpunkt weder schmerzbezogene Medikamente noch Psychopharmaka an. Am häufigsten (von 59% der Patientinnen) wurden erwartungsgemäß Analgetika und Antirheumatika eingenommen, am zweithäufigsten (von 26%) Antidepressiva. Letztere werden oft nicht in erster Linie ihrer antidepressiven Wirkung wegen eingesetzt, sondern um über eine Anhebung der Schmerzschwelle die benötigte Dosis von Analgetika bzw. Antirheumatika zu senken. Die übrigen Gruppen von Medikamenten, nämlich Muskelrelaxantia, Tranquilizer, Hypnotika und Neuroleptika werden jeweils nur von 2 bis 10% der Patientinnen eingenommen.

Unabhängig von Auslösern oder subjektiven Ursachen der Schmerzen wurden die Patientinnen nach schweren oder einseitigen körperlichen Belastungen im Haushalt und im Beruf gefragt (s. Tab. 18). 28% gaben weder gegenwärtige noch frühere körperliche Belastungen an. 16% der Patientinnen mußten zum Zeitpunkt des Interviews, 13% hatten in der Vergangenheit schwer heben und tragen müssen. Einseitige Belastungen wie langes Stehen oder Sitzen, Maschineschreiben, gebeugte Haltung, Arbeit an der Kasse waren bei 41 bzw. 22% gegenwärtig oder früher gegeben. Die von einigen Patientinnen genannten üblichen Haushaltstätigkeiten wie Staubsaugen oder

Fensterputzen wurden hier nicht berücksichtigt. Für den Haushalt wurden nur außergewöhnliche Belastungen wie Landwirtschaft oder Pflege von Angehörigen gezählt.

Tab. 17: Medikamentenkonsum (Angaben im Tagebuch vor Therapiebeginn, N=61)

Analgetika und Antirheumatika	keine	25 (41.0%)
	1 Präparat	20 (32.8%)
	2 Präparate	14 (23.0%)
	3 "	2 (3.3%)
Muskelrelaxantia	keine	57 (93.4%)
	1 Präparat	4 (6.6%)
Neuroleptika	keine	60 (98.4%)
	1 Präparat	1 (1.6%)
Tranquilizer	keine	55 (90.2%)
	1 Präparat	5 (8.2%)
	2 Präparate	1 (1.6%)
Hypnotika	keine	57 (93.4%)
	1 Präparat	4 (6.6%)
Antidepressiva	keine	45 (73.8%)
	1 Präparat	15 (24.6%)
	2 Präparate	1 (1.6%)
Anzahl schmerzbezogener Medikamente und Psychopharmaka insgesamt	keine	16 (26.2%)
	1 Präparat	23 (37.7%)
	2 Präparate	9 (14.8%)
	3 "	7 (11.5%)
	4 "	5 (8.2%)
	5 "	1 (1.6%)

Als schmerzauslösende bzw. -verstärkende Faktoren wurden mit Abstand am häufigsten (von 88%) körperliche Über- bzw. Fehlbeanspruchungen genannt (s. Tab. 18): Heben und Tragen, einseitige Tätigkeiten, spezielle Bewegungsabläufe wie Bücken, Treppensteigen, längeres Gehen, Stehen, Sitzen oder Liegen, Bewegungsmangel. Zu klimatischen und physikalischen Faktoren, die von 34% genannt wurden, gehören bestimmte Witterungsverhältnisse, Wetteränderung, Kälte, Nässe, Lärm, Erschütterungen. 32% gaben psychosoziale Stressoren (Beispiele s.u.) und psychische Faktoren als Auslöser an, wobei z.B. Ärger und Unzufriedenheit als psychische Faktoren eingeordnet wurden. Körperliche Faktoren wie Schlafmangel, Erkältung spielen als Auslöser keine wesentliche Rolle (von 3% der Patientinnen angegeben).

Tab. 18: Schmerzverhalten und schmerzbezogene Attributionen (N=68)

Körperliche Belastungen in Haushalt und Beruf		
keine körperlichen Belastungen		19 (27.9%)
Schweres Heben und Tragen	nein	48 (70.6%)
	gegenwärtig	11 (16.2%)
	früher	9 (13.2%)
Einseitige Belastungen	nein	25 (36.8%)
	gegenwärtig	28 (41.2%)
	früher	15 (22.1%)
Sonstige Belastungen	nein	61 (89.7%)
(z.B. Kälte, Nachtarbeit)	gegenwärtig	7 (10.3%)
Schmerzauslösende bzw. -verstärkende Faktoren		
Körperliche Über- bzw. Fehlbeanspruchung		60 (88.2%)
Klimatische und physikalische Faktoren		23 (33.8%)
Psychosoziale Stressoren und psychische Faktoren		22 (32.4%)
Körperliche Faktoren		2 (2.9%)
Keine Angabe		2 (2.9%)
Selbsthilfestrategien zur Schmerzlinderung		
Physikalische Selbstbehandlung		34 (50.0%)
Bewegung und Körperhaltung		37 (54.4%)
Entspannung		27 (39.7%)
Ablenkung		15 (22.1%)
Intrapsychische Strategien		3 (4.4%)
Keine Angabe		3 (4.4%)
Subjektive Ursachen der Schmerzen		
Organische Faktoren		40 (58.8%)
Traumatische Einwirkung		21 (30.9%)
Körperliche Über- bzw. Fehlbeanspruchung		29 (42.6%)
Ungesunde Lebensweise		9 (13.2%)
Psychosoziale Stressoren		17 (25.0%)
Psychische Faktoren		6 (8.8%)
Keine Angabe		4 (5.9%)

Ergänzend zu den Auslösern wurden die Patientinnen nach den vermuteten Ursachen ihrer Schmerzen gefragt (s. Tab. 18). Hier wurden an erster Stelle (von 59%) organische Ursachen vermutet: Grunderkrankung, Dysfunktionen, Fehlstatik, Vererbung, Degeneration, Verschleiß. 43%

führten die Schmerzen auf körperliche Über- bzw. Fehlbeanspruchung zurück, wozu neben schweren und einseitigen Belastungen in Haushalt und Beruf auch Sport gehört. 31% sahen eine traumatische Einwirkung als Ursache an: Unfall, körperliche Mißhandlung in der Kindheit, iatrogene Faktoren. Für 25% kamen psychosoziale Stressoren als Ursache in Frage: berufliche oder familiäre Konflikte, Arbeitsüberlastung, Erkrankung von Angehörigen. 9% nannten als mögliche Ursache psychische Faktoren wie Überempfindlichkeit, Perfektionismus, Nervosität, Depression. 13% vermuteten, eine ungesunde Lebensweise könne die Schmerzen verursacht haben: unregelmäßiger Tagesrhythmus, Genußmittel, Bewegungsmangel, Mangelernährung als Kind.

Fast alle Patientinnen konnten Selbsthilfestrategien zur Schmerzlinderung benennen (s. Tab. 18). Am häufigsten (von 54%) wurden Strategien der Bewegung und der Körperhaltung genannt. Hierzu zählen Spazierengehen, Gymnastik, Schwimmen, Tanzen, Wechsel zwischen verschiedenen Positionen und Bewegungen, auf die Haltung achten, eine bestimmte Körperposition einnehmen, sich flach hinlegen. An zweiter Stelle (bei 50%) kamen physikalische Formen der Selbstbehandlung zum Tragen wie Kälte- oder Wärmeapplikation, Baden, Massage, Sauna, TENS (Transkutane elektrische Nervenstimulation). 40% versuchten die Schmerzen durch Entspannung zu lindern: durch eigene Entspannungs- , Atem- oder Meditationstechniken, sich hinlegen oder hinsetzen, Autogenes Training, Progressive Muskelrelaxation. Ablenkung durch soziale Kontakte, Arbeit oder Freizeitbeschäftigungen nannten 22%. 4% schließlich beschrieben intrapsychische Selbsthilfestrategien: Selbstverbalisation, innere Verarbeitung von Belastungen.

7.2 Psychodiagnostische Ergebnisse vor Beginn des Therapieprogramms

7.2.1 Ergebnisse zu den Persönlichkeitsvariablen

Im Freiburger Persönlichkeitsinventar FPI-R stellen sich die Schmerzpatientinnen im Vergleich zur Eichstichprobe des Instrumentes folgendermaßen dar (s. Tab. 19): Erwartungsgemäß geben sie deutlich mehr körperliche Allgemeinbeschwerden an und sind auch erheblich besorgter um ihre Gesundheit. Sie zeigen ein höheres Ausmaß an sozialer Orientierung und Hilfsbereitschaft und beschreiben sich in zwischenmenschlichen Kontakten als stärker gehemmt. Sie empfinden sich als erregbarer, können aber Aggressivität in deutlich geringerem Ausmaß zum Ausdruck bringen. Die beiden Zusatzskalen 'Extraversion' und 'Emotionalität' weisen auf eine stark introvertierte Haltung und eine erhebliche emotionale Instabilität hin. Der hochsignifikant erniedrigte Wert für 'Offenheit' zeigt, daß die Schmerzpatientinnen sich sehr stark an sozialen Normen ausrichten.

Tab. 19: Mittelwerte und Standardabweichungen (in Klammern) der FPI-Skalen, Mittelwertvergleich mit der Eichstichprobe (2-seitige Testung)

Skalen	Schmerzpatienten (N=56)	Eichstichprobe (N=2035)	T	DF
1. Lebenszufriedenheit	6.71	7.03	-0.76	2089
	(3.34)	(3.13)		
2. Soziale Orientierung	7.44	6.47	2.55*	2089
	(2.41)	(2.82)		
3. Leistungsorientierung	7.23	6.88	1.04	59.84
	(2.46)	(3.08)		
4. Gehemmtheit	6.48	5.19	3.11**	2089
	(2.96)	(3.06)		
5. Erregbarkeit	6.45	5.48	2.03*	57.15
	(3.55)	(2.98)		
6. Aggressivität	3.02	4.17	-3.61***	59.55
	(2.34)	(2.84)		
7. Beanspruchung	6.55	5.66	1.86	2089
	(3.52)	(3.54)		
8. Körperliche Beschwerden	6.94	4.04	8.92***	60.05
	(2.38)	(3.04)		
9. Gesundheitssorgen	7.86	5.92	5.68***	59.94
	(2.50)	(3.16)		
10. Offenheit	4.14	5.95	-4.61***	2089
	(2.88)	(2.94)		
E Extraversion	5.20	6.87	-3.46***	2089
	(3.09)	(3.57)		
N Emotionalität	7.80	6.18	3.37***	2089
	(3.65)	(3.55)		

Die Ergebnisse der Depressionsskala DS und des State-Trait-Angst-Inventars STAI weisen die Stichprobe als hochgradig depressiv und ängstlich aus (s. Tab. 20). Wenn man die Befunde des FPI-R, der DS und des STAI zusammenfaßt, lassen sich die Schmerzpatientinnen insgesamt als sozial überangepaßt und neurotisch stark beeinträchtigt charakterisieren.

Tab. 20: Mittelwerte und Standardabweichungen (in Klammern) der Depressions-Skala und des State-Trait-Angstinventars, Mittelwertvergleich mit den Eichstichproben (DS: N=1666; STAI: N=1278; 1-seitige Testung)

Instrument	Schmerzpatienten (N=56)	Eichstichprobe (N: s.o.)	T	DF
DS	13.71 (8.07)	6.26 (4.76)	6.93***	57.34
STAI	45.67 (11.20)	37.01 (9.95)	6.39***	1333

Zur Datenreduktion und um Aufschluß über verschiedene Dimensionen der Streßbewältigung zu gewinnen, wurden die Skalen des Streßverarbeitungsfragebogens SVF einer Hauptkomponentenanalyse mit Varimax-Rotation unterzogen (s. Tab. 21). Daraus resultieren 5 Faktoren, deren Bewertung als eher adaptiv vs maladaptiv sich gut mit den durch Lazarus und Folkman (1984) formulierten Kriterien zur Effektivität von Copingverhalten in Einklang bringen läßt: Problemlösung, Emotionsregulierung und zeitliche Wirkung (kurz- vs langfristig). (Für eine ausführlichere Diskussion einer Effektivitätsbewertung der SVF-Skalen s. Bornmann, Schneeberg-Kirchner & Weber, 1986).

Diejenigen Skalen, die auf dem ersten Faktor ihre höchste Ladung haben, erfüllen weder eine kurzfristig emotionsregulierende noch eine langfristig problemlösende Funktion. Teilweise tragen sie sogar eher zu einer Verstärkung des Streßempfindens bei. Sie wurden daher als 'Streßaufrechterhaltendes Bewältigungsverhalten' bezeichnet: 'Resignation', 'Soziale Abkapselung', 'Selbstbemitleidung', 'Gedankliche Weiterbeschäftigung', 'Selbstbeschuldigung', 'Fluchttendenz', 'Aggression', 'Vermeidungstendenz', 'Pharmakaeinnahme'.

Drei weitere Faktoren (der 2., der 4. und der 5.) beinhalten Strategien, die überwiegend eine kurzfristig emotionsregulierende Funktion haben, in der Regel jedoch nicht das der Belastungssituation zugrundeliegende Problem lösen. Die zum zweiten Faktor gehörigen Strategien wurden als 'Selbstbeschwichtigung' bezeichnet: 'Herunterspielen durch Vergleich mit anderen', 'Bagatellisierung', 'Schuldabwehr'. Auf dem dritten Faktor ('Ablenkung'), laden Strategien, die zur Ablenkung von der Belastungssituation beitragen: 'Ablenkung von Situationen', 'Suche nach Selbstbestätigung', 'Ersatzbefriedigung'. Der 5. Faktor umfaßt das 'Bedürfnis nach sozialer Unterstützung'.

Die auf dem dritten Faktor am höchsten ladenden Skalen wurden als 'Handlungsorientiertes Bewältigungsverhalten' bezeichnet: Hierzu gehören Problemlöseversuche i.e.S. (Skala 'Situationskontrollversuche') und handlungsvorbereitende Strategien in Form von 'Reaktionskontrollversuchen' und 'Positiver Selbstinstruktion'.

Tab. 21: Hauptkomponentenanalyse der Skalen des Streßverarbeitungsfragebogens (N=56)

Skalen	F1	F2	F3	F4	F5	h^2
15. Resignation	**.90**	-.07	-.19	.04	-.08	.87
13. Soziale Abkapselung	**.81**	.03	-.13	-.04	-.36	.80
16. Selbstbemitleidung	**.80**	.21	.04	.13	.26	.77
14. Gedankliche Weiterbesch.	**.77**	-.27	.19	-.07	.31	.80
17. Selbstbeschuldigung	**.74**	-.26	.19	-.21	-.13	.71
12. Fluchttendenz	**.68**	.24	-.42	.28	.05	.78
18. Aggression	**.66**	-.12	-.24	-.14	.02	.52
11. Vermeidungstendenz	**.57**	.52	.15	.28	.05	.70
19. Pharmakaeinnahme	**.45**	.29	-.22	-.48	.41	.73
2. Herunterspielen ...	-.46	**.72**	.13	.14	-.27	.84
1. Bagatellisierung	-.27	**.70**	.17	.34	.03	.71
3. Schuldabwehr	.08	**.65**	-.12	.24	.16	.53
7. Situationskontrollversuche	.00	-.11	**.88**	.22	.16	.85
9. Positive Selbstinstruktion	-.37	.22	**.78**	-.03	.01	.80
8. Reaktionskontrollversuche	.29	.51	**.57**	.02	-.14	.69
6. Suche nach Selbstbestätigung	-.01	.28	.05	**.86**	-.01	.82
4. Ablenkung von Situationen	-.01	.22	.18	**.67**	.10	.54
5. Ersatzbefriedigung	.10	.20	-.24	**.55**	.41	.58
10. Bedürfnis nach soz. Unterst.	-.07	-.03	.14	.14	**.88**	.82
Eigenwerte	5.19	2.55	2.31	2.23	1.59	
Aufgeklärte Varianz, total (%):	27.29	13.40	12.18	11.74	8.35	72.96

F1 Streßaufrechterhaltendes Bewältigungsverhalten
F2 Selbstbeschwichtigung
F3 Handlungsorientiertes Bewältigungsverhalten
F4 Ablenkung
F5 Bedürfnis nach sozialer Unterstützung

In den Vergleich der SVF-Ergebnisse mit der Eichstichprobe des Fragebogens (s. Tab. 22) wurden die 52 Frauen einbezogen, die den SVF zum Prä-Zeitpunkt ausgefüllt hatten, da die Normen des SVF für die beiden Geschlechter getrennt vorliegen. Dabei ergibt sich nur in einer der 19 Skalen eine signifikante Abweichung, und zwar in der Skala 'Ablenkung', in der die Schmerzpatientinnen einen höheren Wert haben. Die Schmerzpatientinnen zeichnen sich also zum Prä-Zeitpunkt, verglichen mit gesunden Frauen, nicht durch einen ungünstigeren Stil der Streßbewältigung aus.

Tab. 22: Mittelwerte und Standardabweichungen (in Klammern) der SVF-Skalen, Mittelwertvergleich mit der Eichstichprobe (2-seitige Testung)

Skalen	Schmerz-patienten (N=52)	Eichstich-probe (N=104)	T	DF
Streßaufrechterhaltendes Bewältigungsverhalten				
15. Resignation	10.21 (4.94)	9.59 (5.06)	0.73	154
13. Soziale Abkapselung	10.05 (5.75)	8.93 (5.33)	1.20	154
16. Selbstbemitleidung	11.08 (4.64)	11.08 (5.29)	0.00	154
14. Gedankliche Weiterbeschäftigung	16.54 (5.72)	16.23 (5.37)	0.33	154
17. Selbstbeschuldigung	12.48 (3.84)	11.91 (4.44)	0.79	154
12. Fluchttendenz	11.56 (3.75)	10.88 (4.08)	1.01	154
18. Aggression	8.88 (3.98)	9.52 (5.16)	-0.85	127.99
11. Vermeidungstendenz	14.23 (5.02)	12.98 (4.97)	1.48	154
19. Pharmakaeinnahme	2.81 (3.06)	3.43 (3.92)	-1.08	126.77
Selbstbeschwichtigung				
2. Herunterspielen ...	8.83 (4.10)	8.63 (4.62)	0.26	154
1. Bagatellisierung	12.23 (4.08)	12.51 (4.06)	-0.41	154
3. Schuldabwehr	9.98 (3.46)	9.70 (4.03)	0.43	154

Tab. 22: (Fortsetzung)

Skalen	Schmerz-patienten (N=52)	Eichstich-probe (N=104)	T	DF
Ablenkung				
6. Suche nach Selbst-bestätigung	11.17 (4.58)	10.63 (4.70)	0.68	154
4. Ablenkung von Situationen	14.71 (3.79)	13.31 4.03)	2.09*	154
5. Ersatzbefriedigung	11.00 (4.38)	9.51 (4.59)	1.94	154
Handlungsorientiertes Bewältigungsverhalten				
7. Situationskontrollversuche	16.71 (4.05)	16.15 (4.29)	0.78	154
9. Positive Selbstinstruktion	15.90 (4.10)	17.14 (4.16)	-1.76	154
8. Reaktionskontrollversuche	16.63 (3.70)	16.69 (4.54)	-0.08	154
Bedürfnis nach sozialer Unterstützung				
10. Bedürfnis nach sozialer Unterstützung	13.85 (4.05)	12.73 (5.73)	1.41	136.48

7.2.2 Ergebnisse zu den schmerzbezogenen Variablen und zu Zusammenhängen mit den Persönlichkeitsvariablen

Um zu überprüfen, ob sich verschiedene - eher adaptive bzw. maladaptive - Dimensionen der Schmerzbewältigung unterscheiden lassen, wurden die Skalen der Fragebögen zum Schmerzverhalten und zu schmerzbezogenen Kognitionen einer Hauptkomponentenanalyse mit Varimax-Rotation unterzogen (s. Tab. 23). Dabei wurden die Prä-Daten von 63 Patientinnen einbezogen, deren entsprechende Fragebögen vollständig vorlagen.

Tab. 23: Hauptkomponentenanalyse der Skalen des Fragebogens zum Schmerzverhalten SCHVER und der Fragebögen zu schmerzbezogenen Kognitionen PRSS und PRCS (N=63)

Skalen		F1	F2	F3	h^2
PRSS1	Catastrophizing	**.88**	-.23	.10	.83
PRCS1	Helplessness	**.75**	-.26	.16	.66
SCHVER4	Motorik	**.66**	.28	.18	.55
PRSS2	Active Coping	-.30	**.83**	-.04	.78
SCHVER3	Ablenkung	.29	**.75**	.18	.68
PRCS2	Resourcefulness	-.22	**.69**	-.27	.60
SCHVER1	Vermeidung	.15	-.03	**.88**	.80
SCHVER2	Soziale Kontrolle	.15	-.04	**.86**	.76
Eigenwerte		2.04	1.93	1.69	
Aufgeklärte Varianz, total (%)		25.50	24.13	21.13	70.76

F1 Depressiv-ängstliche Schmerzbewältigung
F2 Aktive Schmerzbewältigung
F3 Passives Schmerzverhalten

Es ergaben sich drei Faktoren: Der erste, der als 'Depressiv-ängstliche Schmerzbewältigung' bezeichnet wurde, zeichnet sich durch katastrophisierende Selbstverbalisationen und die Erwartung fehlender Kontrollmöglichkeiten im Hinblick auf die Schmerzen aus. Auf der Verhaltensebene zeigen sich stark motorische Reaktionen auf Schmerzen, was evtl. i.S. einer verstärkten Hinlenkung der Aufmerksamkeit auf die Schmerzen zu werten ist. Der zweite Faktor ist gekennzeichnet durch Versuche der Ablenkung bei Schmerzen, durch aktivierende, handlungsunterstützende Selbstverbalisationen und die Erwartung eigener Einfluß- und Kontrollmöglichkeiten, daher als 'Aktive Schmerzbewältigung' bezeichnet. Der dritte Faktor schließlich erfaßt Vermeidungsverhalten und Versuche der Schmerzkontrolle über soziale Zuwendung. Er wurde als 'Passives Schmerzverhalten' bezeichnet.

Die Faktoren 1 und 3 spiegeln also eher maladaptive Formen der Schmerzbewältigung wider - der erste Faktor überwiegend die kognitiv-emotionale und der dritte die Verhaltensebene, während der zweite Faktor kognitiv-emotionale und Verhaltensaspekte einer adaptiven Form der Schmerzbewältigung erfaßt. Diese a priori vorgenommene Bewertung der drei Schmerzbewältigungsfaktoren wird dadurch gestützt, daß der erste und der dritte Faktor positiv mit Depressivität und Angst korrelieren, der zweite dagegen negativ (s. Tab. 24).

Tab. 24: Korrelationen der Schmerzbewältigungs-Faktoren mit Depressivität und Angst, den Streßbewältigungs-Faktoren, den Skalen der Schmerzdeskriptorenliste und den Variablen des Schmerztagebuches vor Therapiebeginn (Bezeichnungen der Schmerzbewältigungs-Faktoren s. Tab. 23)

Skalen	Schmerzbewältigungs-Faktoren F1	F2	F3
Depressivität und Angst (N=56)			
1. DS	.48***	-.29*	.32**
2. STAI	.50***	-.35**	.24*
Streßbewältigungs-Faktoren (N=55)			
1. Streßaufrechterhaltendes Bewältigungsverhalten	.43***	-.12	.08
2. Selbstbeschwichtigung	.06	.16	-.03
3. Handlungsoprientiertes Bewältigungsverhalten	-.10	.45***	.04
4. Ablenkung	-.05	.24*	-.06
5. Bedürfnis nach sozialer Unterstützung	-.09	.35**	-.15
Schmerzdeskriptorenliste (N=58)			
1. Leiden	.25*	-.08	.20
2. Angst	.27*	-.10	.17
3. Schärfe	.12	.08	.22*
4. Rhythmik	.23*	.18	.15
Schmerztagebuch (N=58)			
1. Schmerz	.23*	-.15	.07
2. Beeinträchtigung	.15	-.19	.12
3. Stimmung	-.17	.14	-.06
4. Körperliches Allgemeinbefinden	-.39***	.34**	-.27*

Übereinstimmend mit der jeweiligen Bewertung der Bewältigungsdimensionen sind auch die Zusammenhänge mit dem allgemeinen Copingstil (s. Tab. 24): Die Depressiv-ängstliche Schmerzbewältigung geht mit Streßaufrechterhaltendem Bewältigungsverhalten in alltäglichen Belastungssituationen einher, die Aktive Schmerzbewältigung dagegen mit Handlungsorientiertem Bewältigungsverhalten und den emotionsregulierenden Strategien 'Ablenkung' und 'Bedürfnis nach sozialer Unterstützung'. Das Passive Schmerzverhalten repräsentiert offenbar schmerzspezifische Bewältigungsstrategien, die unabhängig vom allgemeinen Copingstil sind.

Zwischen den drei Faktoren der Schmerzbewältigung und der Schmerzsprache (Schmerzdeskriptorenliste) ergaben sich nur wenige, schwache Zusammenhänge (s. Tab. 24): Ein Depressiv-ängstlicher Schmerzbewältigungsstil geht einher mit einer eher emotional gefärbten Schmerzbeschreibung ('Leiden' und 'Angst') und einer stärker rhythmischen Schmerzqualität. Das Passive Schmerzverhalten hängt positiv mit der sensorischen Qualität 'Schärfe' zusammen. Die Aktive Schmerzbewältigung ist unabhängig von der Schmerzbeschreibung.

Im Hinblick auf die Schmerztagebuch-Daten zeigten sich v.a. Zusammenhänge zwischen der Schmerzbewältigung und der Stimmung (s. Tab. 24): Eine Depressiv-ängstliche Schmerzbewältigung und Passives Schmerzverhalten gehen mit einer als negativ empfundenen Stimmungslage einher, mit Niedergeschlagenheit, Gereiztheit und Aggressivität. Ein Aktiver Schmerzbewältigungsstil dagegen korreliert mit einer positiven Stimmungslage. Ein schwacher Zusammenhang zeigte sich weiterhin zwischen der Depressiv-ängstlichen Schmerzbewältigung und einer höheren Schmerzintensität. Insgesamt erscheint jedoch der individuelle Stil der Schmerzbewältigung als weitgehend unabhängig vom körperlichen Befinden - von der Schmerzintensität, der schmerzbedingten Beeinträchtigung und dem körperlichen Allgemeinbefinden. Damit stellen sich Schmerzbewältigung und Stimmungslage als ein Bereich, die Schmerzbelastung und das körperliche Befinden als ein zweiter, von dem ersten als weitgehend unabhängig erlebter Bereich dar.

7.3 Ergebnisse zum Therapieerfolg

7.3.1 Vergleich der beiden Versuchsbedingungen bezüglich des Therapieerfolgs und der Veränderungen von Schmerz- und Streßbewältigung

Um die Veränderungen in den beiden Gruppen bezüglich der Therapieerfolgs- und der Prozeßvariablen zu beurteilen, wurde für jede Variable die Differenz zwischen den Zeitpunkten Prä und Post (t2-t1) bzw. Post und Follow-up (t3-t2) berechnet. Über diese Differenzwerte wurden Varianzanalysen gerechnet: bei den Tagebuchvariablen (die für alle drei Zeitpunkte vorliegen) 2-faktorielle Varianzanalysen mit Meßwiederholung, wobei die beiden Differenzwerte als Meßwiederholung behandelt wurden; bei allen übrigen Erfolgs- und Prozeßvariablen einfaktorielle Varianzanalysen. Die Ausgangswerte der beiden Gruppen wurden durch den T-Test für unabhängige Stichproben auf Unterschiede überprüft. Da sich die beiden Gruppen in den Ausgangswerten einiger Variablen unterscheiden, wurden diese jeweils als Kovariate in die Varianzanalysen einbezogen. Für die Variablen, in denen entweder ein signifikanter Unterschied in den Ausgangswerten besteht oder der Regressionsfaktor sich als bedeutsame Varianzquelle der Differenzwerte herausstellte, werden die varianzanalytischen Ergebnisse unter Berücksichtigung des jeweiligen Ausgangswertes als Kovariate dargestellt.

In allen übrigen Fällen werden die Varianzanalysen ohne Kovariaten wiedergegeben.

Therapieerfolgsvariablen: Schmerztagebuch

Das wichtigste Maß des Therapieerfolgs ist das Schmerztagebuch, das zu den drei Meßzeitpunkten über jeweils 14 Tage geführt wurde (s. Tab. 25). Die beiden Therapiegruppen unterscheiden sich in ihren Ausgangswerten der Schmerzintensität, der Beeinträchtigung und des körperlichen Allgemeinbefindens nicht signifikant voneinander; für die Stimmung ergibt sich in der Streßbewältigungsgruppe zu t1 ein tendenziell günstigerer Mittelwert. Daher wurde der Ausgangswert jeweils als Kovariate in die Varianzanalysen einbezogen.

Für die Schmerzintensität ergibt sich in der Gesamtgruppe keine nennenswerte Veränderung nach Therapieende bzw. zum Follow-up-Zeitpunkt. Die Verläufe in den beiden Gruppen stellen sich jedoch unterschiedlich dar: Während sich in der Schmerzbewältigungsgruppe nach Therapieende kurzfristig eine Verbesserung zeigt, ist in der Streßbewältigungsgruppe eine leichte Verschlechterung zu beobachten. Zum Follow-up-Zeitpunkt ist die durchschnittliche Schmerzintensität in der Streßbewältigungsgruppe wieder genauso hoch wie vor der Therapie, in der Schmerzbewältigungsgruppe hat sie sich dem Ausgangswert wieder angenähert. Genau im Gegensatz zu der in Hypothese 1 getroffenen Annahme erweist sich also die Schmerzbewältigungsbedingung als kurzfristig überlegen. Wie in Hypothese 2 erwartet, unterscheiden sich die beiden Bedingungen zum Follow-up-Zeitpunkt nicht voneinander. Da diese Hypothese jedoch implizit einen therapeutischen Effekt in der Gesamtgruppe voraussetzt, kann sie nicht als gestützt angesehen werden.

Die Veränderungen der schmerzbedingten Beeinträchtigung sind abhängig von den Ausgangswerten: Patientinnen mit höherer Beeinträchtigung vor Therapiebeginn erreichen hier deutlichere Verbesserungen. Darüber hinaus ergibt sich eine signifikante Wechselwirkung zwischen den Faktoren Gruppe und Zeit: Kurzfristig erweist sich ebenfalls die Schmerzbewältigungsbedingung als überlegen, da hier die Beeinträchtigung nach Therapieende abnimmt, während sie in der Streßbewältigungsbedingung wiederum leicht zunimmt. Zum Follow-up-Zeitpunkt ist die Beeinträchtigung in der Schmerzbewältigungsgruppe - genau wie die Schmerzintensität - wieder nahezu auf das Ausgangsniveau zurückgekehrt. In der Streßbewältigungsgruppe dagegen ist beim Follow-up eine deutliche Reduktion der Beeinträchtigung zu beobachten. In Bezug auf die Beeinträchtigung stellt sich also die Schmerzbewältigungsbedingung als kurzfristig, die Streßbewältigungsbedingung dagegen als langfristig erfolgreicher dar.

Tab. 25: Varianzanalysen der Tagebuchdaten, Mittelwerte und Standardabweichungen (links), F-Werte und zugehörige Wahrscheinlichkeiten (rechts)

	Bedingungen:			Varianzquellen:				
	Schmerz (N=15)	Streß (N=21)	Gesamt (N=36)	Regr.	Gr.Mean	Gruppe	Zeit	Gr.x Z.
Schmerz								
t1	37.48	33.31	35.05					
	(16.91)	(15.65)	(16.08)					
t2	30.94	35.25	33.46					
	(14.66)	(16.63)	(15.77)					
t3	34.46	33.22	33.73					
	(16.80)	(17.33)	(16.88)					
t2-t1	-6.54	1.94	-1.59					
	(6.65)	(12.17)	(10.97)	1.88	0.78	0.43	1.07	5.69
t3-t2	3.52	-2.04	0.28	(.18)	(.38)	(.52)	(.31)	(.02)*
	(9.11)	(10.7)	(10.28)					
Beeinträchtigung								
t1	31.90	30.44	31.05					
	(21.23)	(20.87)	(20.73)					
t2	24.19	32.30	28.92					
	(23.02)	(23.00)	(23.04)					
t3	29.20	23.66	25.97					
	(22.43)	(20.29)	(21.07)					
t2-t1	-7.71	1.86	-2.13					
	(11.82)	(16.22)	(15.14)	6.94	1.58	0.67	0.08	8.71
t3-t2	5.01	-8.64	-2.95	(.01)*	(.22)	(.42)	(.78)	(.01)**
	(14.25)	(15.19)	(16.11)					
Stimmung								
t1	4.66	23.10	15.41					
	(25.71)	(29.63)	(29.18)					
t2	10.65	12.37	11.65					
	(26.43)	(29.67)	(27.99)					
t3	16.52	10.60	13.07					
	(33.09)	(30.39)	(31.22)					
t2-t1	5.99	-10.73	-3.76					
	(17.99)	(38.67)	(32.46)	14.66	2.76	0.99	0.30	0.32
t3-t2	5.88	-1.77	1.42	(.00)***	(.11)	(.33)	(.59)	(.58)
	(17.37)	(33.88)	(28.13)					

Tab. 25: (Fortsetzung)

	Bedingungen: Schmerz (N=15)	Streß (N=21)	Gesamt (N=36)	Varianzquellen: Regr.	Gr.Mean	Gruppe	Zeit	Gr.x Z.
Körperl. Allgemeinbefinden								
t1	-11.97	-0.49	-5.28					
	(30.08)	(30.86)	(30.64)					
t2	-0.91	-0.42	-0.62					
	(28.99)	(34.41)	(31.83)					
t3	14.17	-1.48	5.04					
	(31.28)	(33.46)	(33.05)					
t2-t1	11.07	0.07	4.65					
	(18.48)	(25.36)	(23.11)	9.85	3.35	4.33	0.03	0.09
t3-t2	15.08	-1.05	5.67	(.00)**	(.08)°	(.05)*	(.87)	(.77)
	(24.22)	(42.94)	(36.79)					

Das körperliche Allgemeinbefinden verbessert sich in der Gesamtgruppe tendenziell über die drei Meßzeitpunkte (der sog. Grand Mean der Differenzwerte ist tendenziell von Null verschieden). Der signifikante Unterschied zwischen den beiden Gruppen zeigt jedoch, daß dieser Effekt ausschließlich auf die kontinuierliche Verbesserung des Allgemeinbefindens in der Schmerzbewältigungsgruppe zurückgeht. In der Streßbewältigungsgruppe verändert sich diese Variable über die drei Zeitpunkte nicht nennenswert. Auch hier zeigt sich eine deutliche Abhängigkeit der therapiebedingten Veränderungen von den Ausgangswerten: Patientinnen mit anfänglich schlechtem Allgemeinbefinden profitieren mehr.

Die Varianzanalyse der Stimmungswerte ergibt, abgesehen von der Regressionskomponente, keine signifikanten Effekte.

Therapieerfolgsvariablen: Globale Einschätzung von Schmerzintensität und schmerzbedingter Beeinträchtigung

Für Schmerzintensität und schmerzbedingte Beeinträchtigung wurden neben den Tagebuchdaten vor und nach der Therapie globale Einschätzungen erhoben (s. Tab. 26-27). Die beiden Gruppen unterscheiden sich in ihren Ausgangswerten dieser Variablen nicht signifikant voneinander.

Die Veränderung der Schmerzeinschätzung auf der visuellen Analogskala (s. Tab. 26) erweist sich als hochsignifikant abhängig von den Ausgangswerten: Patientinnen mit hohen Ausgangswerten erreichen eine deutlichere Verbesserung als Patientinnen mit anfänglich niedrigem Schmerzniveau. Bei

Berücksichtigung dieses Zusammenhanges weichen die Veränderungen in der Gesamtgruppe hochsignifikant von Null ab.

Tab. 26: Varianzanalyse der globalen Schmerzeinschätzung (Visuelle Analogskala, Mittelwerte und Standardabweichungen (links), F-Werte und zugehörige Wahrscheinlichkeiten (rechts)

	Bedingungen: Schmerz (N=14)	Streß (N=19)	Gesamt (N=33)	Varianzquellen: Regression	Grand Mean	Gruppe
Schmerz (Visuelle Analogskala)						
t1	5.28	4.38	4.76			
	(1.55)	(2.02)	(1.87)			
t2	4.81	4.82	4.82			
	(1.72)	(1.62)	(1.64)			
t2-t1	-0.47	0.44	0.05	22.91	19.92	0.14
	(1.90)	(2.29)	(2.15)	(.00)***	(.00)***	(.71)

Die schmerzbedingte Beeinträchtigung wurde für die Lebensbereiche Beruf, Hausarbeit, Familie, Partnerschaft und Sexualität, Freizeit, Zusammensein mit anderen Menschen eingeschätzt (s. Tab. 27). Der Mittelwert aus diesen sechs Bereichen ist nach Therapieende in beiden Gruppen sehr signifikant niedriger als vor Therapiebeginn. Die Werte für die einzelnen Bereiche zeigen, daß die Beeinträchtigung nach der Therapie v.a. in der Freizeit und bei der Hausarbeit als geringer empfunden wird. Für den Bereich Familie ergibt sich ebenfalls eine signifikante Abweichung der Differenzwerte von Null im Sinne einer Verbesserung, für den Beruf ist dies tendenziell der Fall. In Partnerschaft und Sexualität bzw. dem Zusammensein mit anderen Menschen zeigen sich keine Veränderungen.

Therapieerfolgsvariablen: Depressivität und habituelle Angst

Als weitere Therapieerfolgsmaße wurden die Depressivität (DS) und die habituelle Angst (STAI) herangezogen (s. Tab. 28). In beiden Variablen hat die Schmerzbewältigungsgruppe zu t1 tendenziell einen höheren Mittelwert als die Streßbewältigungsgruppe. Weder für die Depressivität noch für die habituelle Angst ergeben sich signifikante therapiebedingte Veränderungen. Bei der Depressivität zeigt der hochsignifikante Regressionseffekt, daß wiederum v.a. Patientinnen mit ungünstigen Ausgangswerten eine Besserung erreichen.

Tab. 27: Varianzanalysen der globalen Einschätzung der Beeinträchtigung, Mittelwerte und Standardabweichungen (links), F-Werte und zugehörige Wahrscheinlichkeiten (rechts)

	Bedingungen: Schmerz (N=14)	Streß (N=20)	Gesamt (N=34)	Varianzquellen: Grand Mean	Gruppe
Beeinträchtigung: Mittelwert über alle Bereiche					
t1	2.01	2.15	2.09		
	(0.84)	(0.54)	(0.67)		
t2	1.80	1.71	1.75		
	(1.02)	(0.68)	(0.82)		
t2-t1	-0.21	-0.43	-0.34	10.27	1.22
	(0.64)	(0.54)	(0.58)	(.00)**	(.28)
Beeinträchtigung: Beruf					
	(N=6)	(N=7)	(N=13)		
t1	2.50	2.00	2.23		
	(0.55)	(0.82)	(0.73)		
t2	1.67	1.57	1.62		
	(1.37)	(1.13)	1.19)		
t2-t1	-0.83	-0.43	-0.62	3.89	0.40
	(1.47)	(0.79)	(1.12)	(.07)°	(.54)
Beeinträchtigung: Hausarbeit					
t1	2.29	2.55	2.44		
	(0.91)	(0.83)	(0.86)		
t2	1.93	2.15	2.06		
	(1.14)	(0.93)	(1.01)		
t2-t1	-0.36	-0.40	-0.38	6.86	0.02
	(0.63)	(0.94)	(0.82)	(.01)*	(.88)
Beeinträchtigung: Familie					
	(N=13)	(N=20)	(N=33)		
t1	1.77	1.90	1.85		
	(1.17)	(0.72)	(0.91)		
t2	1.69	1.30	1.46		
	(0.95)	(0.73)	(0.83)		
t2-t1	-0.08	-0.60	-0.39	4.35	2.60
	(1.04)	(0.82)	(0.93)	(.05)*	(.12)

Tab. 27: (Fortsetzung)

	Bedingungen: Schmerz (N=14)	Streß (N=20)	Gesamt (N=34)	Varianzquellen: Grand Mean	Gruppe
Beeinträchtigung: Partnerschaft und Sexualität	(N=13)	(N=15)	(N=28)		
t1	1.92	1.67	1.79		
	(1.26)	(1.11)	(1.17)		
t2	1.69	1.47	1.57		
	(1.44)	(1.06)	(1.23)		
t2-t1	-0.23	-0.20	-0.21	0.87	0.00
	(1.48)	(0.94)	(1.20)	(.36)	(.95)
Beeinträchtigung: Freizeit					
t1	2.29	2.50	2.41		
	(1.20)	(0.61)	(0.89)		
t2	1.93	1.95	1.94		
	(1.27)	(1.05)	(1.13)		
t2-t1	-0.36	-0.55	-0.47	7.19	0.32
	(0.84)	(1.05)	(0.96)	(.01)*	(.57)
Beeinträchtigung: Zusammensein mit anderen Menschen					
t1	1.64	1.85	1.77		
	(1.22)	(0.93)	(1.05)		
t2	1.79	1.55	1.65		
	(1.12)	(1.00)	(1.04)		
t2-t1	0.14	-0.30	-0.12	0.19	1.52
	(0.86)	(1.13)	(1.04)	(.66)	(.23)

Prozeßvariablen: Schmerzwahrnehmung und Schmerzbewältigung

In Tabelle 29 sind die Mittelwerte der vier Skalen der Schmerzdeskriptorenliste zu t1 und t2 aufgeführt, die zugehörigen Differenzwerte sowie die Ergebnisse der Varianzanalysen. Vor Therapiebeginn bestehen keine signifikanten Mittelwertsunterschiede zwischen den beiden Gruppen. Während sich für 'Schmerzleiden' kein signifikanter Effekt ergibt, werden in den übrigen Skalen in beiden Gruppen nach Therapieende höhere Werte angegeben. Offensichtlich erfährt die Schmerzwahrnehmung - möglicherweise bedingt durch die aufwendige Tagebuchführung - v.a. in den beiden sensorischen Skalen eine Sensibilisierung. Wie in einigen anderen Variablen sind die Veränderungen auch hier negativ mit den Ausgangswerten korreliert.

Tab. 28: Varianzanalysen der DS- und STAI-Werte, Mittelwerte und Standardabweichungen (links), F-Werte und zugehörige Wahrscheinlichkeiten (rechts)

	Bedingungen: Schmerz	Streß	Gesamt	Varianzquellen: Regression	Grand Mean	Gruppe
Depressivität (DS)						
	(N=15)	(N=21)	(N=36)			
t1	15.65	11.33	13.13			
	(8.07)	(5.77)	(7.06)			
t2	11.14	9.80	10.36			
	(6.55)	(5.38)	(5.85)			
t2-t1	-4.51	-1.54	-2.78	12.49	1.33	1.07
	(5.21)	(4.10)	(4.76)	(.00)***	(.26)	(.31)
Habituelle Angst (STAI)						
	(N=15)	(N=20)	(N=35)			
t1	48.83	42.05	44.96			
	(12.48)	(10.61)	(11.77)			
t2	46.40	40.65	43.11			
	(13.61)	(10.86)	(12.27)			
t2-t1	-2.43	-1.40	-1.84	1.67	0.77	0.00
	(7.09)	(7.36)	(7.16)	(.21)	(.39)	(.98)

Um zu überprüfen, inwieweit sich in den beiden Gruppen Veränderungen der Schmerzbewältigung ergeben, wurden die Faktorwerte aus der Hauptkomponentenanalyse der Fragebögen zum Schmerzverhalten und zu schmerzbezogenen Selbstverbalisationen und Kontrollüberzeugungen zugrundegelegt (s. Tab. 30; zu den Ergebnissen der Hauptkomponentenanalyse s. Kap. 7.2.2). In ihren Ausgangswerten der drei Schmerzbewältigungs-Faktoren unterscheiden sich die beiden Gruppen nicht voneinander. Die Depressiv-ängstliche Schmerzbewältigung nimmt unabhängig von der Therapiebedingung sehr signifikant ab. Für die Aktive Schmerzbewältigung und das Passive Schmerzverhalten ergeben sich jeweils gegenläufige Veränderungen (bei sehr signifikantem bzw. signifikantem Gruppeneffekt): In der Schmerzbewältigungsgruppe nimmt die Aktive Schmerzbewältigung von t1 zu t2 ab und das Passive Schmerzverhalten zu; in der Streßbewältigungsgruppe ist der Verlauf genau umgekehrt. Die Veränderungen bzgl. des Passiven Schmerzverhaltens sind zudem negativ mit den Ausgangswerten korreliert.

Tab. 29: Varianzanalysen für die Skalen der Schmerzdeskriptorenliste, Mittelwerte und Standardabweichungen (links), F-Werte und zugehörige Wahrscheinlichkeiten (rechts)

	Bedingungen:			Varianzquellen:		
	Schmerz (N=15)	Streß (N=21)	Gesamt (N=36)	Regression	Grand Mean	Gruppe
Schmerzleiden						
t1	3.09	2.87	2.96			
	(1.56)	(1.45)	(1.48)			
t2	3.23	2.64	2.89			
	(1.54)	(1.62)	(1.59)			
t2-t1	0.14	-0.23	-0.08	2.34	1.58	1.42
	(1.19)	(0.92)	(1.04)	(.14)	(.22)	(.24)
Schmerzangst						
t1	2.16	1.74	1.91			
	(1.70)	(1.14)	(1.40)			
t2	2.50	1.68	2.02			
	(1.21)	(1.48)	(1.42)			
t2-t1	0.34	-0.06	0.11	5.81	6.08	2.50
	(1.22)	(0.84)	(1.02)	(.02)*	(.02)*	(.12)
Schärfe						
t1	2.13	1.97	2.04			
	(1.55)	(0.85)	(1.17)			
t2	2.22	2.18	2.20			
	(1.52)	(1.35)	(1.40)			
t2-t1	0.09	0.21	0.16	4.37	4.74	0.02
	(1.27)	(1.31)	(1.27)	(.04)*	(.04)*	(.89)
Rhythmik						
t1	1.91	1.94	1.93			
	(1.24)	(1.15)	(1.17)			
t2	2.35	2.13	2.22			
	(1.20)	(1.34)	(1.27)			
t2-t1	0.44	0.19	0.29	7.80	10.53	0.41
	(1.30)	(1.18)	(1.22)	(.01)**	(.00)**	(.53)

Tab. 30: Varianzanalysen der Schmerzbewältigungs-Faktoren, Mittelwerte und Standardabweichungen (links), F-Werte und zugehörige Wahrscheinlichkeiten (rechts)

	Bedingungen: Schmerz (N=14)	Streß (N=21)	Gesamt (N=35)	Varianzquellen: Regression	Grand Mean	Gruppe
Depressiv-ängstliche Schmerzbewältigung						
t1	0.14	-0.14	-0.03			
	(0.62)	(0.80)	(0.73)			
t2	-0.11	-0.41	-0.29			
	(0.68)	(0.79)	(0.75)			
t2-t1	-0.25	-0.27	-0.26	2.94	10.69	0.21
	(0.40)	(0.51)	(0.47)	(.10)	(.00)**	(.65)
Aktive Schmerzbewältigung						
t1	0.10	0.01	0.05			
	(0.95)	(0.62)	(0.76)			
t2	-0.01	0.44	0.26			
	(0.86)	(0.72)	(0.80)			
t2-t1	-0.11	0.43	0.21	3.87	3.70	8.50
	(0.61)	(0.48)	(0.59)	(.06)^{o}	(.06)^{o}	(.01)**
Passives Schmerzverhalten						
t1	-0.27	0.13	-0.04			
	(0.96)	(0.77)	(0.86)			
t2	0.11	-0.03	0.03			
	(0.55)	(0.57)	0.56)			
t2-t1	0.38	-0.16	0.07	44.48	1.37	6.06
	(0.52)	(0.62)	(0.63)	(.00)***	(.25)	(.02)*

Prozeßvariablen: Streßbewältigung

Die Ergebnisse zur Streßbewältigung im Alltag beziehen sich auf die Faktorwerte aus der Hauptkomponentenanalyse des Streßverarbeitungsfragebogens (s. Tab. 31; zu den Ergebnissen der Hauptkomponentenanalyse s. Kap. 7.2.1). Tendenziell sind vor Therapiebeginn Unterschiede zwischen den beiden Gruppen im Hinblick auf den Streßbewältigungsstil erkennbar: Die Schmerzbewältigungsgruppe zeichnet sich durch ein höheres Ausmaß Streßaufrechterhaltenden Bewältigungsverhaltens, weniger Ablenkungsstrategien und ein geringer ausgeprägtes Bedürfnis nach sozialer Unterstützung aus, also durch einen insgesamt etwas ungünstigeren Streßbewältigungsstil.

Tab. 31: Varianzanalysen für die Streßbewältigungs-Faktoren, Mittelwerte und Standardabweichungen (links), F-Werte und zugehörige Wahrscheinlichkeiten (rechts)

	Bedingungen: Schmerz (N=15)	Streß (N=21)	Gesamt (N=36)	Varianzquellen: Regression	Grand Mean	Gruppe
Streßaufrechterhaltendes Bewältigungs-verhalten						
t1	13.39	11.11	12.06			
	(2.85)	(3.84)	(3.60)			
t2	12.37	10.73	11.41			
	(2.90)	(3.43)	(3.28)			
t2-t1	-1.03	-0.38	-0.65	6.01	2.95	0.08
	(1.74)	(1.92)	(1.85)	(.02)*	(.10)	(.78)
Handlungsorientiertes Bewältigungs verhalten						
t1	15.89	16.70	16.36			
	(3.84)	(2.94)	(3.32)			
t2	16.02	17.44	16.85			
	(3.82)	(3.33)	(3.56)			
t2-t1	0.13	0.75	0.49	2.79	3.44	0.93
	(2.34)	(2.49)	(2.41)	(.10)	(.07)o	(.34)
Selbstbeschwichtigung						
t1	9.96	10.65	10.36			
	(3.68)	(3.04)	(3.29)			
t2	10.56	11.33	11.01			
	(3.55)	(2.96)	(3.19)			
t2-t1	0.60	0.68	0.65	7.79	9.84	0.16
	(2.65)	(2.63)	(2.60)	(.01)**	(.00)**	(.70)
Ablenkung						
t1	11.80	13.08	12.55			
	(3.60)	(2.30)	(2.93)			
t2	11.67	13.86	12.94			
	(3.13)	(2.78)	(3.09)			
t2-t1	-0.13	0.78	0.40	7.52	8.15	2.95
	(3.23)	(1.96)	(2.57)	(.01)**	(.01)**	(.10)

Tab. 31: (Fortsetzung)

	Bedingungen: Schmerz (N=15)	Streß (N=21)	Gesamt (N=36)	Varianzquellen: Regression	Grand Mean	Gruppe
Bedürfnis nach sozialer Unterstützung						
t1	13.87	14.71	14.36			
	(3.70)	(3.35)	(3.47)			
t2	11.67	15.43	13.86			
	(3.37)	(4.80)	(4.61)			
t2-t1	-2.20	0.71	-0.50	3.01	1.96	6.84
	(2.65)	(4.23)	(3.90)	(.09)o	(.17)	(.01)*

In Hypothese 3 wurde erwartet, daß in der Streßbewältigungsbedingung eine stärkere Reduktion maladaptiven und eine stärkere Zunahme adaptiven Bewältigungsverhaltens erreicht würde als in der Schmerzbewältigungsgruppe. Entgegen dieser Annahme nimmt das Handlungsorientierte - also adaptive - Bewältigungsverhalten unabhängig von der Therapiebedingung tendenziell zu. Diese Zunahme ist zwar in der Streßbewältigungsgruppe ausgeprägter, schlägt sich jedoch nicht in einem signifikanten Gruppeneffekt nieder. Für die beiden als kurzfristig emotionsregulierend bewerteten Strategien Selbstbeschwichtigung und Ablenkung zeigt sich - nach Berücksichtigung der mit den Differenzwerten negativ korrelierten Ausgangswerte - jeweils eine sehr signifikante Zunahme in der Gesamtgruppe. Unterschiedliche Veränderungen ergeben sich nur für das Bedürfnis nach sozialer Unterstützung: In der Schmerzbewältigungsgruppe nimmt diese kurzfristig adaptive Strategie ab, in der Streßbewältigungsgruppe nimmt sie geringfügig zu. Im Hinblick auf das als eindeutig maladaptiv bewertete Streßaufrechterhaltende Bewältigungsverhalten zeigen sich entgegen der Hypothese keine Veränderungen. Insgesamt wird Hypothese 3 damit nicht bestätigt.

Zusammenfassung der Ergebnisse zum Vergleich der beiden Versuchsbedingungen

Aus den Schmerztagebuchdaten ergibt sich in der Gesamtgruppe kein längerfristiger therapeutischer Effekt. Bei den übrigen Therapieerfolgsvariablen, die nur für t1 und t2 vorliegen, ist in der Gesamtgruppe eine hochsignifikante bzw. sehr signifikante Reduktion der globalen Einschätzungen von Schmerz (Visuelle Analogskala) und Beeinträchtigung (über alle Lebensbereiche gemittelt) zu beobachten. Auf die einzelnen Lebensbereiche bezogen zeigen sich signifikante Reduktionen der Beeinträchtigung für Freizeit,

Hausarbeit, Familie und tendenziell für den Beruf. Bei Depressivität und habitueller Angst ergeben sich keine signifikanten Veränderungen.

Die Verläufe in den beiden Gruppen stellen sich wie folgt dar: In der Schmerzbewältigungsgruppe ist nach Therapieende kurzfristig eine Verringerung der Schmerzen und der Beeinträchtigung zu beobachten, die jedoch bei Follow-up nicht aufrechterhalten wird. Das körperliche Allgemeinbefinden verbessert sich in dieser Gruppe von t1 zu t3 kontinuierlich. In der Streßbewältigungsgruppe treten nach Therapieende leichte Verschlechterungen der Schmerzen und der Beeinträchtigung auf. Während die Schmerzintensität beim Follow-up wieder auf dem Ausgangsniveau liegt, zeigt sich für die Beeinträchtigung langfristig eine deutliche Verbesserung.

Die Analyse der Prozeßvariablen ergibt in der Gesamtgruppe eine Zunahme der Scores für drei der vier Schmerzqualitäten (Schmerzangst, Schärfe und Rhythmik), also eine insgesamt sensibilisierte schmerzbezogene Selbstbeobachtung. Im Hinblick auf die Schmerzbewältigung zeigt sich unabhängig von der Therapiebedingung eine sehr signifikante Abnahme Depressiv-ängstlicher Schmerzbewältigung. Während darüberhinaus in der Schmerzbewältigungsgruppe die Aktive Schmerzbewältigung abnimmt und das Passive Schmerzverhalten zunimmt, ist in der Streßbewältigungsgruppe eine genau entgegengesetzte Entwicklung zu beobachten. Der allgemeine Copingstil verändert sich in der Gesamtgruppe dahingehend, daß das Ausmaß Handlungsorientierten Bewältigungsverhaltens tendenziell, das der emotionsregulierenden Strategien Selbstbeschwichtigung und Ablenkung sehr signifikant zunimmt. Ein unterschiedlicher Verlauf zeigt sich nur für das Bedürfnis nach sozialer Unterstützung, das in der Schmerzbewältigungsgruppe ab- und in der Streßbewältigungsgruppe zunimmt.

7.3.2 Zur Vorhersage des Therapieerfolgs

Mit Hilfe multivariater Regressionsanalysen wurde überprüft, ob sich Variablen identifizieren lassen, die zur Vorhersage des Therapieerfolgs beitragen. Dabei wurde der Therapieerfolg für diese Fragestellung als Veränderung der Tagebuchvariablen zwischen den Zeitpunkten Prä und Follow-up operationalisiert. Für die vier Tagebuchvariablen Schmerzintensität, schmerzbedingte Beeinträchtigung, Stimmung und körperliches Allgemeinbefinden wurde jeweils die Differenz zwischen diesen beiden Zeitpunkten berechnet. Positive Differenzen bedeuten eine Verbesserung, negative eine Verschlechterung bzgl. der jeweiligen Variablen.

Für jeden dieser Differenzwerte als Kriterium wurde eine Regressionsanalyse nach folgendem hierarchischen Vorgehen gerechnet (s. Tab. 32-35): Im ersten Schritt wurden die Krankheitsdauer, im zweiten die Schmerzintensität vor Therapiebeginn (Zeitpunkt Prä) als Prädiktoren aufgenommen. Nachdem der Einfluß dieser beiden zentralen Krankheitsvariablen kontrolliert worden war, konnten in weiteren Schritten diejenigen Variablen in die Gleichung aufgenommen werden, die die Vorhersage optimierten. Als weitere Prädiktoren kamen die Skalen des FPI und die Prä-Werte der Depressionsskala DS und des State-Trait-Angst-Inventars STAI in Frage.

Krankheitsdauer und Schmerzintensität vor Therapiebeginn als ausschließliche Prädiktoren erreichen für keine der vier Therapieerfolgsvariablen Signifikanz. Für die Reduktion schmerzbedingter Beeinträchtigung wird die multiple Korrelation mit Krankheitsdauer und Schmerzintensität tendenziell signifikant; zur Vorhersage der Schmerzreduktion tragen die beiden Krankheitsvariablen erst in Kombination mit weiteren Prädiktoren signifikant bei. Ein besserer Therapieerfolg ist dabei jeweils bei kürzerer Krankheitsdauer und höherer Schmerzintensität zu beobachten (s. Tab. 32-33).

Bei Einbeziehung weiterer Prädiktoren können für die Schmerzreduktion und die Reduktion schmerzbedingter Beeinträchtigung jeweils eine sehr signifikante und für die Verbesserung der Stimmung eine signifikante Regressionsgleichung berechnet werden (s. Tab. 32-34); im Hinblick auf die Verbesserung des körperlichen Allgemeinbefindens gelingt die Vorhersage nicht (s. Tab. 35).

In die drei Gleichungen, die Signifikanzniveau erreichen, werden über Krankheitsdauer und Schmerzintensität hinaus jeweils zwei weitere FPI-Skalen aufgenommen: Stärkere Schmerzreduktion kann bei höheren Werten für Gehemmtheit und für Soziale Orientierung erwartet werden (s. Tab. 32). Eine Verbesserung im Hinblick auf schmerzbedingte Beeinträchtigung zeigt sich bei Patientinnen, die höhere Werte für Aggressivität und geringere für Gesundheitssorgen haben (s. Tab. 33). Eine Verbesserung der Stimmungslage schließlich geht einher mit hoher Beanspruchung und geringer Ausprägung von Extraversion (s. Tab. 34).

Insgesamt tragen die Skalen des FPI zwar zur Vorhersage des Therapieerfolgs bei - allerdings in für die vier Therapieerfolgsmaße jeweils spezifischen Kombinationen; Variablen, die zur Vorhersage von mehr als einem Erfolgskriterium beitragen, lassen sich nicht identifizieren. Die inhaltliche Interpretation der Prädiktoren wird zudem dadurch eingeschränkt, daß ihre Ausprägung teilweise mit den beiden Therapiebedingungen konfundiert ist (vgl. Kap. 6.1). So spiegeln die Skalen 'Gesundheitssorgen', 'Beanspruchung' und 'Extraversion' vor Therapiebeginn bestehende Gruppenunterschiede wider. Dadurch sind die Gleichungen zur Reduktion der Beeinträchtigung und der Stimmung nur eingeschränkt bzw. überhaupt nicht inhaltlich interpretierbar.

Tab. 32: Regressionsanalyse zur Vorhersage des Therapieerfolgs: Schmerzreduktion (FPI4: Gehemmtheit, FPI2: Soziale Orientierung)

Kriterium: Schmerzreduktion			Prädiktoren			
Schritt 1	R	.24				
	R^2	.06				
	F	2.13				
	p(F)	.15	Krhtsd			
	Beta		-0.28			
	SF Beta		0.19			
	Korr.		-.24			
	T		-1.46			
	p(T)		.15			
Schritt 2	R	.35				
	R^2	.12				
	F	2.28				
	p(F)	.12	Krhtsd	Schmerz		
	Beta		-0.28	0.16		
	SF Beta		0.19	0.11		
	Part.Korr.		-.25	.25		
	T		-1.51	1.53		
	p(T)		.14	.14		
Schritt 3	R	.54				
	R^2	.29				
	F	4.30				
	p(F)	.01	Krhtsd	Schmerz	FPI4	
	Beta		-0.40	0.21	1.71	
	SF Beta		0.18	0.10	0.63	
	Part.Korr.		-.35	.32	.43	
	T		-2.29	2.10	2.73	
	p(T)		.03	.04	.01	
Schritt 4	R	.65				
	R^2	.42				
	F	5.53				
	p(F)	.00	Krhtsd	Schmerz	FPI4	FPI2
	Beta		-0.43	0.21	1.64	1.66
	SF Beta		0.16	0.09	0.58	0.63
	Part.Korr.		-.38	.32	.41	.36
	T		-2.67	2.31	2.85	2.62
	p(T)		.01	.03	.01	.01

Tab. 33: Regressionsanalyse zum Therapieerfolg: Reduktion der Beeinträchtigung (FPI6: Aggressivität, FPI9: Gesundheitssorgen)

Kriterium: Reduktion der Beeinträchtigung			Prädiktoren			
Schritt 1	R	.26				
	R^2	.07				
	F	2.48				
	p(F)	.12	Krhtsd			
	Beta		-0.51			
	SF Beta		0.32			
	Korr.		-.26			
	T		-1.58			
	p(T)		.12			
Schritt 2	R	.39				
	R^2	.15				
	F	2.94				
	p(F)	.07	Krhtsd	Schmerz		
	Beta		-0.51	0.32		
	SF Beta		0.31	0.18		
	Part.Korr.		-.26	.29		
	T		-1.65	1.80		
	p(T)		.11	.08		
Schritt 3	R	.58				
	R^2	.33				
	F	5.36				
	p(F)	.00	Krhtsd	Schmerz	FPI6	
	Beta		-0.41	0.27	3.53	
	SF Beta		0.28	0.16	1.19	
	Part.Korr.		-.21	.25	.43	
	T		-1.44	1.71	2.97	
	p(T)		.16	.10	.01	
Schritt 4	R	.65				
	R^2	.42				
	F	5.70				
	p(F)	.00	Krhtsd	Schmerz	FPI6	FPI9
	Beta		-0.40	0.26	3.66	-2.56
	SF Beta		0.27	0.15	1.13	1.17
	Part.Korr.		-.21	.24	.45	-.30
	T		-1.51	1.72	3.25	-2.20
	p(T)		.14	.10	.00	.04

Tab. 34: Regressionsanalyse zur Vorhersage des Therapieerfolgs: Verbesserung der Stimmung (FPI7: Beanspruchung, FPIE: Extraversion)

Kriterium: Verbesserung der Stimmung			Prädiktoren			
Schritt 1	R	.10				
	R^2	.01				
	F	0.31				
	p(F)	.58	Krhtsd			
	Beta		-0.40			
	SF Beta		0.71			
	Korr.		-.10			
	T		-0.56			
	p(T)		.58			
Schritt 2	R	.12				
	R^2	.01				
	F	0.25				
	p(F)	.78	Krhtsd	Schmerz		
	Beta		-0.39	-0.18		
	SF Beta		0.72	0.41		
	Part.Korr.		-.09	-.08		
	T		-0.55	-0.44		
	p(T)		.59	.67		
Schritt 3	R	.36				
	R^2	.13				
	F	1.63				
	p(F)	.20	Krhtsd	Schmerz	FPI7	
	Beta		-0.05	-0.36	4.02	
	SF Beta		0.71	0.40	1.93	
	Part.Korr.		-.01	-.15	.36	
	T		-0.07	-0.90	2.09	
	p(T)		.95	.38	.05	
Schritt 4	R	.55				
	R^2	.31				
	F	3.51				
	p(F)	.02	Krhtsd	Schmerz	FPI7	FPIE
	Beta		0.00	-0.29	10.82	-7.20
	SF Beta		0.64	0.36	2.96	2.54
	Part.Korr.		0.00	-.12	.97	-.74
	T		-0.01	-0.81	3.65	-2.84
	p(T)		1.00	.42	.00	.01

Tab. 35: Regressionsanalyse zur Vorhersage des Therapieerfolgs: Verbesserung des körperlichen Allgemeinbefindens

Kriterium: Verbesserung des Allgemeinbefindens			Prädiktoren	
Schritt 1	R	.22		
	R^2	.05		
	F	1.67		
	p(F)	.21	Krhtsd	
	Beta		-0.83	
	SF Beta		0.65	
	Korr.		-.22	
	T		-1.29	
	p(T)		.21	
Schritt 2	R	.22		
	R^2	.05		
	F	0.88		
	p(F)	.43	Krhtsd	Schmerz
	Beta		-0.83	-0.14
	SF Beta		0.65	0.37
	Part.Korr.		-.22	-.06
	T		-1.27	-0.36
	p(T)		.21	.72

7.4 Bewertung des Therapieprogramms und des Therapieerfolgs durch die Patientinnen

Tabelle 36 gibt die Bewertungen der einzelnen therapeutischen Bestandteile des Programms durch die Patientinnen wieder: Die Progressive Muskelentspannung wird in beiden Gruppen als wirkungsvollster Bestandteil bewertet. An zweiter Stelle folgen die Gruppengespräche (bzw. die Streßbewältigungsbausteine). Diese Gesprächsanteile werden in der Streßbewältigungsgruppe tendenziell besser bewertet als in der Schmerzbewältigungsgruppe. In der Schmerzbewältigungsgruppe werden Vorstellungs- und Phantasieübungen als genauso hilfreich eingestuft wie die Gruppengespräche; die schriftlichen Aufgaben stehen in dieser Gruppe an letzter Stelle. In der Streßbewältigungsgruppe stehen die schriftlichen Aufgaben an vorletzter und die Vorstellungs- und Phantasieübungen an letzter Stelle.

Tab. 36: Nachbefragungsergebnisse (1): Mittelwerte und Standardabweichungen (in Klammern), Mittelwertvergleich für die beiden Therapiebedingungen (2-seitige Testung)

Inwieweit haben Sie von den folgenden Teilen des Trainingsprogramms profitiert? (0=gar nicht, 1=kaum, 2=etwas, 3=sehr)	Bedingungen: Schmerz (N=15)	Streß (N=20)	Gesamt (N=35)	T (DF=33)
a. Progressive Muskelentspannung	2.27 (0.70)	2.45 (0.51)	2.37 (0.60)	0.89
b. Vorstellungs- und Phantasieübungen	1.80 (1.08)	1.40 (0.99)	1.57 (1.04)	-1.13
c. Gruppengespräche	1.80 (1.08)	2.35 (0.75)	2.11 (0.93)	1.78°
d. Schriftliche Aufgaben	1.67 (1.23)	1.85 (0.93)	1.77 (1.06)	0.50
Profit insgesamt (Mittelwert aus a.-d.)	1.88 (0.89)	2.01 (0.64)	1.96 (0.75)	0.50

Zu Beginn des Programms sollten als erste schriftliche Hausaufgabe persönliche Ziele für den Umgang mit den Schmerzen formuliert werden. Häufig genannte Ziele waren: Grenzen der körperlichen Belastbarkeit besser akzeptieren zu können, sich bei entsprechenden Arbeiten Hilfe zu holen, sich mehr Zeit für erholsame bzw. therapeutisch wichtige Aktivitäten zu nehmen (z.B. Schwimmen, Spazierengehen, Krankengymnastik), sich von Schmerzen besser ablenken zu können, sich gegen Anforderungen anderer (in der Familie und im Beruf) besser abgrenzen zu können. Nach Therapieende sah die Streßbewältigungsgruppe sich diesen Zielen tendenziell näher gekommen als die Schmerzbewältigungsgruppe (s. Tab. 37).

Tab. 37: Nachbefragungsergebnisse (2): Mittelwerte und Standardabweichungen (in Klammern), Mittelwertvergleich für die beiden Therapiebedingungen (2-seitige Testung)

Sind Sie Ihren persönlichen Zielen für den Umgang mit Schmerzen ... nähergekommen? (0=gar nicht, 1=kaum, 2=etwas, 3=deutlich)	Bedingungen: Schmerz (N=15)	Streß (N=19)	Gesamt (N=34)	T (DF=32)
	1.67 (0.90)	2.16 (0.69)	1.94 (0.81)	1.81°

Mit einer freien Frage wurden die Patientinnen gebeten, in eigenen Worten zu beschreiben, ob und in welcher Hinsicht sie das Therapieprogramm als hilfreich empfunden hatten. Von den 36 in die Auswertung einbezogenen Patientinnen haben 30 diese Frage beantwortet. Zwei Antworten sind negativ (kein Einfluß der Übungen auf die Schmerzen bzw. keine Zeit zur Umsetzung des Gelernten). In den übrigen Antworten wird v.a. die Wirkung der Entspannungsübungen als positiv hervorgehoben:

- kurzfristige Schmerzlinderung,
- allgemein entspannende, beruhigende und stimmungsaufhellende Wirkung,
- Hilfe beim Einschlafen.

Mehrfach wird auch genannt, die Schmerzen besser akzeptieren zu können. Einige Patientinnen erwähnen positive Erfahrungen durch die Gruppengespräche: sich über eigene Probleme aussprechen zu können und Entlastung dadurch, daß die anderen Teilnehmerinnen ähnliche Probleme haben. Die Teilnehmerinnen der Streßbewältigungsgruppe nennen z.T. verringerte Anspannung und Nervosität in alltäglichen Streßsituationen.

Auf die (ebenfalls freie) Frage nach Verbesserungsvorschlägen antworteten 8 Patientinnen:

- größerer Zeitabstand zwischen der Einführung jeweils neuer Übungen;
- Kurzformen von Entspannung stärker berücksichtigen (eventuell kombiniert mit Teilen des Autogenen Trainings), um die Anwendung im Alltag zu erleichtern;
- Veränderung der Kassetteninstruktionen (langsameres Sprechtempo, andere Kombinationen der Übungen als Kassetteninstruktion);
- Einbeziehung von Gymnastik- und Bewegungsübungen;
- die Gruppenteilnehmer sollten möglichst ähnliche Schmerzen haben;
- Teilnahme von Frauen und Männern an den Gruppen.

Tabelle 38 gibt die globale Veränderungs-Einschätzung der Patientinnen im Hinblick auf verschiedene Symptome bzw. Lebensbereiche wieder. Insgesamt werden die erzielten Verbesserungen als relativ gering eingeschätzt; die Beurteilungen liegen fast ausschließlich zwischen den Stufen "keine Veränderung" bzw. "leichte Besserung". Die deutlichsten positiven Effekte werden für den gedanklichen und gefühlsmäßigen Umgang mit den Schmerzen angegeben, die Stimmung und den Umgang mit Streßsituationen im Alltag. Am wenigsten wurde offensichtlich die körperliche Belastbarkeit beeinflußt. Für fast alle Bereiche werden auch zum Follow-up-Zeitpunkt - allerdings geringere - positive Veränderungswerte angegeben. Die globalen Einschätzungen spiegeln also für den Follow-up-Zeitraum eine weitere Besserung in den erfragten Bereichen wider, was teilweise im Gegensatz zu den Tagebuchdaten steht (vgl. Kap. 7.3.1). Signifikante Gruppenunterschiede in diesen Einschätzungen bestehen nicht.

Tab. 38: Nachbefragungsergebnisse (3): Mittelwerte und Standardabweichungen (in Klammern), Mittelwertvergleich für die beiden Therapiebedingungen (2-seitige Testung)

Haben Sie bei sich selber ... Veränderungen in den folgenden Bereichen festgestellt? (-2=deutliche, -1=leichte Verschlechterung, 0=keine Veränderung, 1=leichte, 2=deutliche Verbesserung)		Bedingungen: Schmerz	Streß	Gesamt	T
	t2	(N=15)	(N=20)	(N=35)	(DF=33)
	t3	(N=15)	(N=21)	(N=36)	(DF=34)
a. Intensität der Schmerzen	t2	0.47 (0.64)	0.65 (0.59)	0.57 (0.61)	0.88
	t3	0.07 (1.03)	0.33 (0.80)	0.22 (0.90)	0.88
b. Häufigkeit und Dauer der Schmerzen	t2	0.33 (0.62)	0.45 (0.76)	0.40 (0.69)	0.49
	t3	0.13 (0.92)	0.19 (0.98)	0.17 (0.94)	0.18
c. Allgemeines körperliches Befinden	t2	0.73 (0.80)	0.40 (0.75)	0.54 (0.78)	-1.26
	t3	0.33 (0.90)	0.24 (1.14)	0.28 (1.03)	-0.27
d. Schlaf(-störungen)	t2	0.47 (0.64)	0.25 (0.91)	0.34 (0.80)	-0.79
	t3	0.20 (1.01)	0.19 (1.03)	0.19 (1.01)	-0.03
e. Gedanklicher und gefühlsmäßiger Umgang mit den Schmerzen	t2	1.07 (0.59)	0.85 (0.75)	0.94 (0.68)	-0.93
	t3	0.73 (0.80)	0.43 (1.08)	0.56 (0.97)	-0.93
f. Zukunftsangst	t2	0.53 (0.74)	0.15 (0.93)	0.31 (0.87)	-1.31
	t3	0.47 (0.99)	0.38 (0.74)	0.42 (0.84)	-0.30
g. Körperliche Belastbarkeit	t2	0.33 (0.49)	0.10 (0.45)	0.20 (0.47)	-1.47
	t3	0.00 (0.85)	-0.05 (0.97)	-0.03 (0.91)	-0.15
h. Umgang mit Streßsituationen im Alltag	t2	0.53 (0.74)	0.65 (0.81)	0.60 (0.77)	0.44
	t3	0.53 (0.74)	0.24 (0.77)	0.36 (0.76)	-1.15

Tab. 38: (Fortsetzung)

Haben Sie bei sich selber ... Veränderungen in den folgenden Bereichen festgestellt? (-2=deutliche, -1=leichte Verschlechterung, 0=keine Veränderung, 1=leichte, 2=deutliche Verbesserung)		Bedingungen: Schmerz	Streß	Gesamt	T
	t2	(N=15)	(N=20)	(N=35)	(DF=33)
	t3	(N=15)	(N=21)	(N=36)	(DF=34)
i. Stimmung	t2	0.87 (0.74)	0.50 (0.61)	0.66 (0.68)	-1.61
	t3	0.73 (0.70)	0.24 (0.94)	0.44 (0.88)	-1.72
Veränderung insgesamt (Mittelwert aus a.-i.)	t2	0.59 (0.54)	0.45 (0.51)	0.51 (0.52)	-0.82
	t3	0.36 (0.70)	0.24 (0.69)	0.29 (0.69)	-0.48

Nahezu alle Patientinnen geben an, Entspannungs- und/oder Vorstellungsübungen zuhause durchzuführen (s. Tab. 39). Die Häufigkeit des Übens liegt zu beiden Befragungszeitpunkten bei etwa einmal täglich, wobei die Teilnehmerinnen der Schmerzbewältigungsgruppe anfangs etwas häufiger üben (s. Tab. 40). Diejenigen Patientinnen, die die Übungen nicht regelmäßig durchführen (und die entsprechend auch keine Angabe zur Häufigkeit machen), geben Zeitmangel, Krankenhausaufenthalt, geringere Schmerzen als Gründe dafür an. Zeitmangel führen auch die beiden Patientinnen an, die die Übungen zum Follow-up-Zeitpunkt gar nicht mehr durchführen.

Die beliebtesten Übungen sind die längste und die mittlere Version der Progressiven Muskelentspannung PR1 und 2; dann folgen die Vorstellungsübungen, und am seltensten von den erlernten Übungen wird die Kurzform der Progressiven Muskelentspannung PR3 eingesetzt (s. Tab. 39). Sonstige Übungen umfassen Muskelentspannung nach eigener Zusammenstellung, Kombinationen aus Progressiver Muskelentspannung und Autogenem Training, Progressive Muskelentspannung mit Musik, Meditationsübungen, individuelle Autosuggestionen.

Auf die Frage, was den Patientinnen an den Übungen gefällt, die sie selber durchführen, werden folgende Aspekte genannt:

- die allgemein entspannende und beruhigende Wirkung;
- Schmerzlinderung bzw. Ablenkung von den Schmerzen;
- angenehme (zumeist als "strömend" beschriebene) Körperempfindungen bei der Übung "Hand";
- spezifische Inhalte der Vorstellungsübungen bzw. des "Ruhebildes";
- der Kontrast zwischen Anspannung und Entspannung;

- die Einbeziehung aller Körperteile;
- die als angemessen empfundene Dauer bzw. Ausführlichkeit der jeweiligen Übung;
- die Übung als Anlaß, sich Zeit für sich selber zu nehmen.

Tab. 39: Nachbefragungsergebnisse (4): absolute und prozentuale Häufigkeiten (in Klammern) für die beiden Therapiebedingungen

Führen Sie eine oder mehrere der Übungen regelmäßig zu Hause durch?		Bedingungen: Schmerz (N=15)	Streß (N=21)	Gesamt (N=36)
ja	t2	15 (100.0)	19 (90.5)	34 (94.4)
	t3	14 (93.3)	20 (95.2)	34 (94.4)
Bitte nennen Sie die Übung(en), die Sie zu Hause durchführen.		Bedingungen: Schmerz	Streß	Gesamt
	t2	(N=15)	(N=19)	(N=34)
	t3	(N=14)	(N=20)	(N=34)
PR1	t2	7 (46.7)	11 (57.9)	18 (52.9)
	t3	7 (50.0)	8 (40.0)	15 (44.1)
PR2	t2	8 (53.3)	7 (36.8)	15 (44.1)
	t3	5 (35.7)	6 (30.0)	11 (32.4)
PR3	t2	5 (33.3)	3 (15.8)	8 (23.5)
	t3	4 (28.6)	3 (15.0)	7 (20.6)
Vorstellungsübungen	t2	5 (33.3)	8 (42.1)	13 (38.2)
	t3	2 (14.3)	8 (40.0)	10 (29.4)
Sonstige Übungen	t2	4 (26.7)	3 (15.8)	7 (20.6)
	t3	5 (35.7)	5 (25.0)	10 (29.4)

Der am häufigsten genannte Anlaß bzw. Zeitpunkt für die Übungen ist vor dem Einschlafen (s. Tab. 41). Weiterhin richtet sich die Durchführung der Übungen offensichtlich nach den Schmerzen: In der Schmerzbewältigungsgruppe werden nach Therapieende häufiger starke Schmerzen, in der Streßbewältigungsgruppe häufiger leichte Schmerzen als Anlaß genannt. Zum Follow-up-Zeitpunkt werden leichte bzw. starke Schmerzen als Anlaß in beiden Gruppen etwa gleich häufig angegeben. In schmerzfreien Intervallen (die es allerdings bei einigen Patientinnen gar nicht gibt) werden die Übungen seltener durchgeführt. Sehr häufig werden auch andere, nicht explizit aufgeführte Anlässe angegeben, zu denen v.a. die regelmäßige Durchführung von Übungen zu einer bestimmten Tageszeit gehört. Weitere Anlässe sind Streßsituationen, Anspannung und innere Unruhe.

Tab. 40: Nachbefragungsergebnisse (5): Mittelwerte und Standardabweichungen (in Klammern) für die beiden Therapiebedingungen

Häufigkeit des Übens pro Woche		Bedingungen: Schmerz	Streß	Gesamt
Nachbefragungsbogen	t2	(N=15)	(N=19)	(N=34)
	t3	(N=11)	(N=17)	(N=28)
	t2	9.40	7.55	8.37
		(6.18)	(3.54)	(4.88)
	t3	7.36	7.35	7.36
		(4.24)	(4.36)	(4.23)
Tagebuch	t2	(N=14)	(N=20)	(N=34)
	t3	(N=15)	(N=21)	(N=36)
	t2	11.50	10.80	11.09
		(2.65)	(3.49)	(3.15)
	t3	10.13	8.86	9.39
		(3.70)	(4.32)	(4.06)

Tab. 41: Nachbefragungsergebnisse (6): absolute und prozentuale Häufigkeiten (in Klammern) für die beiden Therapiebedingungen

		Bedingungen: Schmerz	Streß	Gesamt
	t2	(N=15)	(N=19)	(N=34)
Führen Sie die Übungen durch ...	t3	(N=14)	(N=20)	(N=34)
wenn Sie schmerzfrei sind?	t2	3 (20.0)	6 (31.6)	9 (26.5)
	t3	4 (28.6)	7 (35.0)	11 (32.4)
wenn Sie leichte Schmerzen haben?	t2	4 (26.7)	11 (57.9)	15 (44.1)
	t3	7 (50.0)	10 (50.0)	17 (50.0)
wenn Sie starkeSchmerzen haben?	t2	10 (66.7)	9 (47.4)	19 (55.9)
	t3	8 (57.1)	11 (55.0)	19 (55.9)
vor dem Einschlafen?	t2	8 (53.3)	10 (52.6)	18 (52.9)
	t3	10 (71.4)	12 (60.0)	22 (64.7)
bei anderen Anlässen?	t2	10 (66.7)	9 (47.4)	19 (55.9)
	t3	9 (64.3)	12 (60.0)	21 (61.8)

Auf die Frage, in welcher Hinsicht die jeweiligen Übungen als hilfreich empfunden werden, wird am häufigsten die allgemein entspannende Wirkung angeführt (s. Tab. 42). Es folgen die beruhigende und ausgleichende Wirkung, Ablenkung von den Schmerzen und Hilfe beim Einschlafen. Direkte Schmerzlinderung während bzw. nach der Übung wird am seltensten genannt. Zu den sonstigen, nicht explizit aufgeführten Wirkungen gehören das Empfinden körperlichen Kraftzuwachses, Ablenkung von Problemen bzw. depressiven Gedanken, das Bewußtsein eigener Einflußnahme auf die Schmerzen.

Tab. 42: Nachbefragungsergebnisse (7): absolute und prozentuale Häufigkeiten (in Klammern) für die beiden Therapiebedingungen

		Bedingungen:		
		Schmerz	Streß	Gesamt
In welcher Hinsicht helfen Ihnen die Übungen ?	t2 t3	(N=15) (N=14)	(N=19) (N=20)	(N=34) (N=34)
Ich entspanne mich.	t2 t3	15 (100.0) 13 (92.9)	19 (100.0) 18 (90.0)	34 (100.0) 31 (91.2)
Ich kann mich von den Schmerzen ablenken.	t2 t3	9 (60.0) 6 (42.9)	11 (57.9) 10 (50.0)	20 (58.8) 16 (47.1)
Ich habe während der Übung weniger starke Schmerzen.	t2 t3	3 (20.0) 4 (28.6)	7 (36.8) 6 (30.0)	10 (29.4) 10 (29.4)
Ich habe nach der Übung weniger starke Schmerzen.	t2 t3	0 (0.0) 4 (28.6)	6 (31.6) 5 (25.0)	6 (17.6) 9 (26.5)
Die Schmerzen beunruhigen mich weniger.	t2 t3	8 (53.3) 6 (42.9)	6 (31.6) 5 (25.0)	14 (41.2) 11 (32.4)
Ich werde ruhiger und ausgeglichener.	t2 t3	9 (60.0) 9 (64.3)	15 (78.9) 15 (75.0)	24 (70.6) 24 (70.6)
Meine Stimmung bessert sich.	t2 t3	5 (33.3) 8 (57.1)	10 (52.6) 9 (45.0)	15 (44.1) 17 (50.0)
Ich kann besser einschlafen.	t2 t3	8 (53.3) 7 (50.0)	10 (52.6) 10 (50.0)	18 (52.9) 17 (50.0)
In anderer Hinsicht.	t2 t3	4 (26.7) 2 (14.3)	5 (26.3) 2 (10.0)	9 (26.5) 4 (11.8)

8 Erfahrungen bei der Durchführung des Therapieprogramms

Bei der praktischen Durchführung von Therapiestudien sieht man sich mit dem Spannungsfeld zwischen zwei grundverschiedenen Aufgaben konfrontiert, denen man gerecht werden soll: der möglichst exakten Realisierung vorher festgelegter experimenteller Bedingungen einerseits und der Schaffung eines zuweilen auch flexiblen therapeutischen Rahmens andererseits. Beides ist nicht immer leicht miteinander zu vereinbaren, zumal, wenn - wie in der vorliegenden Studie - Forscherin und Therapeutin dieselbe Person ist. Die zu einem großen Teil aus diesem Spannungsfeld resultierenden persönlichen Erfahrungen, die andernfalls hinter den wissenschaftlichen Ergebnissen "versteckt" blieben, möchte ich an dieser Stelle résumieren.

Interessante Erfahrungen ergaben sich aus meiner im Laufe der Zeit veränderten Präferenz für jeweils eine der beiden Bedingungen: Die erste Gruppe, die ich durchführte, gehörte zur Streßbewältigungsbedingung, weil ich in den für die andere Bedingung vorgesehenen schmerzrelevanten Gesprächen die Gefahr von mit zähem Schweigen erfüllten Leerräumen sah. Nachdem sich diese Befürchtung in der ersten (und auch in allen weiteren) Gruppen der Schmerzbewältigungsbedingung nicht bewahrheitete, empfand ich den etwas größeren Freiraum in diesen Gesprächen als angenehm, und es fiel mir in der Streßbewältigungsbedingung entsprechend schwerer, das ganze Programm unterzubringen.

Der nachhaltigste Eindruck aus den Streßbewältigungsgruppen ist der, nicht genügend Zeit zur Verfügung zu haben. So kostete es z.T. mehr Zeit als veranschlagt, dieses Thema einzuführen und dessen Relevanz zu verdeutlichen. Denn während alle Teilnehmerinnen darin übereinstimmten, daß ihre Schmerzen ihnen Probleme bereiten, ließen sich nicht alle so rasch davon überzeugen, Probleme mit Alltagsstreß zu haben, die zudem noch mit den Schmerzen zusammenhängen sollten. Besondere Sorgfalt mußte dementsprechend bei der Einführung dieses Themas auf die Definition von "Streß" und "Streßsituation" gelegt werden. Alltagssprachlich werden unter diesen Begriffen zumeist wenige, durch Hektik und Zeitdruck gekennzeichnete Standardsituationen verstanden (wie z.B. der Wochenendeinkauf Freitags um 17.30 Uhr bei Aldi). Hier hat es sich als sinnvoll erwiesen, statt von "Streßsituationen" von "seelischen Belastungssituationen" zu sprechen.

Der zeitliche Ablauf mußte in beiden Bedingungen z.T. dahingehend modifiziert werden, daß die einzelnen Entspannungs- und Visualisierungsübungen nicht in so rasch aufeinanderfolgenden Sitzungen eingeführt werden konnten wie ursprünglich vorgesehen. Dadurch, daß gelegentlich Teilnehmerinnen fehlten oder ausdrücklich die Wiederholung einer Übung gewünscht wurde, wurden dann die Übungen und der Themenblock Streßbewältigung bzw. die schmerzbezogenen Gespräche zeitlich miteinander verschränkt.

Die Entspannungsübungen waren für die meisten Patientinnen offensichtlich der wichtigste Teil des Therapieprogramms. Von den Visualisierungsübungen fühlten sich deutlich weniger Teilnehmerinnen angesprochen. Insbesondere die Übung zur Schmerztransformation erforderte sorgfältigere Vorbereitung als geplant war, indem in einem vorhergehenden Gruppengespräch für jede Teilnehmerin Ansatzpunkte zu einem individuellen "Schmerzbild" erarbeitet wurden.

Etwas veränderte Schwerpunkte ergaben sich für mich mit zunehmender Erfahrung bei den Themen "Ablenkung von Schmerzen" und "Entwicklung positiver schmerzbezogener Selbstverbalisationen". Sich mit Ablenkung als gezielter Schmerzbewältigungsstrategie zu befassen, stieß z.T. auf Widerstände. Die häufigsten Argumente waren: "Das tue ich bereits, soweit es mir möglich ist" und "Das habe ich schon erfolglos versucht". Ich habe dieses Thema dann weniger auf die Schmerzen zentriert sondern stärker die allgemeine Bedeutung angenehmer Aktivitäten für das seelische Wohlbefinden betont. Daraus entwickelten sich dann sehr lebendige Gruppengespräche, bei denen auch zuvor etwas schleppend verlaufene Gruppen "auftauten".

Die Formulierung positiver schmerzbezogener Selbstverbalisationen erwies sich innerhalb des knappen Zeitrahmens als ein etwas zu oberflächlicher Ansatz. In der Regel förderte die Sammlung typischer individueller schmerzbezogener Gedanken sehr grundlegende Einstellungen zutage, deren therapeutische Bearbeitung den Rahmen einer solchen Gruppe überschreitet (wie z.B. der Gedanke, sich das Leben zu nehmen, wenn nicht bis zu einem bestimmten Zeitpunkt eine wirksame Therapie gegen die Schmerzen gefunden worden ist). Hier habe ich mich darauf konzentriert, die für die einzelnen Teilnehmerinnen typischen Einstellungen und den Bezug zu ihrem Schmerzerleben herauszuarbeiten. Als unterstützend und hilfreich erlebte Einstellungen wurden dann exemplarisch verstärkt.

Prägend für die Atmosphäre und die Gesprächsthemen war sicherlich der Umstand, daß bis auf einen Mann ausschließlich Frauen an den Gruppen teilgenommen haben. So fand sich ein gemeinsamer Erfahrungshintergrund, der durch das Zusammentreffen des Lebens mit chronischen Schmerzen und der Sozialisation von Frauen um die 50 gekennzeichnet ist. Häufig angesprochene Themen waren beispielsweise eigene Ansprüche an das Arbeitspensum in Haushalt und Beruf, Zeit für eigene Bedürfnisse zu finden, Abgrenzung gegenüber familiären Verpflichtungen und Ansprüchen.

Abschließend bleibt noch zu sagen, daß mich die Entschlossenheit einiger Teilnehmerinnen, ihr Leben auch mit chronischen Schmerzen aktiv und zu ihrer Zufriedenheit zu gestalten, sehr beeindruckt hat.

9 Diskussion

Die vorliegende Arbeit soll zu einer Verbesserung und Effektivierung psychotherapeutischer Angebote für Patienten mit chronischen Schmerzen im Bewegungsapparat beitragen. Nachdem das Augenmerk in den vergangenen Jahren v.a. auf dem Nachweis der globalen Wirksamkeit psychologischer Schmerztherapie gelegen hat, steht als Weiterentwicklung dieser Forschungsrichtung hier die differentielle Wirksamkeit verschiedener Bausteine kognitiver Verhaltenstherapieprogramme im Mittelpunkt: Insbesondere sollte überprüft werden, ob eine gezielte Förderung der Streßbewältigungskompetenz einen therapeutischen Effekt hat, der über die Wirkung eines Entspannungs- und Schmerzbewältigungstrainings hinausgeht. Außerdem wurde untersucht, ob die beobachteten Therapieeffekte tatsächlich durch Modifikationen des Schmerz- bzw. Streßbewältigungsstils in die angestrebte Richtung vermittelt wurden. Diese Frage der Wirkfaktoren ist in den bisherigen Untersuchungen zur kognitiven Verhaltenstherapie chronischer Schmerzen weitgehend vernachlässigt worden. Sie ist aber v.a. für die Entwicklung weiterer Forschungsperspektiven von Bedeutung, wenn diese nicht nach einem Trial-and-Error-Vorgehen erfolgen soll.

Menschen mit nicht-entzündlich bedingten chronischen muskuloskelettalen Schmerzen stellen die größte Gruppe unter den rheumatischen Erkrankungen dar und repräsentieren damit ein erhebliches Potential individuellen Leidens und volkswirtschaftlicher Einbußen. Die Bewertung der hier einbezogenen Krankheitsbilder als eigenständige Schmerzkrankheit mit der Erfordernis einer speziellen und umfassenden Behandlung wird durch die Ergebnisse zur Stichprobe unterstrichen: die lange Krankheitsdauer, die subjektiv wahrgenommene Verschlechterung im Verlauf, das hohe Ausmaß der globalen Beeinträchtigung durch die Schmerzen und die Häufigkeit begleitender Allgemeinbeschwerden.

Die psychodiagnostischen Befunde vor Therapiebeginn weisen die untersuchte Stichprobe als hochgradig depressiv und angstbelastet aus. Bei den FPI-Ergebnissen, die insgesamt auf soziale Überangepaßtheit und neurotische Beeinträchtigung schließen lassen, fällt das Zusammentreffen erhöhter sozialer und Aggressionsgehemmtheit mit gleichzeitig verstärkter Erregbarkeit auf. Diese spezifische Konstellation legt einen Zusammenhang zwischen der Schmerzsymptomatik und einer gestörten motorischen Abfuhr innerer Erregung nahe. Querschnittsergebnisse wie die vorliegenden lassen dabei allerdings keine Entscheidung darüber zu, inwieweit diese Befunde als psychogenetische versus krankheitsdependente Faktoren zu bewerten sind. Der Vergleich mit psychodiagnostischen Befunden aus anderen Untersuchungen zeigt, daß die vorgefundene deutliche psychische Beeinträchtigung durchaus repräsentativ für die einbezogenen Krankheitsbilder ist (s. Kap. 3.1.2).

Während die FPI-Ergebnisse zwar Rückschlüsse auf Defizite in der Bewältigung alltäglicher Streßsituationen nahelegen, wird dies durch die Befunde des Streßverarbeitungsfragebogens nicht bestätigt: Die Schmerzpatientinnen unterscheiden sich in ihrem allgemeinen Copingstil nicht wesentlich von gesunden Frauen. Dieses Ergebnis steht in Einklang mit anderen Untersuchungen zur Streßbewältigung bei Patienten mit chronischen Schmerzen im Bewegungsapparat: Demnach ist vermutlich nicht der Copingstil, sondern vielmehr das Ausmaß der alltäglichen Streßbelastung für den Krankheitsverlauf bedeutsam. Möglicherweise spielen auch spezifische psychophysiologische Reaktionsmuster - in Form von erhöhter Muskelanspannung - in Streßsituationen eine Rolle. (Vgl. Kap. 3.1.3.) Diese Aspekte können jedoch durch einen Selbstbeschreibungsfragebogen wie den SVF nicht erfaßt werden.

Im deutschsprachigen Raum wurden bisher drei Untersuchungen durchgeführt, die der vorliegenden im Hinblick auf die einbezogenen Krankheitsbilder, das Therapieprogramm und das am-bulante Setting vergleichbar sind (Basler & Rehfisch, 1988, 1989; Keel, 1984, 1988; Schade, 1991). Alter und Geschlechterverteilung der hier untersuchten Stichprobe entsprechen weitgehend den drei anderen Untersuchungen; die Krankheitsdauer ist in der vorliegenden Untersuchung jedoch höher.

Die Fragestellung der Untersuchungen von Basler und Rehfisch, Keel bzw. Schade bezog sich jeweils auf die Effektivität kognitiv-verhaltenstherapeutischer Schmerzbehandlung im Vergleich zu Kontrollbedingungen (Warte- bzw. Eigenwartekontrolle, Entspannungstraining). Es liegt daher nahe, den in der vorliegenden Arbeit beobachteten Therapieerfolg in der Gesamtstichprobe mit den Resultaten der drei anderen Studien zu vergleichen: Ein langfristiger Therapieerfolg im Hinblick auf die Tagebuch-Variablen konnte in der Gesamtgruppe nicht festgestellt werden; für die übrigen Therapieerfolgsvariablen wurden keine Follow-up-Daten erhoben. In allen drei anderen Untersuchungen wurde dagegen in der kognitiv-behavioralen Therapiebedingung langfristig eine Reduktion der Schmerzintensität festgestellt, wobei die Ergebnisse von Schade dadurch eingeschränkt werden, daß es sich nicht um Tagebuchdaten handelt. Damit stellt sich die globale Wirksamkeit im Hinblick auf die Schmerzsymptomatik in der vorliegenden Untersuchung ungünstiger dar als in den bisherigen Studien.

Denkbar ist, daß die durchschnittlich höhere Krankheitsdauer der hier untersuchten Stichprobe dazu beiträgt. Hierfür spricht auch, daß die Regressionsanalyse eine geringere Krankheitsdauer als einen Prädiktor für langfristige Schmerzreduktion ausweist (s. Kap. 7.3.2, Tab. 32). Bedeutsam ist vermutlich auch, daß in den anderen Untersuchungen eine im Hinblick auf die Therapiemotivation positive Selektion der Patienten stattfand: Bei Basler und Rehfisch bzw. Schade war dieser Umstand dadurch gegeben, daß die Teilnehmer über Rheumaliga-Selbsthilfegruppen rekrutiert wurden. Bei Keel wurden stark depressive sowie Patienten mit deutlicher Fixierung auf passive Behandlungsmethoden ausgeschlossen.

Ein globaler Therapieerfolg zeigt sich für einige der Therapieerfolgsvariablen, die nur für t1 und t2 vorliegen: Unabhängig von der Therapiebedingung nehmen nach Therapieende die globalen Einschätzungen von Schmerz (über Visuelle Analogskala) und Beeinträchtigung (über alle Lebensbereiche gemittelt) hoch- bzw. sehr signifikant ab. Auf die einzelnen Lebensbereiche bezogen, ergeben sich signifikante Reduktionen der Beeinträchtigung für Freizeit, Hausarbeit, Familie und tendenziell für den Beruf - also überwiegend in den Lebensbereichen, in denen die Beeinträchtigung als am stärksten angegeben wurde. Diese Veränderungen erscheinen angesichts der eingangs erwähnten deutlichen schmerzbedingten Beeinträchtigung der Stichprobe als bedeutsam. Als methodische Schwäche erweist sich daher im Nachhinein der Verzicht auf diese Variablen bei der Follow-up-Erhebung.

Im Mittelpunkt der vorliegenden Arbeit steht jedoch nicht der globale Therapieerfolg sondern der Vergleich der beiden Therapiebedingungen. Ein differenzierteres Bild zum Therapieerfolg ergibt sich hier aus den Tagebuchvariablen. In den Hypothesen hatte ich angenommen, daß die Streßbewältigungsbedingung kurzfristig zu einer stärkeren Schmerzreduktion führt und daß dies einhergeht mit einer deutlicheren positiven Veränderung des Streßbewältigungsstils in dieser Gruppe. Für den Follow-up-Zeitpunkt hatte ich eine Angleichung der Schmerzintensität in den beiden Bedingungen angenommen, da in der Schmerzbewältigungsgruppe möglicherweise eine Generalisierung des Gelernten auf allgemeine Streßsituationen stattfindet.

Die Annahmen zu den Veränderungen der Therapieerfolgsvariablen konnten nicht bestätigt werden. Statt dessen zeigt sich in der Schmerzbewältigungsbedingung nach Therapieende eine Verringerung der Schmerzintensität, die allerdings bei Follow-up nur noch minimal vorhanden ist. In der Streßbewältigungsbedingung verschlechtern sich die Schmerzwerte nach Therapieende sogar geringfügig und kehren bei Follow-up zum Ausgangsniveau zurück. Entgegen Hypothese 1 erweist sich also die Schmerzbewältigungsbedingung im Hinblick auf die Schmerzreduktion kurzfristig als überlegen. Obwohl sich die Werte bei Follow-up angleichen, kann auch Hypothese 2 nicht als bestätigt gelten, da sie einen therapeutischen Effekt in der Gesamtgruppe bzw. für die Schmerzbewältigungsbedingung eine weitere Verbesserung von t2 zu t3 impliziert.

Bzgl. des körperlichen Allgemeinbefindens zeigt sich die Schmerzbewältigungsbedingung auch als langfristig überlegen: Während sich diese Variable in der Streßbewältigungsbedingung nicht nennenswert verändert, verbessern sich die Werte in der Schmerzbewältigungsbedingung von t1 zu t3 kontinuierlich. Für die schmerzbedingte Beeinträchtigung ergibt sich nach Therapieende zunächst das gleiche Bild wie für die Schmerzintensität: eine Verbesserung in der Schmerzbewältigungs- bzw. eine leichte Verschlechterung in der Streßbewältigungsgruppe. Bei Follow-up jedoch hat sich die Beeinträchtigung in der Schmerzbewältigungsgruppe wieder dem Ausgangsniveau angenähert, während in der Streßbewältigungsgruppe eine deutliche Verbesserung zu beobachten ist. Im Hinblick auf die Stimmung ergeben sich weder für die Gesamtgruppe noch für eine der beiden Gruppen alleine signifikante Veränderungen.

Um Aufschluß über kognitive Prozesse zu gewinnen, die den unterschiedlichen Therapieerfolg in den beiden Gruppen vermitteln, wurden Veränderungen der Schmerzwahrnehmung, des Schmerz- und des Streßbewältigungsstils erhoben. Im Hinblick auf die Schmerzwahrnehmung werden in beiden Gruppen für die Skalen Schmerzangst, Schärfe und Rhythmik zu t2 höhere Werte angegeben, während die Werte für Schmerzleiden konstant bleiben. Die gleichgerichteten Veränderungen in drei der vier Skalen sind m.E. nicht im Sinne einer Befindlichkeitsverschlechterung zu bewerten - zumal gerade die Komponente des Schmerzleidens konstant bleibt - sondern eher im Sinne einer v.a. die sensorische Komponente betreffenden Sensibilisierung der Schmerzwahrnehmung. Eine solche Sensibilisierung ist ein häufiger Nebeneffekt von Selbstbeobachtungsverfahren.

Bei den Veränderungen der Schmerzbewältigung zeigt sich in beiden Gruppen ein Abbau Depressiv-ängstlicher Bewältigungsstrategien. Die Patientinnen neigen also in geringerem Ausmaß dazu, sich als hilflos und ausgeliefert zu sehen und mit katastrophisierenden Selbstverbalisationen auf Schmerzen zu reagieren.

Anders als erwartet, sind auch in beiden Gruppen positive Veränderungen im Umgang mit alltäglichen Belastungssituationen zu beobachten: Der Einsatz handlungsorientierter, also direkt problemlösender Strategien nimmt tendenziell zu. Ebenso gewinnen die emotionsregulierenden und damit zumindest kurzfristig streßreduzierenden Bewältigungsformen Selbstbeschwichtigung und Ablenkung an Bedeutung. Offensichtlich werden also die in Bezug auf die Schmerzbewältigung erlernten Strategien auf den Umgang mit alltäglichen Streß- und Belastungssituationen generalisiert, so daß eine Modifikation des Steßbewältigungsstils auch dann eintritt, wenn dieser Bereich therapeutisch nicht explizit berücksichtigt wird. Eine solche Generalisierung hatte ich in Hypothese 1 auch angenommen, allerdings erst mit einer zeitlichen Verzögerung, so daß sich dies in einer Verringerung der Schmerzintensität zum Follow-up-Zeitpunkt niederschlagen würde.

Die weitere Betrachtung der Prozeßvariablen zeigt, daß in der Streßbewältigungsgruppe die Aktive Schmerzbewältigung zu- und das Passive Schmerzverhalten abnimmt, während in der Schmerzbewältigungsgruppe eine genau entgegengesetzte Entwicklung zu beobachten ist. Die Teilnehmerinnen der Streßbewältigungsgruppe begegnen den Schmerzen also eher mit kontrollorientierten Gedanken und Einstellungen und mit Ablenkungsstrategien. Die Patientinnen aus der Schmerzbewältigungsgruppe dagegen reagieren häufiger als vorher auf Schmerzen, indem sie ihre Arbeit abbrechen, sich hinlegen, anderen Menschen gegenüber zeigen, daß sie Schmerzen haben, und Hilfe und Zuwendung suchen. Im Hinblick auf die allgemeine Streßbewältigung ergibt sich ein unterschiedlicher Verlauf nur für das Bedürfnis nach sozialer Unterstützung, das in der Streßbewältigungsgruppe zu- und in der Schmerzbewältigungsgruppe abnimmt. Auch hier zeigt sich also für die Streßbewältigungsgruppe eine Tendenz zu mehr Aktivität: sich in Belastungssituationen um soziale Kontakte und Austausch zu bemühen.

Offensichtlich besteht der spezifische Effekt der Streßbewältigungsbedingung weniger in einer gezielten Modifikation des Streßbewältigungsstils als vielmehr in einer allgemeinen Förderung aktiver Bewältigungsformen im Umgang mit den Schmerzen wie auch mit alltäglichen Belastungssituationen. Die Verringerung schmerzbedingter Beeinträchtigung in dieser Gruppe spricht dafür, daß sich die Patientinnen mehr zutrauen, sich trotz der Schmerzen in ihren sozialen Kontakten, ihren Pflichten und Freizeitbeschäftigungen weniger eingeschränkt fühlen. Dieser positive Effekt macht sich jedoch erst beim Follow-up-Zeitpunkt bemerkbar. Die Patientinnen der Streßbewältigungsgruppe sind durch das Therapieprogramm vermutlich stärker gefordert und kurzfristig in eingefahrenen Mustern der Schmerz- und Streßbewältigung verunsichert worden, was sich vorübergehend in einer leichten Verschlechterung im Hinblick auf Schmerzintensität und Beeinträchtigung niederschlägt. Nach einigen Wochen ist das Gelernte soweit verarbeitet, daß neue Verhaltensmuster aufgebaut werden können.

In der Schmerzbewältigungsgruppe wird ein genau entgegengesetztes Verhaltensmuster entwickelt: nämlich Kontrolle abzugeben, sich Erholung und Ruhe zu gönnen, Grenzen der körperlichen Leistungsfähigkeit zu respektieren, anstatt zu überschreiten. Bereits diese etwas anschaulichere Beschreibung macht deutlich, daß hier etwas gelernt wurde, das auf den ersten Blick den gängigen Zielvorstellungen von Schmerzbewältigung widerspricht, evtl. aber gerade in die Vermittlung von Entspannung und darauf aufbauenden Schmerzbewältigungsstrategien implizit miteinfließt. Diese Bausteine hatten zwar in beiden Bedingungen denselben Umfang; durch den geringeren Anforderungscharakter der Gesprächsteile in der Schmerzbewältigungsbedingung kam ihnen hier jedoch offenkundig mehr Gewicht zu, so daß sie in höherem Ausmaß verhaltenswirksam werden konnten. Das dadurch geförderte verstärkt regenerative Verhalten geht kurzfristig mit einer deutlichen Verbesserung der Symptomatik einher: mit einer Verringerung der Schmerzen und der schmerzbedingten Beeinträchtigung sowie einer Verbesserung des körperlichen Allgemeinbefindens. Ein auch zum Follow-up-Zeitpunkt stabiler Effekt zeigt sich dabei allerdings nur für das Allgemeinbefinden.

Der Widerspruch zu häufig formulierten Zielvorstellungen von Schmerzbewältigung hängt m.E. mit einer etwas unkritischen Übernahme der Zielsetzung einer meßbaren Aktivitäts- und Leistungssteigerung aus den frühen, operanten Ansätzen psychologischer Schmerztherapie zusammen. Angemessener erscheint mir eine differenziertere Sichtweise: Passives Bewältigungsverhalten ist dann als maladaptiv anzusehen, wenn es mit Gefühlen von Hilflosigkeit, Ausgeliefertsein und Resignation einhergeht. Es kann aber auch im positiven Sinne zur Anpassung an die Schmerzkrankheit beitragen, wenn es auf einer realistischen Einschätzung der eingeschränkten körperlichen Leistungsfähigkeit und einer sinnvollen Nutzung sozialer Unterstützung beruht.

Der Vergleich der beiden Bedingungen weist also weder die eine noch die andere als eindeutig effektiver aus. Er zeigt jedoch, daß die Auswahl der therapeutischen Bausteine keinesfalls beliebig ist, sondern zu jeweils spezifischen therapeutischen Effekten führt, die wiederum durch spezifische Modifikationen der Schmerzbewältigung vermittelt werden. Erstrebenswert wäre natürlich eine Verbindung der positiven Effekte beider Therapiebedingungen. Durch eine bloße Kombination der therapeutischen Bausteine, die in der Streßbewältigungsbedingung ja gegeben war, ist dies offenbar nicht zu erreichen. Hier scheint der Faktor Zeit eine Rolle zu spielen, indem in einem gegebenen Zeitraum wohl nur eine begrenzte Menge therapeutischer "Botschaften" verarbeitet werden kann.

In diesem Zusammenhang stellt sich auch die Frage, ob die Förderung aktiver Bewältigungsformen und die damit offenbar einhergehende Reduktion schmerzbedingter Beeinträchtigung an das Thema "Streßbewältigung" gebunden ist. Entscheidende Veränderungen des allgemeinen Copingstils können anscheinend bereits über Generalisierungsprozesse durch die Vermittlung von Schmerzbewältigungsstrategien erreicht werden. Auf die den beiden Bedingungen zugeordneten Prinzipien der Reaktions- und Stimuluskontrolle bezogen, bedeutet dies, daß sich diese beiden Selbstkontrollprinzipien nicht so klar voneinander trennen lassen, daß sie gezielt durch verschiedene Therapiebausteine angesprochen werden könnten.

Die oben angestellten Überlegungen zur Bedeutung der Streßbewältigung für die untersuchte Krankheitsgruppe legen zudem nahe, daß gerade die Förderung regenerativen Verhaltens sowie gezielter Muskelentspannung zur Verringerung der Streßbelastung und einer Veränderung psychophysiologischer Reaktionsmuster in Streßsituationen beitragen kann. Aktive Bewältigungsformen könnten eventuell auch durch Interventionen gefördert werden, die - ähnlich wie in der Therapie depressiver Patienten - auf den Aufbau von Aktivitäten und eine Erweiterung des alltäglichen Handlungsspielraums ausgerichtet sind.

Die Interpretation der Ergebnisse zum Therapieerfolg wird dadurch eingeschränkt, daß sich die beiden Gruppen vor Therapiebeginn in einigen Variablen unterscheiden (vgl. Kap. 6.1). So könnte zu den gefundenen Unterschieden zwischen den beiden Bedingungen auch der Umstand beitragen, daß die Schmerzbewältigungsgruppe vor Therapiebeginn ein insgesamt schlechteres psychisches Befinden aufweist. Diesem Umstand wurde dadurch teilweise Rechnung getragen, daß die Ausgangswerte der analysierten Variablen jeweils als Kovariate in die Varianzanalysen zum Therapieerfolg einbezogen wurden.

Berücksichtigt werden müssen die Gruppenunterschiede vor Therapiebeginn bei der Interpretation der Ergebnisse zur Vorhersage des Therapieerfolgs. Signifikante - und bei Beachtung der Gruppenunterschiede inhaltlich interpretierbare - Regressionsgleichungen zur Vorhersage des Therapieerfolgs bei Follow-up ergeben sich für die beiden Tagebuchvariablen Schmerzintensität und schmerzbedingte Beeinträchtigung. Geprüft werden sollte, inwieweit Krankheitsdauer und Schmerzintensität vor Therapiebeginn zur Vorhersage beitragen und ob sich weitere Persönlichkeitsvariablen als Prädiktoren identifizieren lassen.

Sowohl im Hinblick auf die Reduktion der Schmerzen wie auch der Beeinträchtigung tragen die Krankheitsdauer und das Ausgangsniveau der Schmerzen jeweils geringfügig zur Vorhersage bei: Patientinnen mit kürzerer Krankheitsdauer und stärkeren Schmerzen profitieren etwas besser von der Therapie. Stärkere Schmerzen bedeuten einen höheren Leidensdruck und damit auch eine höhere Therapiemotivation; bei kürzerer Krankheitsdauer haben sich erst vergleichsweise wenig Frustration und Resignation durch eine erfolglose Behandlungskarriere aufbauen können, so daß die Patientin noch Hoffnung in einen weiteren Therapieversuch setzen kann.

Persönlichkeitsvariablen, die zur Vorhersage von mehr als einer Therapieerfolgsvariablen beitragen und damit von prognostischem Wert sein könnten, lassen sich nicht identifizieren. Statt dessen weisen die Regressionsgleichungen jeweils spezifische Kombinationen von FPI-Skalen als Prädiktoren aus: Eine deutlichere Schmerzreduktion geht mit einem höheren Ausmaß an Gehemmtheit und Sozialer Orientierung einher, also einer Tendenz zu neurotischer Beeinträchtigung und sozialer Angepaßtheit. Einen besseren Therapieerfolg im Hinblick auf die Beeinträchtigung erreichen Patientinnen, die weniger aggressionsgehemmt sind, also eventuell ein höheres Energiepotential für neue Aktivitäten aufbringen.

Insgesamt erscheint die Kombination der Prädiktoren so heterogen bzw. ihre jeweilige statistische Vorhersagekraft so gering, daß sich daraus keine Schlußfolgerungen für eine Prognose des Therapieerfolgs oder gar einer entsprechenden Auswahl von Patientinnen für derartige Therapieprogramme ergeben.

Für die Schlußfolgerungen im Hinblick auf eine Effektivierung psychologischer Schmerztherapie ist nicht zuletzt auch die Bewertung des Therapieprogramms und des Therapieerfolgs durch die Patientinnen von Interesse. Als wirkungsvollster Baustein wird in beiden Gruppen die Progressive Muskelentspannung angesehen. Die Übungen werden auch zum Follow-up-Zeitpunkt noch von fast allen Patientinnen regelmäßig durchgeführt, im Durchschnitt sogar mehr als einmal täglich. Daraus wird eine hohe Selbsthilfemotivation erkennbar, die durchaus mit der realistischen Einschätzung einhergeht, daß eher die emotionale Reaktion auf die Schmerzen und der alltägliche Umgang damit beeinflußt werden können als die Symptomatik selber. Dementsprechend wird die Wirkung der Übungen v.a. als allgemein entspannend und ausgleichend beschrieben; die Schmerzen werden als weniger beunruhigend erlebt, und die Patientinnen können sich besser davon ablenken. Auch bei der globalen Einschätzung der Therapieeffekte werden v.a. positive Veränderungen bezüglich der Stimmung und des gedanklichen und gefühlsmäßigen Umgangs mit den Schmerzen hervorgehoben.

Die beschriebenen Unterschiede zwischen den beiden Therapiebedingungen spiegeln sich in der Bewertung durch die Patientinnen nur ansatzweise wider: Tendenziell werden die Gruppengespräche durch die Teilnehmerinnen der Streßbewältigungsgruppe als hilfreicher beurteilt, und sie sehen sich auch persönlichen Zielen für den Umgang mit den Schmerzen tendenziell nähergekommen als die Teilnehmerinnen der Schmerzbewältigungsgruppe. Übereinstimmend mit den vorhergehenden Überlegungen deutet dies auf eine aktivere Mitarbeit in der Streßbewältigungsbedingung hin. Unterschiede in der globalen Einschätzung der Therapieeffekte gibt es jedoch nicht.

Schlußfolgerungen

Abschließend möchte ich folgendes Résumé ziehen im Hinblick auf die Weiterentwicklung kognitiver Verhaltenstherapieprogramme für Patienten mit chronischen Schmerzen im Bewegungsapparat:

1. Die zusätzliche Einbeziehung eines Trainings allgemeiner Streßbewältigungskompetenz führt nicht zu besseren Therapieerfolgen als die aus-

schließliche Vermittlung direkt symptomorientierter Schmerzbewältigungsstrategien.

2. Vielmehr werden durch die beiden Varianten des Therapieprogramms unterschiedliche therapeutische Effekte erreicht: Die ausschließliche Vermittlung von Schmerzbewältigungsstrategien fördert eher regenerative, passive Bewältigungsformen und führt langfristig zu einer Verbesserung des allgemeinen körperlichen Befindens. Durch die zusätzliche Vermittlung allgemeiner Streßbewältigungskompetenzen werden dagegen eher aktive Bewältigungsformen unterstützt, was langfristig zu einer Reduktion schmerzbedingter Beeinträchtigung führt.
3. Sowohl aktive wie passive Bewältigungsformen werden für eine gelungene Adaptation an die Schmerzkrankheit als wesentlich erachtet. Weiterführende Forschungsfragestellungen könnten sich darauf beziehen, wie diese beiden Bewältigungsformen therapeutisch integriert werden können und ob sich Subgruppen von Patienten identifizieren lassen, bei denen einer der beiden Bewältigungsstile stärker gefördert werden sollte.

10 Literatur

Ahles, T.A., Blanchard, E.B. & Leventhal, H. (1983). Cognitive control of pain: attention to the sensory aspects of the cold pressor stimulus. Cognitive Therapy and Research, 7 (2), 159-178.

Ahles, T.A., Yunus, M.B. & Masi, A.T. (1987). Is chronic pain a variant of depressive disease? The case of primary fibromyalgia syndrome. Pain, 29, 105-111.

Ahles, T.A., Yunus, M.B., Riley, S.D., Bradley, J.M. & Masi, A.T. (1984). Psychological factors associated with primary fibromyalgia syndrome. Arthritis and Rheumatism, 27 (10), 1101-1106.

Atkinson, J.H., Slater, M.A., Patterson, T.L., Grant, I. & Garfin, S.R. (1991). Prevalence, onset, and risk of psychiatric disorders in men with chronic low back pain: a controlled study. Pain, 45, 111-121.

Avia, M.D. & Kanfer, F.H. (1980). Coping with aversive stimulation: the effects of training in a self-management context. Cognitive Therapy and Research, 4 (1), 73-81.

Barber, T.X. & Calverly, D.S. (1969). Effects of hypnotic induction, suggestions of anaesthesia, and distraction on subjective and physiological reactions to pain. Paper presented at the Eastern Psychological Association, Philadelphia PA, April 1969.

Barber, T.X. & Cooper, B.J. (1972). Effects on pain of experimentally induced and spontaneous distraction. Psychological Reports, 31, 647-651.

Barber, T.X. & Hahn, K.W., Jr. (1962). Physiological and subjective responses to pain-producing stimulation under hypnotically-suggested and waking imagined 'analgesia'. Journal of Abnormal and Social Psychology, 65, 411-418.

Basler, H.D. & Rehfisch, H.P. (1988). Psychologische Schmerztherapie in Rheuma-Liga-Selbsthilfegruppen. Abschlußbericht an die Deutsche Forschungsgemeinschaft.

Basler, H.-D. & Rehfisch, H.P. (1989). Psychologische Schmerztherapie in Rheuma-Liga-Selbsthilfegruppen. Zeitschrift für Klinische Psychologie, 18 (3), 203-214.

Beers, T.M. & Karoly, P. (1979). Cognitive strategies, expectancy, and coping style in the control of pain. Journal of Consulting and Clinical Psychology, 47 (1), 179-180.

Blitz, B. & Dinnerstein, A.J. (1971). Role of attentional focus in pain perception: manipulation of response to noxious stimulation by instructions. Journal of Abnormal Psychology, 77 (1), 42-45.

Boehringer Mannheim GmbH (1986). Schmerz - was ist das?

Boissevain, M.D. & McCain, G.A. (1991a). Toward an integrated understanding of fibromyalgia syndrome. I. Medical and pathophysiological aspects. Pain, 45, 227-238.

Boissevain, M.D. & McCain, G.A. (1991b). Toward an integrated understanding of fibromyalgia syndrome. II. Psychological and phenomenological aspects. Pain, 45, 239-248.

Bornmann, M., Schneeberg-Kirchner, S. & Weber, H. (1986). Chronischer Schmerz und psychische Bewältigung bei Migräne. Unveröffentlichte Diplomarbeit. Universität Hamburg, Fachbereich Psychologie.

Bornmann, M., Schneeberg-Kirchner, S. & Weber, H. (1989). Streß- und Krankheitsbewältigung bei Migräne. Der Schmerz, 3, 195-203.

Brucato, D.B. (1978). The psychological control of pain: the role of attentional focusing and capacity on the experience of pain. Dissertation Abstracts International, 39, 2488B (abstract).

Bullinger, M. & Turk, D.C. (1982). Selbstkontrolle: Strategien zur Schmerzbewältigung. In W. Keeser, E. Pöppel & P. Mitterhusen (Hrsg.), Schmerz (Fortschritte der Klinischen Psychologie, Bd. 27) (S. 241-283). München: Urban & Schwarzenberg.

Cautela, J.R. (1977). The use of covert conditioning in modifying pain behavior. Journal of Behavior Therapy and Experimental Psychiatry, 8, 45-52.

Chaves, J.F. & Barber, T.X. (1974). Cognitive strategies, experimenter modeling and expectation in the attenuation of pain. Journal of Abnormal Psychology, 83, 356-363.

Clark, S., Campbell, S.M., Forehand, M.E., Tindall, E.A. & Bennett, R.M. (1985). Clinical characteristics of fibrositis. II. A blinded, controlled study using standard psychological tests. Arthritis and Rheumatism, 28, 132-137.

Clum, G.A., Luscomb, R.L. & Scott, L. (1982). Relaxation training and cognitive redirection strategies in the treatment of acute pain. Pain, 12, 175-183.

Cohen, M.J., Heinrich, R.L., Collins, G.A. & Bonebakker, A.D. (1980). Group outpatient physical or behavioral therapy for chronic low back pain. Paper presented at the Annual Meeting of the American Pain Society, New York, September 1980.

Corey, D.T., Etlin, D. & Miller, P.C. (1987). A home-based pain management and rehabilitation programme: an evaluation. Pain, 29, 219-229.

Cotta, H. (1984). Orthopädie. Ein kurzgefaßtes Lehrbuch (4. Aufl.). Stuttgart: Thieme.

Crisson, J.E. & Keefe, F.J. (1988). The relationship of locus of control to pain coping strategies and psychological distress in chronic pain patients. Pain, 35, 147-154.

Cziske, R., Jäckel, W. & Jacobi, E. (1987). Effekt eines Kurztrainingsprogramms zur Schmerzbewältigung bei Rheumapatienten während der Rehabilitation. Zeitschrift für Klinische Psychologie, 16 (2), 115-123.

Dailey, P.A., Bishop, G.D., Russell, I.J. & Fletcher, E.M. (1990). Psychological stress and the fibrositis/fibromyalgia syndrome. The Journal of Rheumatology, 17 (10), 1380-1385.

Dolce, J.J., Crocker, M.F., Moletteire, C. & Doleys, D.M. (1986). Exercise quotas, anticipatory concern and self-efficacy expectancies in chronic pain: a preliminary report. Pain, 24, 365-372.

Evans, M.B. & Paul, G.L. (1970). Effects of hypnotically suggested analgesia on physiological and subjective responses to cold stress. Journal of Consulting and Clinical Psychology, 35, 362- 371.

Fahrenberg, J., Hampel, R. & Selg, H. (1984). Das Freiburger Persönlichkeitsinventar FPI. Revidierte Fassung FPI-R und teilweise geänderte Fassung FPI-A1. Handanweisung (4. revidierte Aufl.). Göttingen: Hogrefe.

Fassbender, H.G. (1975). Pathologie rheumatischer Erkrankungen. Berlin: Springer.

Fernandez, E. (1986). A classification system of cognitive coping strategies for pain. Pain, 26, 141-151.

Fernandez, E. & Turk, D.C. (1989). The utility of cognitive coping strategies for altering pain perception: a meta-analysis. Pain, 38, 123-135.

Feuerstein, M. (1978). Specific and nonspecific factors in the control of analogue and clinical pain. Dissertation Abstracts International, 38, 3876B.

Flor, H. (1991). Psychobiologie des Schmerzes. Bern: Huber.

Flor, H. & Turk, D.C. (1988). Chronic back pain and rheumatoid arthritis: Predicting pain and disability from cognitive variables. Journal of Behavioral Medicine, 11 (3), 251-265.

Flor, H., Turk, D.C. & Birbaumer, N. (1985). Assessment of stress-related psychophysiological reactions in chronic back pain patients. Journal of Consulting and Clinical Psychology, 53, 354-364.

Folkman, S. & Lazarus, R.S. (1980). An analysis of coping in a middle-aged communitiy sample. Journal of Health Sociology and Behavior, 21, 219-239.

Fordyce, W.E. (1976). Behavioral methods for chronic pain and illness. Saint Louis: The C.V. Mosby Company.

Fordyce, W.E. (1978). Learning processes in pain. In R.A. Sternbach (Ed.), The psychology of pain (2nd ed.) (pp. 49-65). New York: Raven.

Frey, M.v. (1894). Beiträge zur Physiologie des Schmerzsinns. Berichte über die Verhandlung der Königlich Sächsischen Gesellschaft der Wissenschaften zu Leipzig, Mathematisch-Physikalische Klasse, 46, 185-196.

Geisser, M.E., Robinson, M.E. & Pickren, W.E. (1992). Differences in cognitive coping strategies among pain-sensitive and pain-tolerant individuals on the cold-pressor-test. Behavior Therapy, 23, 31-41.

Genest, M. (1979). A cognitive-behavioral bibliotherapy to ameliorate pain. Unpublished Master's Thesis. University of Waterloo.

Gil, K.M., Williams, D.A., Keefe, F.J. & Beckham, J.C. (1990). The relationship of negative thoughts to pain and psychological distress. Behavior Therapy, 21, 349-362.

Girodo, M. & Wood, D. (1979). Talking yourself out of pain: The importance of believing that you can. Cognitive Therapy and Research, 3 (1), 23-33.

Goldscheider, A. (1894). Über den Schmerz in physiologischer und klinischer Hinsicht. Berlin: Hirschwald.

Gottlieb, H., Strite, L.C., Koller, R., Madorsky, A., Hockersmith, V., Kleeman, M. & Wagner, J. (1977). Comprehensive rehabilitation of patients having chronic low back pain. Archives of Physical Medicine and Rehabilitation, 58, 101- 108.

Greene, R.J. & Reyher, J. (1972). Pain tolerance in hypnotic analgesic and imagination states. Journal of Abnormal Psychology, 79 (1), 29-38.

Grimm, L. & Kanfer, F.H. (1976). Tolerance of aversive stimulation. Behavior Therapy, 7, 593-601.

Hackett, G. & Horan, J. (1980). Stress Inoculation for pain: What's really going on? Journal of Counseling Psychology, 27, 107-116.

Hackett, G., Horan, J.J., Buchanan, J.D. & Zumoff, P. (1979). Improving the exposure component and generalization potential of stress-inoculation for pain. Perceptual and Motor Skills, 48, 1132-1134.

Hartmann, L.M. & Ainsworth, K.D. (1980). Self-regulation of chronic pain: preliminary empirical findings. Canadian Journal of Psychiatry, 25, 38-43.

Hawley, D.J. & Wolfe, F. (1991). Pain, disability, and pain/disability relationships in seven rheumatic disorders: a study of 1,522 patients. The Journal of Rheumatology, 18 (10), 1522-1557.

Hinsch, R. & Pfingsten, U. (1983). Gruppentraining sozialer Kompetenzen. München: Urban & Schwarzenberg.

Hodes, R.L., Howland, E.W., Lightfoot, N. & Cleeland, C.S. (1990). The effects of distraction on responses to cold pressor pain. Pain, 41, 109-114.

Hoppe, F. (1985). Zur Faktorenstruktur von Schmerzerleben und Schmerzverhalten bei chronischen Schmerzpatienten. Diagnostica, 31 (1), 70-78.

Hoppe, F. (1986). Direkte und indirekte Suggestionen in der hypnotischen Beeinflussung chronischer Schmerzen. Frankfurt a.M.: Peter Lang.

Horan, J.J. & Dellinger, J.K. (1974). "In vivo" emotive imagery: a preliminary test. Perceptual and Motor Skills, 39, 359-362.

Horan, J.J., Hackett, G., Buchanan, J.D., Stone, C.I. & Demchik-Stone, D. (1977). Coping with pain: A component analysis of Stress-Inoculation. Cognitive Therapy and Research, 1 (3), 211-221.

Horan, J.J., Layng, F.C. & Pursell, C.H. (1976). Preliminary study of effects of "in vivo" emotive imagery on dental discomfort. Perceptual and Motor Skills, 42, 105-106.

Hudson, J.I., Hudson, M.S., Pliner, L.F., Goldenberg, D.L. & Pope Jr., H.G. (1985). Fibromyalgia and major depressive disorder: a controlled phenomenology and familiy history study. American Journal of Psychiatry, 142, 441-446.

Jacobson, E. (1938). Progressive relaxation. Chicago: University of Chicago Press.

Janke, W., Erdmann, G. & Boucsein, W. (1985). Der Streßverarbeitungsfragebogen (Testmanual). Göttingen: Hogrefe.

Jaremko, M.E. (1978). Cognitive strategies in the control of pain tolerance. Journal of Behavioral Therapy and Experimental Psychiatry, 9, 239-244.

Jaremko, M.E., Silbert, L. & Mann, T. (1981). The differential ability of athletes and nonathletes to cope with two types of pain: a radical behavioral model. The Psychological Record, 31, 265-275.

Jensen, M.P. & Karoly, P. (1991). Control beliefs, coping efforts, and adjustment to chronic pain. Journal of Consulting and Clinical Psychology, 59 (3), 431-438.

Jensen, M.P., Karoly, P. & Huger, R. (1987). The development and preliminary validation of an instrument to assess patients' attitudes toward pain. Journal of Psychosomatic Research, 31, 393-400.

Jensen, M.P., Turner, J.A., Romano, J.M. & Karoly, P. (1991). Coping with chronic pain: a critical review of the literature. Pain, 47, 249-283.

Johnson, J.E. (1973). Effects of accurate expectations about sensations on the sensory and distress components of pain. Journal of Personality and Social Psychology, 27, 261-275.

Johnson, R.F.Q. (1974). Suggestions of pain reduction and response to cold-induced pain. The Psychological Record, 24, 161-169.

Kanfer, F.H. & Goldfoot, D.A. (1966). Self-control and tolerance of noxious stimulation. Psychological Reports, 18, 79-85.

Kanfer, F.H. & Seidner, M.L. (1973). Self-control: Factors enhancing tolerance of noxious stimuli. Journal of Personality and Social Psychology, 25, 381-389.

Kanner, A.D., Coyne, J.C., Schaefer, C. & Lazarus, R.S. (1981). Comparison of two modes of stress measurement: Daily hassles and uplifts versus major life events. Journal of Behavioral Medicine, 4, 1-39.

Keefe, F.J., Brown, G.K., Wallston, K.A. & Caldwell, D.S. (1989). Coping with rheumatoid arthritis pain: catastrophizing as a maladaptive strategy. Pain, 37, 51-56.

Keefe, F.J., Caldwell, D.S., Williams, D.A., Gil, K.M., Mitchell, D., Robertson, C., Martinez, S., Nunley, J., Beckham, J.C., Crisson, J.E. & Helms, M. (1990). Pain coping skills training in the management of osteoarthritic knee pain: a comparative study. Behavior Therapy, 21, 49-62.

Keefe, F.J., Caldwell, D.S., Williams, D.A., Gil, K.M., Mitchell, D., Robertson, C., Martinez, S., Nunley, J., Beckham, J.C., & Helms, M. (1990). Pain coping skills training in the management of osteoarthritic knee pain-II: follow-up results. Behavior Therapy, 21, 435-447.

Keefe, F.J., Crisson, J., Urban, B.J. & Williams, D.A. (1990). Analyzing chronic low back pain: the relative contribution of pain coping strategies. Pain, 40, 293-301.

Keefe, F.J. & Williams, D.A. (1990). A comparison of coping strategies in chronic pain patients in different age groups. Journal of Gerontology, 45, 161-165.

Keel, P.J. (1984). Therapieresistente, chronische funktionelle Schmerzen. Ein integriertes Behandlungsmodell - Konzept und erste Erfahrungen. Schweizerische Rundschau für Medizin (PRAXIS), 73 (9), 273-281.

Keel, P.J. (1988). 4 Jahre Erfahrung mit ambulanter Gruppenbehandlung für Weichteilrheumatiker. Vortrag auf dem Kongreß für Rheumatologie in Freiburg.

Khatami, M. & Rush, A.J. (1978). A pilot study of the treatment of outpatients with chronic pain: symptom control, stimulus control, and social system intervention. Pain, 5, 163-172.

Kirmayer, L.J., Robbins, J.M. & Kapusta, M.A. (1988). Somatization and depression in fibromyalgia syndrome. American Journal of Psychiatry, 145, 950-954.

Klepaq, R.K., Hauge, G., Dowling, J. & McDonald, M. (1981). Direct and generalized effects of three components of stress inoculation for increased pain tolerance. Behavior Therapy, 12, 417-424.

Knox, V.J. (1973). Cognitive strategies for coping with pain: ignoring vs. acknowledging. Dissertation Abstracts International, 34, 2308B.

Köhler, H. (1982). Psychologische Schmerzbewältigung bei chronischer Polyarthritis. Eine empirische Untersuchung. Unveröff. Diss.. Eberhard-Karls-Universität, Tübingen.

Köhler, H., Mai, N. & Brengelmann, J.C. (1985). Psychologische Schmerztherapie bei chronischer Polyarthritis. In H.-U. Wittchen & J.C. Brengelmann (Hrsg.), Psychologische Therapie bei chronischen Schmerzpatienten (S. 139-161). Berlin: Springer Verlag.

Ladouceur, R. & Carrier, C. (1983). Awareness and control of pain. Perceptual and Motor Skills, 56, 405-406.

Langer, E.J., Janis, I.L. & Wolfer, J.A. (1975). Reduction of psychological stress in surgical patients. Journal of Experimental Social Psychology, 11, 155-165.

Large, R.G. (1985). Self-concepts and illness attitudes in chronic pain. A repertory grid study of a pain management programme. Pain, 23, 113-119.

Laux, L., Glanzmann, P., Schaffner, P. & Spielberger, C.D. (1981). Das State-Trait-Angstinventar (STAI) - Testmanual. Weinheim: Beltz.

Lawson, K., Reesor, K.A., Keefe, F.J. & Turner, J.A. (1990). Dimensions of pain-related cognitive coping: cross validation of the factor structure of the Coping Strategy Questionnaire. Pain, 43, 195-204.

Lazarus, R.S. (1966). Psychological stress and the coping process. New York: McGraw Hill.

Lazarus, R.S. & Folkman, S. (1984). Stress, appraisal, and coping. New York: Springer.

Levendusky, P. & Pankratz, L. (1975). Self-control techniques as an alternative to pain medication. Journal of Abnormal Psychology, 84 (2), 165-168.

Leventhal, H., Brown, D., Shacham, S. & Engquist, G. (1979). The effects of preparatory information about sensations, threat of pain, and attention on cold pressor distress. Journal of Personality and Social Psychology, 37, 688-714.

Leventhal, H. & Everhart, D. (1980). Emotion, pain, and physical illness. In C.E. Izard (Ed.), Emotions and psychopathology. New York: Plenum Press.

Linton, S.J., Melin, L. & Götestam, K.G. (1984). Behavioral analysis of chronic pain and its management. Progress in Behavior Modification, 18, 1-42.

Lorig, K., Chastain, R.L., Ung, E., Shoor, S. & Holman, H.R. (1989). Development and evaluation of a scale to measure perceived self-efficacy in people with arthritis. Arthritis and Rheumatism, 32, 37-44.

Magni, G., Caldieron, C., Rigatti-Luchini, S. & Merskey, H. (1990). Chronic musculoskeletal pain and depressive symptoms in the general population. An analysis of the 1st National Health and Nutrition Examination Survey data. Pain, 43, 299-307.

McCaul, K.D. & Haugtvedt, C. (1982). Attention, distraction, and cold-pressor pain. Journal of Personality and Social Psychology, 43 (1), 154- 162.

McCaul, K.D. & Malott, J.M. (1984). Distraction and coping with pain. Psychological Bulletin, 95 (3), 516-533.

Meichenbaum, D. & Turk, D. (1980). Kognitive Verhaltenstherapie bei Angst, Ärger und Schmerz. In P.O. Davidson (Hrsg.), Angst, Depression und Schmerz (S. 15-57). München: Verlag J. Pfeiffer.

Melzack, R. & Wall, P.D. (1965). Pain mechanisms: a new theory. Science, 150, 971-979.

Melzack, R. & Wall, P.D. (1970). Psychphysiology of pain. International Anesthesiology Clinics, 8, 3-34.

Mendell, L. & Wall, P.D. (1964). Presynaptic hyperpolarization: a role for fine afferent fibres. Journal of Physiology, 172, 274-294.

Menninger, H. & Hiemeyer, K. (1989). Pathogenese von Sehnen-/Muskelschmerzen unter besonderer Berücksichtigung der Körperhaltung - Ein konzeptioneller Beitrag zum Verständnis der generalisierten Tendomyopathie (GTMP). Zeitschrift für Rheumatologie, 48, 281-287.

Miehlke, K. (1970). Der extraartikuläre Rheumatismus. In R. Schoen, A. Böni & K. Miehlke (Hrsg.), Klinik der rheumatischen Erkrankungen (S. 397-418). Berlin: Springer.

Moll, W. (1972). Kompendium der Rheumatologie (2. Aufl.). Basel: Karger.

Müller, W. & Schilling, F. (1977). Differentialdiagnose rheumatischer Erkrankungen. München: Aesopus.

Nathan, P.W. (1976). The gate-control-theory of pain. A critical review. Brain, 99, 123-158.

Nicholas, M.K., Wilson, P.H. & Goyen, J. (1991). Operant-behavioural and cognitive-behavioural treatment for chronic low back pain. Behaviour Research and Therapy, 29 (3), 225-238.

Nielsen, W.R., Walker, C. & McCain, G.A. (1992). Cognitive behavioral treatment of fibromyalgia syndrome: preliminary findings. The Journal of Rheumatology, 19 (1), 98-103.

Noordenbos, W. (1959). Pain. Amsterdam: Elsevier.

O'Leary, A., Shoor, S., Lorig, K. & Holman, H.R. (1988). A cognitive-behavioral treatment for rheumatoid arthritis. Health Psychology, 7, 527-544.

Payne, T.C., Leavitt, F., Garron, D.C., Katz, R.S., Golden, H.E., Glickman, P.B. & Vanderplate, C. (1982). Fibrositis and psychologic disturbance. Arthritis and Rheumatism, 25, 213-217.

Perini, C., Battegay, R., Müller, W., Labhardt, F. & Bühler, F.R. (1982). Vergleichende testpsychologische Untersuchung bei verschiedenen rheumatischen Erkrankungen und der Hypertonie. Zeitschrift für Rheumatologie, 41, 80-88.

Peters, G. (1990). Imaginative Schmerztherapie. Effekte Response- vs. Stimulus-orientierter Imagination und angenehmer Vorstellungen vs. imaginativer Transformationen in der Behandlung chronischer Kopfschmerzen. Frankfurt a.M.: Peter Lang.

Pickett, C. & Clum, G.A. (1982). Comparative treatment strategies and their interaction with locus of control in the reduction of postsurgical pain and anxiety. Journal of Consulting and Clinical Psychology, 50 (3), 439-441.

Price, D.D., Barrell, J.J. & Gracely, R.H. (1980). A psychophysical analysis of experiential factors that selectively influence the affective dimension of pain. Pain, 8, 137-149.

Raspe, H.-H. & Baumgartner, Ch. (1992). The epidemiology of the fibromyalgia syndrome (FMS) in a german town. Scandinavian Journal of Rheumatology, Suppl. 94, 8.

Raspe, H.-H., Wasmus, A., Greif, G., Kohlmann, Th., Kindel, P. & Mahrenholtz, M. (1990). Rückenschmerzen in Hannover. Aktuelle Rheumatologie, 15, 32-37.

Rehfisch, H.P., Basler, H.-D. & Seemann, H. (1989). Psychologische Schmerzbehandlung bei Rheuma. Berlin: Springer.

Revenson, T.A. & Felton, B.J. (1989). Disability and coping as predictors of psychological adjustment to rheumatoid arthritis. Journal of Consulting and Clinical Psychology, 57, 344-348.

Rivers, W.H.R. & Head, H. (1908). A human experiment in nerve division. Brain, 31, 323-450.

Romano, T.J. (1988). The fibromyalgia syndrome. It's the real thing. Postgrad. Med., 83 (5), 231-243.

Romano, J.M. & Turner, J.A. (1985). Chronic pain and depression: Does the evidence support a relationship? Psychological Bulletin, 97 (1), 18-34.

Rosenbaum, M. (1980). Individual differences in self-control behaviors and tolerance of painful stimulation. Journal of Abnormal Psychology, 89 (4), 581-590.

Rosenstiel, A.K. & Keefe, F.J. (1983). The use of coping strategies in chronic low back pain patients: relationship to patient characteristics and current adjustment. Pain, 17, 33-44.

Rybstein-Blinchik, E. & Gresziak, R.C. (1979). Reinterpretative cognitive strategies in chronic pain management. Archives of Physical Medicine and Rehabilitation, 60, 609-612.

Rybstein-Blinchik, E. (1979). Effects of different cognitive strategies on chronic pain experience. Journal of Behavioral Medicine, 2, 93-101.

Sanders, S.H. (1979). A trimodal behavioral conceptualization of clinical pain. Perceptual and Motor Skills, 48, 551-555.

Schade, F.-D. (1991). Die Wirksamkeit eines ambulanten Schmerzbewältigungstrainings für Rheumakranke im Rahmen einer Felderprobung. Zeitschrift für Klinische Psychologie, 20 (2), 115-127.

Schilling, F. (1989). Merkmale weichteilrheumatischer Erkrankungen. Forschung und Praxis, 8 (79), 4-6.

Schoen, R., Böni, A. & Miehlke, K. (Hrsg.) (1970). Klinik der rheumatischen Erkrankungen. Berlin: Springer.

Scott, D.S. (1978). Experimenter-suggested cognitions and pain control: problem of spontaneous strategies. Psychological Reports, 43, 156-158.

Scott, D.S. & Barber, T.X. (1977a). Cognitive control of pain: Effects of multiple cognitive strategies. The Psychological Record, 2, 373-383.

Scott, D.S. & Barber, T.X. (1977b). Cognitive control of pain: four serendipitous results. Perceptual and Motor Skills, 44, 569-570.

Scott, D.S. & Leonhard, C.F. (1978). Modification of pain threshold by the covert reinforcement procedure and a cognitive strategy. The Psychological Record, 28, 49-57.

Scudds, R.A., Rollman, G.B., Harth, M. & McCain, G.A. (1987). Pain perception and personality measures as discriminators in the classification of fibrositis. Journal of Rheumatology, 14, 563-569.

Seemann, H. (1987). Anamnesen und Verlaufsprotokolle chronischer Schmerzen für die Praxis - Ein Überblick. Der Schmerz, 1 (1), 3-12.

Spanos, N.P., Brown, J.M., Jones, B. & Horner, D. (1981). Cognitive acitivity and suggestions for analgesia in the reduction of reported pain. Journal of Abnormal Psychology, 90 (6), 554-561.

Spanos, N.P., Horton, C. & Chaves, J.F. (1975). The effects of two cognitive strategies on pain thresholds. Journal of Abnormal Psychology, 84, 677-681.

Spence, S.H. (1991). Cognitive-behaviour therapy in the treatment of chronic, occupational pain of the upper limbs: a 2 yr follow-up. Behaviour Research and Therapy, 29 (5), 503-509.

Spinhoven, P. & Linssen, A.C.G. (1991). Behavioral treatment of chronic low back pain. I. Relation of coping strategy use to outcome. Pain, 45, 29-34.

Spinhoven, P., Ter Kuile, M.M., Linssen, A.C.G. & Gazendam, B. (1989). Pain coping strategies in a Dutch population of chronic low back pain patients. Pain, 37, 77-83.

Stenn, P.G., Mothersill, K.J. & Brooke, R.I. (1979). Biofeedback and a cognitive-behavioral approach to treatment of myofascial pain dysfunction syndrome. Behavior Therapy, 10, 29-36.

Sternbach, R.A. (1982). Psychologische Verfahren bei der Behandlung von Schmerz. In W. Keeser, E. Pöppel & P. Mitterhusen (Hrsg.), Schmerz (Fortschritte der Klinischen Psychologie, Bd. 27) (S. 284-295). München: Urban & Schwarzenberg.

Stone, C.I., Demchik-Stone, D.A. & Horan, J.J. (1977). Coping with pain: A component analysis of Lamaze and cognitive-behavioral procedures. Journal of Psychosomatic Research, 21, 451-456.

Strassberg, D.S. & Klinger, B.I. (1972). The effect on pain tolerance of social pressure within the laboratory setting. The Journal of Social Psychology, 88, 123-130.

Strong, J., Ashton, R., Cramond, T. & Chant, D. (1990). Pain intensity, attitude and function in back pain patients. Australian Occupational Therapy Journal, 37, 179-183.

Sullivan, M.J.L. & D'Eon, J.L. (1990). Relation between catastrophizing and depression in chronic pain patients. Journal of Abnormal Psychology, 99 (3), 260-263.

Tan, S.Y. (1980). Acute pain in a clinical setting: effects of cognitive-behavioral skills training. Unpublished doctoral dissertation. McGill University.

Tan, S.Y. (1982). Cognitive and cognitive-behavioral methods for pain control: A selective review. Pain, 12, 201-208.

Turk, D.C. (1975). Cognitive control of pain: A skills training approach. Unpublished Master's Thesis. University of Waterloo.

Turk, D.C. (1977). A coping skills-training approach for the control of experimentally produced pain. Unpublished Doctoral Dissertation. University of Waterloo.

Turk, D.C. (1980). Coping with pain: A review of cognitive control techniques. In M. Feuerstein, L.B. Sachs & I.D. Turkat (Eds.), Psychological approaches to pain control. New York: Wiley-Interscience.

Turk, D.C., Meichenbaum, D.H. & Genest, M. (1983). Pain and behavioral medicine: a cognitive-behavioral perspective. New York: Guilford.

Turner, J.A. (1982). Comparison of group progressive relaxation training and cognitive-behavioral group therapy for chronic low back pain. Journal of Consulting and Clinical Psychology, 50, 757- 765.

Turner, J.A. & Chapman, C.R. (1982). Psychological interventions for chronic pain: A critical review. II. Operant conditioning, hypnosis, and cognitive-behavioral therapy. Pain, 12, 23-46.

Turner, J.A., Clancy, S. & Vitaliano, P.P. (1987). Relationships of stress, appraisal, and coping to chronic low back pain. Behaviour Research and Therapy, 25, 281-288.

Uveges, J.M., Parker, J.C., Smarr, K.L., McGowan, J.F., Lyon, M.G., Irvin, W.S., Meyer, A.A., Buckelew, S.P., Morgan, R.K., Delmonico, R.L., Hewett, J.E. & Kay, D.R. (1990). Psychological symptoms in primary fibromyalgia syndrome: relationship to pain, life stress, and sleep disturbance. Arthritis and Rheumatism, 33 (8), 1279-1283.

Wack, J.T. & Turk, D.C. (1984). Latent structure in strategies for coping with pain. Health Psychology, 3, 27-43.

Weintraub, A. (1983). Psychorheumatologie. Basel: Karger.

Weisenberg, M. (1982). Schmerz und Schmerzkontrolle. In W. Keeser, E. Pöppel & P. Mitterhusen (Hrsg.), Schmerz (Fortschritte der Klinischen Psychologie, Bd. 27) (S. 191-240). München: Urban & Schwarzenberg.

Wells, K.B., Golding, J.M. & Burnam, M.A. (1988). Psychiatric disorder in a sample of the general population with and without chronic medical conditions. American Journal of Psychiatry, 145, 976-981.

Wolfe, F., Cathey, M.A. & Kleinheksel, S.M. (1984). Fibrositis in rheumatoid arthritis. Journal of Rheumatology, 11, 814-818.

Wolfe, F., Smythe, H.A., Yunus, M.B. et al. (1990). The American College of Rheumatology 1990 criteria for the classification of fibromyalgia: report of the multicenter criteria committee. Arthritis and Rheumatism, 33, 160-172.

Worthington, E.L. (1978). The effects of imagery content, choice of imagery content, and self-verbalization on the self-control of pain. Cognitive Therapy and Research, 2 (3), 225-240.

Worthington, E.L. & Feldman, D.A. (1981). Presentational style of therapeutic directive and response to cold pressor pain. Perceptual and Motor Skills, 53, 506.

Worthington, E.L. & Shumate, M. (1981). Imagery and verbal counseling methods in stress inoculation training for pain control. Journal of Counseling Psychology, 28 (1), 1-6.

Zerssen, D.v. & Koeller, D.M. (1976). Klinische Selbstbeurteilungsskalen (KSB-S) aus dem Münchner Psychiatrischen Informationssystem (PSYCHIS, München). Weinheim: Beltz.

Zimmermann, M. (1982). Neurophysiologische Mechanismen von Schmerz und Schmerztherapie. In W. Keeser, E. Pöppel & P. Mitterhusen (Hrsg.), Schmerz (Fortschritte der Klinischen Psychologie, Bd. 27) (S. 46-68). München: Urban & Schwarzenberg.

ANHANG

Datum

Code

SCHMERZ-ANAMNESE

I. BIOGRAPHISCHE DATEN

1. Alter ....
2. Geschlecht ....
3. Familienstand ....
4. Zahl der Kinder ....
5. Berufsausbildung ....
6. Beruf ....
7. Sind Sie bei Ihrer beruflichen/häuslichen Tätigkeit schweren und/oder einseitigen Belastungen ausgesetzt?

   ....

   ....

   ....
8. Beruf des Partners ....

II. DERZEITIGE SCHMERZEN UND BESCHWERDEN

9. Welche Körperregionen sind von Ihrer Schmerzkrankheit betroffen?

   ....

   ....

   ....

   ....
10. Bitte zeichnen Sie die betroffenen Regionen in das Körperschema ein (Extrablatt, s. S. 164).
11. Gibt es Zeiten, zu denen Sie schmerzfrei sind, oder leiden Sie dauernd unter Schmerzen?

    ....

Wenn Sie zeitweise unter Schmerzen leiden:

12. Wie lange dauern die Schmerzen gewöhnlich an?

    ....

13. Wieviele Schmerzphasen treten durchschnittlich an einem Tag auf?

    ....

14. Gibt es bestimmte Tageszeiten, zu denen Sie regelmäßig schmerzfrei sind?

    ....

    Wenn ja, welche?

    ....

    ....

15. Zu welcher Tages(Nacht)zeit sind die Schmerzen am stärksten?

    ....

16. Zu welcher Tages(Nacht)zeit sind die Schmerzen am wenigsten stark?

    ....

17. Bitte schätzen Sie auf der folgenden Skala (Extrablatt, s. S. 165) die durchschnittliche Intensität Ihrer Schmerzen in der vergangenen Woche ein.

Die folgenden Fragen beziehen sich auf begleitende Beschwerden, die nicht unmittelbar mit Ihrer Schmerzkrankheit zusammenhängen müssen.

18. Leiden Sie gelegentlich unter Kopfschmerzen? ......

    Wenn ja, wie häufig etwa pro Monat? ....

19. Haben Sie manchmal Magen- oder Darmbeschwerden?

    Wenn ja, wie häufig etwa pro Monat? ....

    Z.B.

    - Druck- oder Völlegefühl
    - Blähungen
    - Rumoren im Darm
    - Durchfall
    - Verstopfung

20. Haben Sie Durchblutungsstörungen in den Fingern?

....

- "Absterben", Gefühllosigkeit..................
- Blässe, bläuliche Verfärbung oder Rötung der Finger

....

21. Haben Sie manchmal Mißempfindungen in bestimmten Körperregionen, wie z.B. Kribbeln, Prickeln o.ä.?

....

22. Leiden Sie unter Schlafstörungen? ....

- Einschlafstörungen ....
- Durchschlafstörungen ....
- Gefühl der Zerschlagenheit nach dem Aufstehen

....

23. Fühlen Sie sich morgens steif und unbeweglich?

....

24. Sind Sie tagsüber häufig müde? ....

III. SCHMERZGESCHICHTE UND VORBEHANDLUNG

25. Seit wann besteht Ihre Schmerzkrankheit?

....

26. Wann haben Sie sich deswegen zum ersten Mal in ärztliche Behandlung begeben?

....

27. Wieviele Krankenhaus- oder Kuraufenthalte hatten Sie wegen Ihrer Schmerzkrankheit?

....

28. Sind Sie wegen Ihrer Schmerzkrankheit operiert worden?

....

29. Haben Sie schon einmal an einer psychotherapeutischen Behandlung oder einem Entspannungs- oder Biofeedback-Training teilgenommen?

....

30. Haben sich Ihre Schmerzen im Laufe der Zeit verändert, z.B. im Hinblick auf

- Lokalisation ....

....

- Intensität ....

....

- Dauer ....

....

- Häufigkeit ....

....

- Tagesrhythmus ....

....

- Schmerzqualität ....

....

31. Auf welche Ursachen führen Sie persönlich Ihre Schmerzkrankheit zurück?

....

....

....

Bei berufstätigen Patienten:

32. Waren Sie wegen Ihrer Schmerzen in den vergangenen 12 Monaten arbeitsunfähig?

....

Wenn ja, wie lange? ....

33. Haben Sie einen Rentenantrag gestellt bzw. beabsichtigen Sie, einen zu stellen?

....

34. Steht der Rentenantrag im Zusammenhang mit Ihrer Schmerzkrankheit?

....

Bei pensionierten bzw. berenteten Patienten:

35. Wurde die Rente wegen Ihrer Schmerzkrankheit gewährt?

....

IV. UMGANG MIT DEN SCHMERZEN

36. Welche Medikamente nehmen Sie z. Zt.?

Name Dosierung Häufigkeit

....

....

....

....

....

....

....

....

....

....

37. Durch welche Tätigkeiten oder Ereignisse werden Ihre Schmerzen ausgelöst bzw. verschlimmert?

....

....

....

38. Wodurch können Sie Ihre Schmerzen lindern?

....

....

....

39. Bitte schätzen Sie auf der folgenden Skala (Extrablatt, s. S. 166) ein, wie stark Sie sich überwiegend durch Ihre Schmerzen beeinträchtigt fühlen.

40. Bitte schätzen Sie für die folgenden Lebensbereiche (Extrablatt, s. S. 167) ein, wie stark Sie sich jeweils durch die Schmerzen beeinträchtigt fühlen.

Anhang 2

Ihre Schmerzen

Zeigen Sie mit Hilfe der Zeichnungen, wo Ihre Schmerzen sind.

1. Machen Sie auf der entsprechenden Zeichung **ein Kreuz**, wo Sie Ihre Schmerzen spüren.
2. Falls Ihre Schmerzen an diesem Punkt beginnen und irgendwohin ausstrahlen (in einen anderen Teil des Körpers), zeichnen Sie bitte **einen Pfeil**, der vom Ausgangspunkt der Schmerzen bis zu dem Körperteil zeigt, in den die Schmerzen ausstrahlen.
3. Falls ein größeres Gebiet des Körpers schmerzt, **schraffieren** Sie es bitte mit einem Stift.

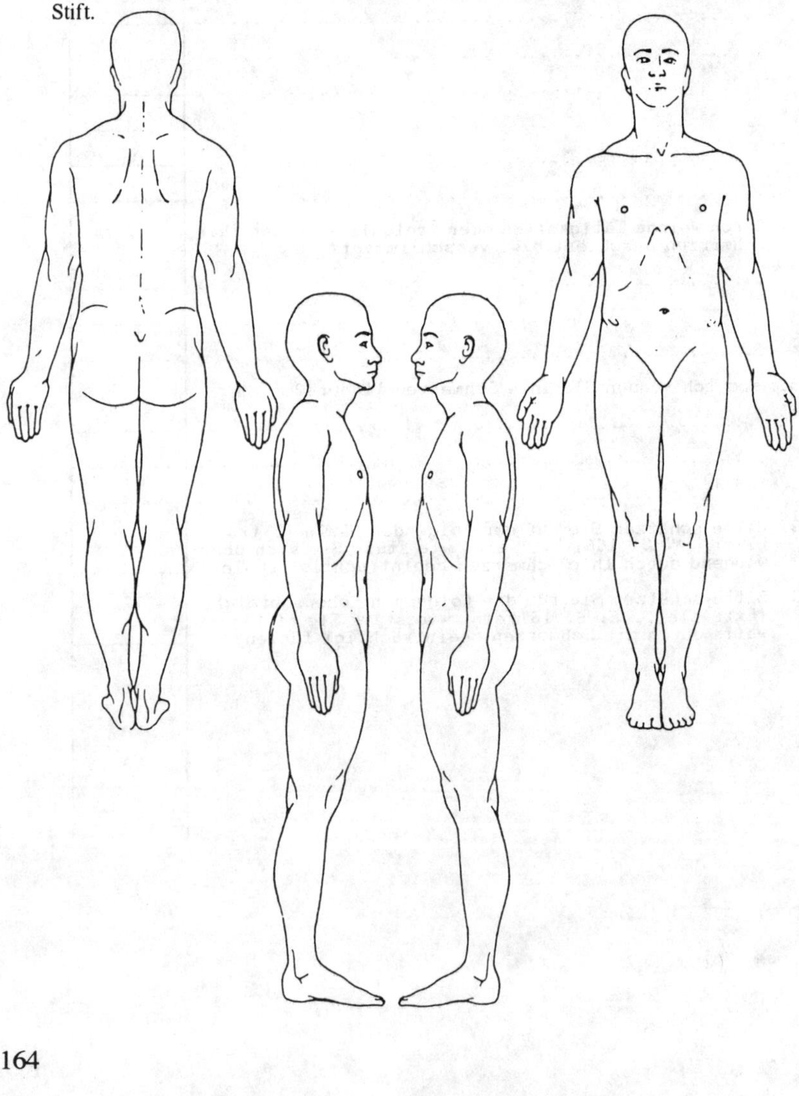

Anhang 3

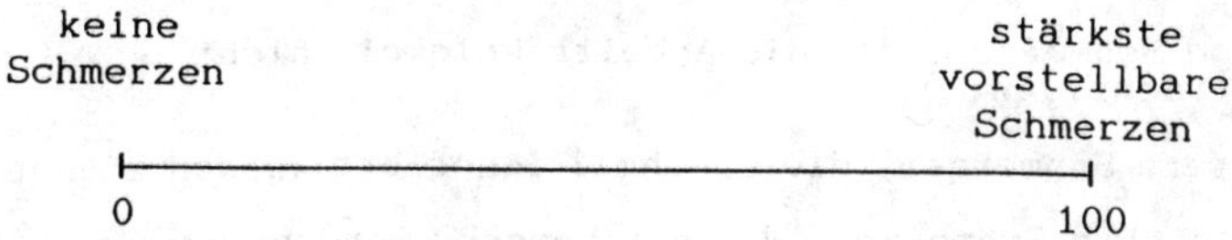

Beeinträchtigung durch die Schmerzen:

5: Sehr starke Schmerzen, die arbeitsunfähig machen.

4: Starke Schmerzen, die die Konzentration beeinträchtigen, aber wenig beanspruchende Arbeiten erlauben.

3: Heftige Schmerzen, die die Arbeitsfähigkeit nicht beeinträchtigen.

2: Leichtere Schmerzen, die manchmal ignoriert werden können.

1: Sehr leichte Schmerzen, die nur bemerkt werden, wenn man die Aufmerksamkeit auf sie lenkt.

0: Keine Schmerzen.

Anhang 5

Datum ☐☐☐☐☐☐ Code ☐☐☐☐

Bitte schätzen Sie für die folgenden Lebensbereiche ein, wie stark Sie sich jeweils durch Ihre Schmerzen beeinträchtigt fühlen.

im Beruf:

gar nicht	etwas	einigermaßen	ziemlich	sehr stark
☐	☐	☐	☐	☐

bei der Hausarbeit

gar nicht	etwas	einigermaßen	ziemlich	sehr stark
☐	☐	☐	☐	☐

im Familienleben

gar nicht	etwas	einigermaßen	ziemlich	sehr stark
☐	☐	☐	☐	☐

in Partnerschaft und Sexualität

gar nicht	etwas	einigermaßen	ziemlich	sehr stark
☐	☐	☐	☐	☐

in der Freizeit

gar nicht	etwas	einigermaßen	ziemlich	sehr stark
☐	☐	☐	☐	☐

im Zusammensein mit anderen Menschen

gar nicht	etwas	einigermaßen	ziemlich	sehr stark
☐	☐	☐	☐	☐

Erklärung zum Schmerztagebuch

Liebe Patientin, lieber Patient,

das Schmerztagebuch dient dazu, ein möglichst genaues Bild Ihrer Beschwerden und damit zusammenhängender Umstände (wie Stimmung, körperliches Allgemeinbefinden, Einnahme von Medikamenten) zu ermitteln. Durch diese Angaben kann im Rahmen der psychologischen Schmerzbehandlung auf die persönlichen Besonderheiten Ihrer Erkrankung eingegangen werden. Weiterhin kann auf diese Weise festgestellt werden, ob die Behandlung Ihnen geholfen hat.

Zu den einzelnen Fragen und zur Einteilung des Tagebuchblattes:

Links auf dem Tagebuchblatt stehen die zu beantwortenden Fragen, rechts sind sieben Spalten für je einen Tag vorgesehen. (Ein Bogen reicht also für eine Woche.) Ganz oben in jede Spalte tragen Sie bitte fortlaufend das Datum ein.

Wie stark waren Ihre Schmerzen heute?
Zur Einschätzung der Intensität Ihrer Schmerzen können Sie sich in Gedanken ein "Schmerzthermometer" vorstellen, dessen Skala von 0 (= gar keine Schmerzen) bis 100 (= stärkste vorstellbare Schmerzen) reicht. Die dazwischenliegenden Zahlen drücken entsprechend abgestufte Schmerzintensitäten aus. Tragen Sie bitte den Wert, der dem Ausmaß Ihrer momentanen Schmerzen entspricht, rechts in das Feld unter dem aktuellen Datum ein. Bitte schätzen Sie die Schmerzintensität viermal täglich ein: morgens nach dem Aufstehen für die vorhergehende Nacht, einmal im Laufe des Vormittags, einmal im Laufe des Nachmittags und zum letzten Mal abends, bevor Sie schlafen gehen.

Welche Medikamente haben Sie heute eingenommen?
Notieren Sie bitte auf der linken Seite des Formulars die Namen und die Darreichungsform (z.B. Tabletten, Tropfen, Zäpfchen) der Medikamente, die Sie einnehmen. Hierzu gehören auch solche Medikamente, die Sie nur gelegentlich einnehmen. Auf der rechten Seite soll für die Medikamente, die Sie an dem betreffenden Tag eingenommen haben, die Gesamtmenge angegeben werden. Wenn Sie ein Medikament an dem betreffenden Tag nicht

eingenommen haben, lassen Sie das Feld frei. Anstatt abends die Gesamtmenge der einzelnen Medikamente einzutragen, können Sie für eine bestimmte Dosierung auch jedes Mal nach der Einnahme einen Strich in das Feld machen.

Die folgenden Fragen sollten Sie jeden Tag abends vor dem Schlafengehen beantworten.

Wie war Ihre Stimmung heute im Laufe des Tages?
Stellen Sie sich bitte (ähnlich wie bei der Schmerzintensität) für die Einschätzung Ihrer Stimmung im Laufe des Tages in Gedanken ein "Stimmungsthermometer" vor. Dieses Thermometer reicht von -100 in der negativen Richtung (= sehr schlechte Stimmung) über 0 (= neutrale Stimmung) bis +100 in der positiven Richtung (= sehr gute Stimmung). Wenn sich Ihre Stimmung im Laufe des Tages verändert hat, bilden Sie bitte einen gedanklichen Durchschnittswert, der diesen Schwankungen am ehesten entspricht.

Wie war Ihr allgemeines körperliches Befinden heute?
Diese Frage empfinden Sie möglicherweise als verwirrend, weil Sie sich sagen, daß sie durch die Einschätzung Ihrer Schmerzintensität bereits beantwortet ist. Diese Frage wurde jedoch mit Absicht aufgenommen, um Ihren Blick darauf zu lenken, daß Ihr körperliches Befinden mehr umfaßt als das Schmerzempfinden: So können Sie sich an einem Tag frisch und ausgeschlafen fühlen, an einem anderen dagegen müde und zerschlagen. Durch zu schweres Essen können Sie sich schlapp und unbeweglich fühlen, durch einen Spaziergang an der frischen Luft dagegen angenehm entspannt. Stellen Sie sich bei dieser Frage ein "Befindlichkeitsthermometer" vor, das wiederum von -100 (= sehr schlechtes körperliches Befinden) über 0 (= neutrales Befinden) bis +100 (= größtmögliches Wohlbefinden) reicht.

Wie sehr haben die Schmerzen Sie heute daran gehindert, Ihren alltäglichen Tätigkeiten nachzugehen?
Bei dieser Frage können Sie sich in Gedanken eine Prozent-Skala vorstellen, bei der der Wert 100 (= sehr stark, Arbeitsunfähigkeit) einer vollständigen, also 100-prozentigen Beeinträchtiguung Ihrer üblichen Leistungsfähigkeit entspricht. Der Wert 0 (= gar nicht, volle Leistungs- und Arbeitsfähigkeit) bedeutet entsprechend, daß Sie sich überhaupt nicht beeinträchtigt fühlten und alle Ihre üblichen Tätigkeiten ausführen konnten.

Anhang 6

Code

Name: **Datum: →**							
Wie stark waren Ihre Schmerzen heute? "Schmerzthermometer": 0 = gar keine Schmerzen ... 100 = stärkste vorstellbare Schmerzen nachts							
vormittags							
nachmittags							
abends							
Welche Medikamente haben Sie heute eingenommen? Name u. Darreichungsform Menge →							
....							
....							
....							
Wie war Ihre Stimmung heute im Laufe des Tages? "Stimmungsthermometer": -100 = sehr schlechte Stimmung 0 = neutrale Stimmung +100 = sehr gute Stimmung							
Wie war Ihr allgemeines körperliches Befinden heute? "Befindlichkeitsthermometer" -100 = sehr schlechtes körperliches Befinden 0 = neutrales Befinden +100 = größtmögliches Wohlbefinden							
Wie sehr haben die Schmerzen Sie heute daran gehindert, Ihren alltäglichen Tätigkeiten nachzugehen? 0 = gar nicht, volle Leistungs- und Arbeitsfähigkeit ... 100 = sehr stark, Arbeitsunfähigkeit							

Code

Name: **Datum:** →							
Wie stark waren Ihre Schmerzen heute? "Schmerzthermometer": nachts 0 = gar keine Schmerzen ... 100 = stärkste vorstellbare Schmerzen vormittags							
nachmittags							
abends							
Welche Medikamente haben Sie heute eingenommen? Name u. Darreichungsform Menge →							
....							
....							
....							
....							
Wie war Ihre Stimmung heute im Laufe des Tages? "Stimmungsthermometer": -100 = sehr schlechte Stimmung 0 = neutrale Stimmung +100 = sehr gute Stimmung							
Wie war Ihr allgemeines körperliches Befinden heute? "Befindlichkeitsthermometer" -100 = sehr schlechtes körperliches Befinden 0 = neutrales Befinden +100 = größtmögliches Wohlbefinden							
Wie sehr haben die Schmerzen Sie heute daran gehindert, Ihren alltäglichen Tätigkeiten nachzugehen? 0 = gar nicht, volle Leistungs- und Arbeitsfähigkeit ... 100 = sehr stark, Arbeitsunfähigkeit							
Haben Sie heute eine Entspannungs- oder Vorstellungsübung durchgeführt?							

Anhang 7

Datum | | | | | | Code | | | |

SCHMERZBESCHREIBUNG

Bitte bestimmen Sie, wieweit die folgenden Eigenschaftswörter auf Ihren Schmerz zutreffen. Gehen Sie die Liste dieser Wörter Zeile für Zeile durch und machen Sie in jeder Zeile ein Kreuz bei einer der sieben Skalenstufen ("stimmt gar nicht" bis "stimmt völlig"). Wenn ein Wort auf Ihren Schmerz gar nicht zutrifft, machen Sie Ihr Kreuz ganz links bei "stimmt gar nicht". Wenn es dagegen völlig zutrifft, machen Sie Ihr Kreuz ganz rechts bei "stimmt völlig". Entsprechend können Sie auch eine der Zwischenstufen ankreuzen. Wenn Ihr Schmerz sehr unterschiedlich ist, gehen Sie danach, wie Sie ihn im allgemeinen empfinden. Machen Sie bei jedem Wort ein Kreuz, auch dann, wenn Sie mit einem Wort nicht gleich etwas anfangen können.

Meine Schmerzen sind:	stimmt gar nicht 0	stimmt kaum 1	stimmt etwas 2	stimmt einigermaßen 3	stimmt ziemlich 4	stimmt überwiegend 5	stimmt völlig 6
1. stark							
2. dumpf							
3. bedrohlich							
4. schneidend							
5. bohrend							
6. unerträglich							
7. stumpf							
8. beängstigend							
9. ziehend							
10. klopfend							
11. unangenehm							
12. krampfartig							
13. gefährlich							
14. reißend							
15. hämmernd							
16. quälend							
17. ausstrahlend							

Meine Schmerzen sind:	stimmt gar nicht 0	stimmt kaum 1	stimmt etwas 2	stimmt einigermaßen 3	stimmt ziemlich 4	stimmt überwiegend 5	stimmt völlig 6
18. beklemmend							
19. durchzuckend							
20. pochend							
21. erschöpfend							
22. schwer							
23. beunruhigend							
24. heiß							
25. pulsierend							
26. mörderisch							
27. durchdringend							
28. bedrückend							
29. brennend							
30. drückend							
31. zermürbend							
32. lähmend							
33. unheilvoll							
34. scharf							
35. ermüdend							
36. schrecklich							
37. zuckend							
38. unbarmherzig							
39. stechend							
40. scheußlich							

Datum

Code

WAS TUN SIE, WENN SIE SCHMERZEN HABEN?

Bitte überlegen Sie, in welchem Maß jede der folgenden Antworten auf Sie zutrifft. Gehen Sie jede Zeile durch, und machen Sie in jeder Zeile nur ein Kreuz.

Zur Erklärung: 0 - nie, 1 - selten, 2 - manchmal, 3 - häufig, 4 - immer.

		0	1	2	3	4
1.	Ich breche meine Arbeit (berufliche Arbeit, Hausarbeit), die ich gerade ausführe, ab.					
2.	Ich versuche, mich durch geistige Betätigung (Fernsehen, Radio, Buch etc.) abzulenken.					
3.	Ich vermeide körperliche Anstrengungen.					
4.	Ich ermuntere mich, indem ich mir z.B. sage "ich werde es schon überstehen".					
5.	Ich stöhne, schreie auf, seufze oder weine vor Schmerzen.					
6.	Ich gehe zum Arzt.					
7.	Ich versuche, mich zu entspannen, mache autogenes Training oder ähnliches.					
8.	Ich nehme ein schmerzstillendes Medikament.					
9.	Ich vermeide Geschlechtsverkehr.					
10.	Ich lasse mich von mir nahestehenden Personen aufmuntern oder trösten.					
11.	Ich lege mich hin und tue nichts weiter.					
12.	Ich beschäftige mich mit angenehmen Vorstellungen, um mich abzulenken.					
13.	Ich lege mich schlafen.					
14.	Ich vermeide geistige Anstrengungen.					
15.	Ich fasse an die schmerzende Stelle, reibe oder drücke sie oder ähnliches.					
16.	Ich fahre einfach in meiner Arbeit fort.					

Zur Erklärung: 0 - nie, 1 - selten, 2 - manchmal, 3 - häufig, 4 - immer.

	0	1	2	3	4
17. Ich vermeide gewisse Speisen, Getränke oder Genußmittel wegen der Schmerzen.					
18. Ich versuche, mich durch körperliche Aktivitäten abzulenken.					
19. Ich lasse mir von Familienangehörigen, Arbeitskollegen etc. bei der Erledigung von Arbeiten, Besorgungen usw. helfen.					
20. Ich zucke zusammen, verziehe das Gesicht, krümme mich vor Schmerzen, bewege den schmerzenden Körperteil, nehme eine bestimmte Körperhaltung ein oder ähnliches.					
21. Ich sage mir nahestehenden Personen (Familienangehörigen, Arbeitskollegen etc.), daß ich Schmerzen habe.					
22. Ich sage mir "das schaffe ich nicht", "damit werde ich nicht fertig" oder ähnliches.					
23. Ich vermeide soziale Kontakte.					

Anhang 9

Datum | | | | | | |

Code | | | | |

FRAGEBOGEN ZUR ERFASSUNG SCHMERZBEZOGENER SELBSTINSTRUKTIONEN

Wir führen ständig ein inneres Zwiegespräch mit uns selbst. Z.B.: Wir ermuntern uns, bestimmte Dinge zu tun; wir tadeln uns, wenn wir einen Fehler gemacht haben; oder wir loben uns für unsere Leistungen. Auch wenn wir Schmerzen haben, gehen uns bestimmte Gedanken durch den Kopf - andere, als wenn es uns gut geht. Im folgenden finden Sie typische Gedanken von Menschen, die Schmerzen haben. Bitte lesen Sie jede der folgenden Feststellungen durch und geben Sie dann an, wie häufig Ihnen dieser Gedanke durch den Kopf geht, wenn Sie Schmerzen haben.

Kreuzen Sie bitte die für Sie zutreffende Zahl der nachstehenden Skala an, die von 0 (= fast nie) bis 5 (= fast immer) reicht.

	Das denke ich... fast nie 0	1	2	3	4	fast immer 5
1. Wenn ich ruhig bleibe und mich entspanne, geht es mir besser						
2. Diese Schmerzen halte ich nicht mehr aus.						
3. Ich kann gegen meine Schmerzen selbst etwas tun.						
4. Egal, was ich auch tue, ich kann doch nichts ändern an meinen Schmerzen.						
5. Ich muß mich jetzt entspannen.						
6. Ich werde schon damit fertig.						
7. Ich muß schnell ein Schmerzmittel nehmen.						
8. Es wird bald wieder besser werden.						
9. Das hört ja nie mehr auf.						
10. Ich bin ein hoffnungsloser Fall.						
11. Es gibt noch schlimmere Dinge als meine Schmerzen.						
12. Ich schaffe das schon.						
13. Wann wird es wieder schlimmer?						

	Das denke ich... fast nie 0	1	2	3	4	fast immer 5
14. Die Schmerzen machen mich fertig.	☐	☐	☐	☐	☐	☐
15. Ich kann nicht mehr.	☐	☐	☐	☐	☐	☐
16. Diese Schmerzen machen mich noch verrückt.	☐	☐	☐	☐	☐	☐
17. Ablenkung hilft am besten.	☐	☐	☐	☐	☐	☐
18. Ich kann mir selbst helfen.	☐	☐	☐	☐	☐	☐

Anhang 10

Datum ☐☐☐☐☐☐ Code ☐☐☐☐

FRAGEBOGEN ZUR ERFASSUNG SCHMERZBEZOGENER KONTROLLÜBERZEUGUNGEN

Im folgenden finden Sie einige Einstellungen und Reaktionen zum chronischen Schmerz, die andere Patienten geäußert haben.

Bitte geben Sie jeweils an, ob Sie der Äußerung zustimmen oder nicht, indem Sie die für Sie zutreffende Zahl der nachstehenden Skala ankreuzen, die von 0 (= trifft gar nicht zu) bis 5 (= trifft sehr zu) reicht.

	Trifft gar nicht zu 0	1	2	3	4	Trifft sehr zu 5
1. Ich kann meine Schmerzen vorhersehen. Es gibt Warnsignale.	☐	☐	☐	☐	☐	☐
2. Egal, was ich auch tue, ich kann meine Schmerzen selbst nicht beeinflussen.	☐	☐	☐	☐	☐	☐
3. Psychische Belastungen verschlimmern meine Schmerzen.	☐	☐	☐	☐	☐	☐
4. Ich kann meine Schmerzen selbst lindern.	☐	☐	☐	☐	☐	☐
5. Wenn ich Schmerzen habe, helfen nur noch Medikamente oder ein Besuch beim Arzt.	☐	☐	☐	☐	☐	☐
6. Ich betrachte meine Schmerzen als Herausforderung.	☐	☐	☐	☐	☐	☐
7. Ich lasse mich von meinen Schmerzen nicht unterkriegen und kämpfe dagegen an.	☐	☐	☐	☐	☐	☐
8. Gegen meine Schmerzen bin ich machtlos.	☐	☐	☐	☐	☐	☐
9. Schmerzen sind ein Schicksalsschlag, den man erdulden muß.	☐	☐	☐	☐	☐	☐
10. Ich glaube nicht, daß ich selbst etwas gegen meine Schmerzen tun kann.	☐	☐	☐	☐	☐	☐
11. Ich versuche, meine Schmerzen so oft wie möglich zu vergessen.	☐	☐	☐	☐	☐	☐
12. Ich mache mir Sorgen über die Zukunft wegen meiner Schmerzen.	☐	☐	☐	☐	☐	☐
13. Ich habe früher versucht, etwas gegen meine Schmerzen zu unternehmen, aber ich habe es aufgegeben, da es keinen Erfolg brachte.	☐	☐	☐	☐	☐	☐
14. Am besten werde ich mit den Schmerzen fertig, wenn ich versuche, mich abzulenken.	☐	☐	☐	☐	☐	☐
15. Ich habe gelernt, mit meinen Schmerzen zu leben.	☐	☐	☐	☐	☐	☐

Skalen und Beispiel-Items des Freiburger Persönlichkeits-Inventars FPI-R

1. **Lebenszufriedenheit**
   "Ich lebe mit mir selbst in Frieden und ohne innere Konflikte."
2. **Soziale Orientierung**
   "Ich fühle mich auch über meine Familie hinaus für andere Menschen verantwortlich."
3. **Leistungsorientierung**
   "Ich bin leicht beim Ehrgeiz zu packen."
4. **Gehemmtheit**
   "Ich bin ungern mit Menschen zusammen, die ich noch nicht kenne."
5. **Erregbarkeit**
   "Oft rege ich mich zu rasch über jemanden auf."
6. **Aggressivität**
   "Wenn mich jemand anschreit, schreie ich zurück."
7. **Beanspruchung**
   "Ich bin oft nervös, weil zu viel auf mich einströmt."
8. **Körperliche Beschwerden**
   "Ich habe manchmal das Gefühl, einen Kloß im Hals zu haben."
9. **Gesundheitssorgen**
   "Um gesund zu bleiben, achte ich auf ein ruhiges Leben."
10. **Offenheit**
   "Manchmal bin ich zu spät zu einer Verabredung oder zur Schule gekommen."

E. **Extraversion**
"Ich gehe abends gerne aus."

N. **Emotionalität**
"Ich habe manchmal ein Gefühl der Teilnahmslosigkeit und inneren Leere."

Anhang 12

Skalen und Beispiel-Items des Streßverarbeitungsfragebogens SVF

"Wenn ich durch irgendetwas oder irgendjemanden beeinträchtigt, innerlich erregt oder aus dem Gleichgewicht gebracht worden bin, ..."

1. **BAG Bagatellisierung**
   "... sage ich mir, alles ist halb so schlimm."
2. **HER Herunterspielen durch Vergleich mit anderen**
   "... sage ich mir, andere würden das nicht so leicht verdauen."
3. **SCHAB Schuldabwehr**
   "... denke ich, mich trifft keine Schuld."
4. **ABL Ablenkung von Situationen**
   "... tue ich etwas, was mich davon ablenkt."
5. **ERS Ersatzbefriedigung**
   "... sehe ich mir etwas Nettes im Fernsehen an."
6. **SEBEST Suche nach Selbstbestätigung**
   "... versuche ich, in anderen Bereichen Bestätigung zu finden."
7. **SITKON Situationskontrollversuche**
   "... wende ich mich aktiv der Veränderung der Situation zu."
8. **REKON Reaktionskontrollversuche**
   "... versuche ich, meine Erregung zu bekämpfen."
9. **POSI Positive Selbstinstruktion**
   "... sage ich mir, nur nicht entmutigen lassen."
10. **BESOZU Bedürfnis nach sozialer Unterstützung**
    "... muß ich mich einfach mit jemandem aussprechen."
11. **VERM Vermeidungstendenz**
    "... vermeide ich von nun an solche Situationen."
12. **FLU Fluchttendenz**
    "... neige ich dazu, die Flucht zu ergreifen."
13. **SOZA Soziale Abkapselung**
    "... meide ich die Menschen."
14. **GEDW Gedankliche Weiterbeschäftigung**
    "... werde ich hinterher die Gedanken an die Situation einfach nicht mehr los."
15. **RES Resignation**
    "... neige ich dazu, alles sinnlos zu finden."
16. **SEMITL Selbstbemitleidung**
    "... fühle ich mich ein wenig vom Schicksal venachlässigt."

17. **SESCH Selbstbeschuldigung**
"... mache ich mir Vorwürfe."
18. **AGG Aggression**
"... reagiere ich gereizt."
19. **PHA Pharmakaeinnahme**
"... nehme ich Beruhigungsmittel."

Anhang 13

Code

Name:................................ Datum: ....

Nachbefragungsbogen

1. Inwieweit haben Sie von den folgenden Teilen des Trainings-Programms profitiert?

	sehr	etwas	kaum	gar nicht
a. Progressive Muskelentspannung	☐	☐	☐	☐
b. Vorstellungs- und Phantasie-Übungen	☐	☐	☐	☐
c. Gruppengespräche	☐	☐	☐	☐
d. Schriftliche Aufgaben	☐	☐	☐	☐

2. Bitte beschreiben Sie kurz in eigenen Worten, ob und in welcher Hinsicht Ihnen das Trainings-Programm geholfen hat.

....

....

....

....

....

3. Haben Sie bei sich selber im Laufe des Trainings-Programms Veränderungen in folgenden Bereichen festgestellt?

	deutliche Besserung	leichte Besserung	keine Veränderung	leichte Verschlechterung	deutliche Verschlechterung
a. Intensität der Schmerzen	☐	☐	☐	☐	☐
b. Häufigkeit und Dauer der Schmerzen	☐	☐	☐	☐	☐

3. (Fortsetzung)

	deutliche Besserung	leichte Besserung	keine Veränderung	leichte Verschlechterung	deutliche Verschlechterung
c. allgemeines körperliches Befinden	☐	☐	☐	☐	☐
d. Schlaf(-störungen)	☐	☐	☐	☐	☐
e. gedanklicher und gefühlsmäßiger Umgang mit den Schmerzen	☐	☐	☐	☐	☐
f. Zukunftsangst	☐	☐	☐	☐	☐
g. körperliche Belastbarkeit	☐	☐	☐	☐	☐
h. Umgang mit Streßsituationen im Alltag	☐	☐	☐	☐	☐
i. Stimmung	☐	☐	☐	☐	☐

4. Sind Sie Ihren persönlichen Zielen für den Umgang mit Schmerzen, die Sie am Anfang des Trainings-Programms formuliert haben, nähergekommen?

Ich bin meinen Zielen

deutlich ☐ etwas ☐ kaum ☐ gar nicht ☐

nähergekommen.

5. Haben Sie Vorschläge für Veränderungen des Trainings-Programms? Wenn ja, nennen Sie sie bitte stichwortartig.

....

....

....

....

....

6. Sie haben im Laufe dieses Trainings-Programms verschiedene Übungen zur Entspannung und zur Schmerzbewältigung kennengelernt. Führen Sie eine oder mehrere dieser Übungen regelmäßig zu Hause durch?

   Ja ☐ Nein ☐

7. Bitte nennen Sie stichwortartig die Übung(en), die Sie zu Hause durchführen. (Falls es mehrere Übungen sind, numerieren Sie sie bitte.) Wenn Sie Übungen neu kombiniert oder verändert haben, beschreiben Sie diese Veränderungen bitte kurz.

   ....

   ....

   ....

   ....

   ....

   ....

   ....

   ....

   ....

   ....

   ....

   ....

   ....

   ....

   ....

Die folgenden Fragen beantworten Sie bitte für jede der bei Frage 7. genannten Übungen getrennt.

Übung Nr. ....

8. Wie oft führen Sie diese Übung durch?

....

9. Führen Sie sie durch ... (Mehrfachnennungen möglich)?

- ☐ wenn Sie schmerzfrei sind
- ☐ wenn Sie leichte Schmerzen haben
- ☐ wenn Sie starke Schmerzen haben
- ☐ vor dem Einschlafen
- ☐ bei anderen Anlässen, nämlich ....

  ....

10. Was gefällt Ihnen an dieser Übung?

....

....

....

11. In welcher Hinsicht hilft Ihnen die Übung? (Mehrfachnennungen möglich)

- ☐ Ich entspanne mich.
- ☐ Ich kann mich dadurch von den Schmerzen ablenken.
- ☐ Ich habe während der Übung weniger starke Schmerzen.
- ☐ Ich habe nach der Übung für .... (Zeitangabe) weniger starke Schmerzen.
- ☐ Die Schmerzen beunruhigen mich weniger.

11. (Fortsetzung)

☐ Ich werde ruhiger und ausgeglichener.

☐ Meine Stimmung bessert sich.

☐ Ich kann besser einschlafen.

☐ In anderer Hinsicht, nämlich ....

....

Code

Name:................................ Datum: ....

Nachbefragungsbogen

1. Haben Sie bei sich selber in den letzten 3 Monaten Veränderungen in folgenden Bereichen festgestellt?

		deutliche Besserung	leichte Besserung	keine Veränderung	leichte Verschlechterung	deutliche Verschlechterung
a.	Intensität der Schmerzen	☐	☐	☐	☐	☐
b.	Häufigkeit und Dauer der Schmerzen	☐	☐	☐	☐	☐
c.	allgemeines körperliches Befinden	☐	☐	☐	☐	☐
d.	Schlaf(-störungen)	☐	☐	☐	☐	☐
e.	gedanklicher und gefühlsmäßiger Umgang mit den Schmerzen	☐	☐	☐	☐	☐
f.	Zukunftsangst	☐	☐	☐	☐	☐
g.	körperliche Belastbarkeit	☐	☐	☐	☐	☐
h.	Umgang mit Streßsituationen im Alltag	☐	☐	☐	☐	☐
i.	Stimmung	☐	☐	☐	☐	☐

2. **Sie haben im Laufe des Trainings-Programms verschiedene Übungen zur Entspannung und zur Schmerzbewältigung kennengelernt. Haben Sie in den letzten 3 Monaten eine oder mehrere dieser Übungen regelmäßig zu Hause durchgeführt?**

   Ja ☐ Nein ☐

   Wenn nein, begründen Sie bitte kurz, warum Sie die Übungen nicht mehr durchführen.

   ....

   ....

   ....

   ....

   ....

3. **Bitte nennen Sie stichwortartig die Übung(en), die Sie zu Hause durchgeführt haben. (Falls es mehrere Übungen sind, numerieren Sie sie bitte.) Wenn Sie Übungen neu kombiniert oder verändert haben, beschreiben Sie diese Veränderungen bitte kurz.**

   ....

   ....

   ....

   ....

   ....

   ....

   ....

   ....

   ....

   ....

   ....

   ....

   ....

   ....

Die folgenden Fragen beantworten Sie bitte für jede der bei Frage 3. genannten Übungen getrennt. (Diese Seite ist deshalb mehrfach vorhanden.)

Übung Nr. ....

4. Wie oft haben Sie diese Übung durchgeführt?

....

5. Haben Sie sie durchgeführt ... (Mehrfachnennungen möglich)?

- ☐ wenn Sie schmerzfrei waren
- ☐ wenn Sie leichte Schmerzen hatten
- ☐ wenn Sie starke Schmerzen hatten
- ☐ vor dem Einschlafen
- ☐ bei anderen Anlässen, nämlich ....

  ....

6. In welcher Hinsicht hilft Ihnen die Übung? (Mehrfachnennungen möglich)

- ☐ Ich entspanne mich.
- ☐ Ich kann mich dadurch von den Schmerzen ablenken.
- ☐ Ich habe während der Übung weniger starke Schmerzen.
- ☐ Ich habe nach der Übung für .... (Zeitangabe) weniger starke Schmerzen.
- ☐ Die Schmerzen beunruhigen mich weniger.
- ☐ Ich werde ruhiger und ausgeglichener.
- ☐ Meine Stimmung bessert sich.
- ☐ Ich kann besser einschlafen.
- ☐ In anderer Hinsicht, nämlich ....

Anhang 15: Therapiemanual

Vorbemerkungen

Das vorliegende Therapiemanual beschreibt zwei Versuchsbedingungen: Das Programm der Streßbewältigungsbedingung beinhaltet die Bausteine Progressive Relaxation nach Jacobson PR (Sitzung 2-4), Schmerzbewältigung (Sitzung 5-7) und Streßbewältigung in Alltag Die wesentlichen therapeutischen Elemente dieses Programms sind:

- *Information.* Als gedankliche Grundlage für das gesamte Programm wird in der ersten Sitzung das Prinzip der psychologischen Schmerzbewältigung anhand einer allgemeinverständlichen Darstellung der Gate-Control-Theorie erklärt. Darauf aufbauend werden auch die Entspannungsübungen und die Übungen zur Schmerz- und Streßbewältigung jeweils durch ein einfaches, an Alltagserfahrungen anknüpfendes Erklärungs-Modell eingeführt. Diese Informationsteile sollen den Ptn. den Sinn und die Wirkungsweise der Übungen transparent machen und ihnen verdeutlichen, in welcher Weise ihre eigene Aktivität gefordert ist.
- *Entspannungs- und Vorstellungsübungen.* Die Übungen werden zunächst gemeinsam in der Gruppe durchgeführt und sollen dann von den Teilnehmern zuhause praktiziert werden. Durch die Entspannungsübungen soll vorwiegend die physiologische, durch die Vorstellungsübungen die motivational-affektive Ebene der Schmerzsymptomatik modifiziert werden. Die Erfahrungen damit und evtl. auftretende Probleme werden in der Gruppe besprochen.
- *Selbstbeobachtung und Verhaltensmodifikation.* Als Grundlage einer Verhaltensänderung sollen die Teilnehmer zur Selbstbeobachtung ihres gedanklichen und verhaltensmäßigen Umganges mit Schmerz- und Streßsituationen angeregt werden. Dies geschieht in Form schriftlicher Haus- bzw. Gruppenaufgaben und der Besprechung dieser Aufgaben. Verhaltensänderungen werden durch Verhaltensaufgaben und im Hinblick auf alltägliche Streßsituationen durch Rollenspiele gefördert.
- *Schriftliches Material.* Die genannten Therapieelemente werden durch schriftliches Material (Informationen, Übungsanleitungen und Hausaufgabenbögen, s. Anhänge 22-38) unterstützt. Den Teilnehmern soll

dadurch auch ermöglicht werden, nach längerer Zeit einzelne Inhalte des Programms wieder "aufzuwärmen".

Die Auswahl und Ausgestaltung einzelner Therapieelemente lehnt sich eng an das Therapiemanual von Rehfisch, Basler und Seemann (1989) an. Außer bei den im Anhang befindlichen Vorstellungsübungen "Baum" (Anhang 20) und "Hand" (Anhang 21) sowie der Übung zur Schmerzumlenkung (Anhang 22), die z.T. wörtlich mit den Anleitungen bei Rehfisch et al. übereinstimmen, wurden diese Anlehnungen der besseren Lesbarkeit wegen nicht im einzelnen kenntlich gemacht. Die Darstellung der Gate-Control-Theorie und die Erklärung zum "Wirkungskreis des Schmerzes" in Sitzung 1 bzw. 2 orientieren sich an der Informations-Broschüre "Schmerz - was ist das?" (Boehringer Mannheim GmbH, 1986), die in der ersten Sitzung verteilt wird.

Bei der Gestaltung der Schmerzbewältigungsbedingung (Sitzung 8K-10K) waren folgende Gesichtspunkte von Bedeutung:

- Die Kontrollbedingung soll denselben zeitlichen Umfang haben wie die Streßbewältigungsbedingung.
- Es sollen keine qualitativ neuartigen Schmerzbewältigungsstrategien vermittelt werden.
- Um die Kontinuität zu den vorhergehenden Sitzungen zu gewährleisten, sollte ein zumindest halbstrukturiertes Angebot gemacht werden.

Einführung in das Therapieprogramm (Sitzung 1)

Lernziele

Die erste Sitzung dient zunächst dem gegenseitigen Kennenlernen der Teilnehmer. Durch die Einführung soll vermittelt werden, daß das Schmerzerleben neben der organischen Grundlage wesentliche psychologische Anteile hat und daß hier auch - unabhängig von der Ursache der Schmerzen - die Chance zur psychologischen Beeinflussung liegt. Die Teilnehmer sollen eigene globale Zielsetzungen für einen konstruktiveren Umgang mit den Schmerzen formulieren. Sie sollen einen Überblick über den zeitlichen Rahmen des Programms bekommen. Schließlich sollen sie auf die Voraussetzung der eigenen aktiven Mitarbeit hingewiesen werden.

Sitzung 1

Überblick

Gegenseitiges Kennenlernen
Gruppenregeln
Einführung in psychologische Schmerzbewältigung anhand der Gate-Control-Theorie
Zeitplan

Hausaufgabe: Therapieziele aufschreiben (Hausaufgabe 1)

Materialien: Teilnehmerliste (Anhang 23)
Gruppenregeln (Anhang 24)
Informations-Broschüre "Schmerz - was ist das?" (Boehringer Mannheim GmbH, 1986)
Arbeitspapier zu Therapiezielen (Anhang 25)
Kurs-Termine

Anhang 15

Teilnehmerliste

Jeder Teilnehmer trägt sich in eine Liste ein, die in der nächsten Sitzung verteilt wird.

Gegenseitiges Kennenlernen

Die Teilnehmer werden gebeten, sich kurz vorzustellen. Neben allgemeinen Angaben zur Person wie Name, Alter, Beruf, familiäre Situation soll jeder kurz sagen, unter welchen Beschwerden er momentan leidet und in welchen Lebensbereichen er sich dadurch beeinträchtigt fühlt. Anschließend stellt die Therapeutin sich selber vor.

Gruppenregeln

Die Gruppenregeln werden verteilt und kurz erläutert.

Vorstellungen und Erfahrungen der Teilnehmer

Das Ziel dieses Kurses besteht darin, daß ich Ihnen Wege und Methoden zeigen möchte, durch die Sie mit Ihren Schmerzen besser zurechtkommen können. Es soll hier also um Möglichkeiten der psychologischen Schmerzbewältigung gehen, durch die Sie Ihre sonstige medizinische Behandlung unterstützen können. Die Teilnehmer werden gebeten, reihum zu sagen, was sie sich unter psychologischer Schmerzbewältigung vorstellen (z.B. aufgrund von Informationen durch die Medien) und ob sie schon - positive oder negative - Erfahrungen in dieser Richtung haben (z.B. durch Kuraufenthalte).

Darstellung der Gate-Control-Theorie

Die Informations-Broschüre wird verteilt. Die Tatsache, daß sich Schmerzen psychologisch beeinflussen lassen, läßt sich nicht nur durch Erfahrung sondern auch physiologisch belegen. Um Ihnen das zu veranschaulichen, möchte ich Ihnen anhand einer Abbildung zeigen, wie Schmerzen entstehen und wie sie durch unser Nervensystem weitergeleitet werden (Informations-Broschüre, S. 26/27).

In den verschiedensten Geweben unseres Körpers - z.B. der Haut, den Gelenken und Muskeln - befinden sich feine Nervenendigungen, die auf die Aufnahme und Weiterleitung schädigender Reize spezialisiert sind. Sie heißen Schmerzrezeptoren. Wenn die Schmerzrezeptoren durch eine schädigende Einwirkung, z.B. eine Verletzung, erregt werden, senden sie über den dazugehörigen Nerv einen Impuls ans Rückenmark und von dort ins Gehirn. Erst wenn der Nervenimpuls im Gehirn, genauer gesagt in der der Großhirnrinde, angekommen ist, wird er dort bewußt als Schmerz wahrgenommen.

Um bis dahin zu kommen, muß der Nervenimpuls jedoch vorher zwei wichtige Schaltstellen passieren. Die erste Schaltstelle befindet sich im Rükkenmark. Sehr schwache Impulse werden an dieser Stelle gestoppt. Nur wenn der Impuls stark genug ist, wird er zur zweiten Schaltstelle im Gehirn weitergeleitet. Hier wird noch einmal überprüft, ob er stark genug ist, um dann schließlich in die Großhirnrinde geleitet zu werden. Erst wenn diese beiden Schaltstellen überwunden sind, empfinden Sie Schmerz. Nun hängt die Weiterleitung des Nervenimpulses incht nur von seiner Stärke ab. Es ist möglich, daß selbst stärkere Impulse in ihrer Weiterleitung gebremst werden und dadurch das Schmerzerleben gemildert wird. Diese Bremswirkung kommt dadurch zustande, daß die zweite Schaltstelle im Zwischenhirn hemmende Signale an die erste Schaltstelle im Rückenmark aussendet, so daß der Nervenimpuls dort gedroselt wird. Man kann sich also die Schaltstelle im Rückenmark anschaulich als eine Art Schmerztor vorstellen, das von einem Wärter - der Schaltstelle im Zwischenhirn - bewacht wird.

Wodurch kann nun das Schmerztor verengt oder sogar geschlossen werden? Hierfür spielt die gedankliche und gefühlsmäßige Reaktion auf die Schmerzen und die Situation, in der sie hervorgerufen werden, eine wichtige Rolle. Entsprechende Erfahrungen hat wahrscheinlich jeder schon einmal gemacht. Stellen Sie sich beispielsweise vor, daß Sie an einem Morgen, an dem Sie schnell zur Arbeit müssen und Ihnen womöglich noch eine wichtige Aufgabe bevorsteht, unter Schmerzen leiden. In so einer Situation entsteht wahrscheinlich spontan Angst, den Anforderungen nicht gewachsen zu sein. Es kommen wahrscheinlich Gedanken auf wie "Warum muß es mir gerade jetzt so schlecht gehen?" etc.. Ganz anders wäre Ihre Reaktion wahrscheinlich, wenn die Schmerzen an einem Urlaubstag auftreten, an dem Sie die Möglichkeit haben, sich mit einem Buch in den Liegestuhl zu legen und sich zu entspannen. Die Schmerzen wären zunächst vielleicht dieselben. Aber Ihre Reaktion darauf, die Gedanken und Gefühle, die dadurch ausgelöst werden, wären wahrscheinlich viel gelassener und zuversichtlicher als in dem ersten Fall. Dementsprechend würde es Ihnen wohl auch schneller wieder besser gehen; sie würden sich eher wieder in der Lage fühlen, etwas zu unternehmen.

Physiologisch kommen diese Zusammenhänge dadurch zustande, daß die gedankliche Bewertung der Schmerzen in Form von Nervenimpulsen aus der Großhirnrinde an das Zwischenhirn - also den Wärter des Schmerztores - weitergeleitet werden. Im Zwischenhirn werden auch die Gefühle - wie Angst, Wut, Freude - verarbeitet. Bei einer eher gelassenen, zuversichtlichen Bewertung der Schmerzen und damit einhergehenden ausgeglichenen oder positiven Gefühlen wird nun das Schmerztor verengt, so daß der Schmerz als nicht mehr ganz so intensiv empfunden wird. Das Schmerztor kann aber auch durch extremen Streß geschlossen werden. Dies sind dann Ausnahmesituationen, in denen wir uns Schmerz gewissermaßen nicht leisten können: Dieses Phänomen wurde z.B. bei Kriegsverletzungen beobachtet. Es gibt auch Menschen, die in sehr stressigen Alltagssituationen keine oder wenig Schmerzen verspüren, dafür aber hinterher, wenn die Anspannung nachläßt verstärkt Schmerzen haben.

Diese Zusammenhänge zeigen, daß die - häufig unbeabsichtigte - psychologische Beeinflussung von Schmerzen etwas ganz Alltägliches ist und daß jeder Mensch die Voraussetzungen dafür mitbringt. Ich möchte Ihnen in diesem Kurs Methoden zeigen, mit denen Sie diese Möglichkeiten bewußter einsetzen und nutzen können. Wichtig ist auch, daß psychologische Methoden der Schmerzbewältigung nicht nur bei seelisch bedingten sondern auch bei eindeutig organisch bedingten oder Operationsschmerzen helfen können. Dadurch kann natürlich nicht die zugrundeliegende Krankheit behoben werden; aber Sie können dadurch lernen, besser mit den Schmerzen zurechtzukommen. Wichtiger als die Ursache Ihrer Schmerzen ist also Ihre Bereitschaft, das, was ich Ihnen in diesem Kurs erkläre und zeige, aktiv umzusetzen.

Feedback durch die Teilnehmer

Wie denken Sie über das, was ich Ihnen jetzt über die psychologische Schmerzbewältigung gesagt habe? Vielleicht sind Sie skeptisch, haben Bedenken oder Sie haben vielleicht Fragen dazu.

Hausaufgabe 1

Die Teilnehmer werden gebeten, zum nächsten Mal zu überlegen, was sie persönlich in ihrem Umgang mit den Schmerzen oder in ihrem sonstigen Lebensstil in positive Richtung verändern können, wo also ihre individuellen Möglichkeiten der psychologischen Schmerzbewältigung liegen. Es sollen drei Ziele benannt werden. Dabei wird von vornherein darauf hingewiesen, daß völlige Schmerzfreiheit kein realistisches Ziel ist und daß es ausdrücklich um den Umgang mit den Schmerzen geht. Das Arbeitspapier dazu wird verteilt.

Zeitplan

Es wird eine Liste mit den Gruppenterminen verteilt. Die Teilnehmer werden darauf hingewiesen, daß es wichtig ist, möglichst an allen Terminen teilzunehmen, da die Sitzungen aufeinander aufbauen. Wer verhindert ist, wird um vorherige Absage gebeten.

Therapieeinheit "Entspannung und Ablenkung" (Sitzung 2-4)

Lernziele

Den Teilnehmern soll der Zusammenhang zwischen muskulärer Anspannung und Schmerz vermittelt werden. Die PR soll soweit erlernt werden, daß positive Resultate spürbar werden und die kürzeste Version, zunächst noch mit Kassette, in den Alltag integriert wird. Außerdem soll den Teilnehmern der positive Effekt von ablenkenden Tätigkeiten bewußt werden.

Sitzung 2

Überblick

Besprechung der Therapieziele (Hausaufgabe 1)
Einführung in die PR
PR1 + Nachbesprechung

Hausaufgabe: PR1 (Hausaufgabe 2)

Materialien: Tafelbild oder Poster "Wirkungskreis des Schmerzes" (Anhang 26)
Hinweise für die Durchführung der Entspannungsübungen (Anhang 27)
Überblick über die Übungsabfolge von PR1 (Anhang 28)
Kassette mit PR1 und PR2

Anhang 15

Besprechung der Hausaufgabe 1

Die Teilnehmer tragen ihre Therapieziele vor. Bei sehr unkonkreten Zielen (z.B. "ausgeglichener werden") wird nachgefragt, was derjenige genau dafür verändern müßte.

Wirkungskreis des Schmerzes

Sie haben sicher alle schon die Erfahrung gemacht, daß Schmerzen und Muskelanspannung häufig miteinander einhergehen. Ich möchte Ihnen diesen Zusammenhang anhand einer Abbildung verdeutlichen (Tafelbild oder Poster "Wirkungskreis des Schmerzes", s. Anhang 26, auf das im Laufe der Erklärung verwiesen wird). Eine alltägliche Erfahrung ist das Zusammenzucken bei einem plötzlich auftretenden Schmerz, z.B. wenn man sich verbrannt hat (Abbildung in der Informations-Broschüre, S. 12/13). Dieses Zusammenzucken geht so schnell, daß wir den Schmerz meist erst hinterher spüren. Der Grund dafür ist, daß es sich um einen Reflex, den Fluchtreflex, handelt. Reflexe kommen über direkte Verschaltungen von Nerven im Rükkenmark automatisch zustande. Sie können durch das Gehirn, also durch unser Bewußtsein, nicht beeinflußt werden. Nun kommt es allerdings auch vor, daß sich bereits vor dem Auftreten eines Schmerzreizes Muskelverspannung einstellt. Ein Beispiel, das wahrscheinlich jeder kennt, sind Schmerzen beim Zahnarzt: Aus Angst vor Schmerzen sitzen wir schon von vornherein ganz verkrampft im Behandlungsstuhl. Wenn dann tatsächlich Schmerzen auftreten, verstärkt sich die Anspannung noch mehr.

Muskelanspannung spielt auch bei chronischen Schmerzen eine wichtige Rolle. So werden Kopfschmerzen häufig durch Verspannungen in der Nakkenmuskulatur ausgelöst. Etwas anders verhält es sich meist bei Rückenschmerzen: Rückenschmerzen können z.B. durch einen Bandscheibenvorfall verursacht sein. Das bedeutet, daß die Bandscheibe sich vorwölbt und auf Nervengewebe drückt. Dadurch wird Schmerz verursacht. Dieser Schmerz löst, ähnlich wie bei dem Fluchtreflex, automatisch eine starke Verspannung der Rückenmuskulatur aus. Der Sinn einer solchen Schonhaltung ist es, den Schmerz zu verringern oder zu vermeiden. Wenn die Schonhaltung jedoch zur Gewohnheit wird, werden die Rückenmuskeln in einer unnatürlichen Weise angespannt und fehlbelastet. Diese Daueranspannung bewirkt, daß die betroffenen Muskeln zuwenig durchblutet und dadurch auch zuwenig mit Sauerstoff versorgt werden und sich Schlackenstoffe im Gewebe ansammeln. Dadurch entstehen wiederum Schmerzen. Auf diese Weise kommt es schließlich zu einem Teufelskreis zwischen Schmerzen und Muskelspannung: Die Schmerzen rufen Muskelanspannung hervor; die Muskelanspannung verstärkt wiederum die Schmerzen.

Ein zusätzlicher Aspekt in diesem Wirkungskreis ist das psychische Befinden, das ebenfalls eng mit muskulärer Anspannung bzw. Entspannung einhergehen kann. So führen bspw. die Angst vor Schmerzen oder das Gefühl, unter Zeitdruck zu stehen, zu verstärkter Muskelanspannung. Dieser Zusammenhang findet sich auch in manchen Redensarten wieder: Wenn jemand z.B. sagt "Ich stehe total unter Spannung" oder "Ich gehe das ganz locker an".

Wir haben es also schließlich mit einem Wirkungskreis zu tun, in dem Schmerzen, Muskelspannung und psychisches Befinden eng miteinander verzahnt sind. Dabei lassen sich die Schmerzen durch psychologische Methoden nicht direkt beeinflussen. Sinnvoller ist es, das negative Zusammenwirken dieser drei Faktoren über eine Veränderung der Muskelspannung oder des psychischen Befindens zu unterbrechen. An dieser Stelle setzen Entspannungsübungen an, indem sie dazu verhelfen, zunächst die Muskelspannung herabzusetzen, und mit der Zeit auch zur seelischen Entspannung beitragen. Zusammenfassend läßt sich also festhalten, daß Muskelverspannungen in der Regel nicht die Ursache für chronische Schmerzen sind, daß sie aber sehr wohl Schmerzen auslösen können und sie erheblich verstärken oder aufschaukeln können. Dieses Aufschaukeln der Schmerzen kann man durch Entspannungsübungen verhindern oder unterbrechen.

Erfahrungen mit Entspannung

Wer von Ihnen hat bereits Erfahrungen mit Entspannungsübungen gemacht?

Einführung in die PR

Das Entspannungsverfahren, mit dem ich Sie heute und in den nächsten beiden Sitzungen vertraut machen möchte, heißt Progressive Muskelentspannung. Das Prinzip dieser Methode besteht darin, daß wir die verschiedenen Muskelgruppen des Körpers nacheinander durchgehen und sie zuerst kurz anspannen und dann wieder lockerlassen. Dieses Prinzip wird mit der rechten Hand vorgeführt und anschließend gemeinsam mit den Teilnehmern wiederholt. Dabei wird darauf hingewiesen, daß die Muskeln zwar angespannt, aber nicht schmerzhaft verkrampft werden sollen. Falls auch leichte Anspannung in einem Körperteil Schmerzen auslöst oder verstärkt, wird diese Partie nicht angespannt. Der Betreffende soll dann versuchen, diese Muskelpartie lockerer zu lassen. Dieser Wechsel zwischen Anspannung und

Entspannung bewirkt, daß Sie mit der Zeit sensibler und aufmerksamer für Muskelverspannungen werden und zunehmend lernen werden, sie zu lösen, bevor sie zu einem Dauerzustand werden.

Durchführung von PR1 (s. Anhang 16)

Nachbesprechung

Die Teilnehmer berichten, wie sie die Übung empfunden haben. Fragen dazu: Haben Sie einen Unterschied zwischen Anspannung und Entspannung spüren können - woran? Was haben Sie als angenehm, was als unangenehm empfunden? Sind Probleme im Hinblick auf einzelne Körperteile aufgetreten?

Hausaufgabe 2

Durchführung von PR1 mit Kassette

Hinweise zum Üben

Die Wirkung der Entspannung ist in erster Linie ein Lerneffekt. Sie kînnen die Entspannung nur dann wirklich für sich nutzen, wenn Sie sie regelmäßig durchführen - am besten zweimal, mindestens aber einmal täglich. Erste positive Ergebnisse stellen sich meistens erst nach ein bis zwei Wochen regelmäßiger Übung ein. Sie sollten daher für den Anfang nicht zuviel erwarten. Ich möchte Sie auch bitten, von der Entspannung keine sofortige Schmerzlinderung zu erwarten. Entspannung alleine führt selten zu einer deutlichen Schmerzlinderung. Vielleicht merken Sie die Wirkung eher daran, daß Sie allgemein ausgeglichener und ruhiger werden, besser schlafen können, körperlich und seelisch besser abschalten können. Wir werden dann später Übungen machen, mit denen Sie Ihr Schmerzerleben gezielter beeinflussen können. Diese Übungen werden Ihnen besser gelingen, wenn Sie mit der Entspannung gut vertraut sind. Zunächst ist es sinnvoll, daß Sie die Übungen durchführen, wenn Sie nicht gerade besonders stark unter Schmerzen leiden, um sich den Anfang nicht unnötig zu erschweren. Die Hinweise für die Durchführung der Entspannungsübungen und der Überblick über die Übungsabfolge von PR1 werden verteilt.

Sitzung 3

Überblick

Besprechung der Erfahrungen mit PR1 (Hausaufgabe 2)
PR2 + Nachbesprechung
Einführung zu Ablenkung

Hausaufgaben: PR2 (Hausaufgabe 3)
Liste mit Ablenkungsmöglichkeiten (Hausaufgabe 4)

Materialien: Überblick über die Übungsabfolge von PR2 (Anhang 29)
Arbeitspapier zu Ablenkungsmöglichkeiten (Anhang 31)

Besprechung der Hausaufgabe 2

Die Teilnehmer berichten über die Erfahrungen mit dem häuslichen Üben von PR1. Fragen hierzu: Wie häufig wurde geübt? Wie fühlen Sie sich nach der Entspannung? Gab es Schwierigkeiten beim Üben (z.B. Integration in den Tagesablauf, Entspannung einzelner Körperteile, Geschwindigkeit und Dauer der Kassetteninstruktion, Beeinträchtigung des Übens durch Schmerzen)? Bzgl. individueller Schwierigkeiten beim Üben werden Verbesserungsvorschläge besprochen.

Vorstellung von PR2, Einführung des Ruhebildes

Sie haben bei der eben besprochenen Entspannungsübung bemerkt, daß ein Übungsdurchgang ziemlich lange dauert, weil auch kleine Muskelgruppen einzeln durchgegangen werden. In der Version, die ich heute mit Ihnen durchführen möchte, und in der darauffolgenden werden einige Muskelgruppen zusammengefaßt. Dadurch wird der Übungsdurchgang etwas kürzer, und Sie werden mit der Zeit die Entspannung ohne großen Aufwand in Alltagsituationen durchführen können.

Etwas, das in dieser zweiten Version neu hinzukommt, ist das Hineinnehmen eines persönlichen Ruhebildes in die Übung. Das bedeutet, daß ich Ihnen am Ende der Übung, vor der Rücknahme der Entspannung, etwas Zeit lassen werde, sich ein angenehmes, entspannendes Bild vorzustellen. Sie können sich dabei etwas vorstellen, was Sie schon einmal gesehen oder erlebt haben, z.B. eine schöne Landschaft aus dem Urlaub oder ein Zimmer, in dem Sie sich besonders wohlfühlen. Es kann aber auch etwas sein, das Sie noch nie gesehen haben - ein Phantasiebild. Ich möchte Ihnen vorschlagen, daß wir uns jetzt, bevor wir mit der Übung beginnen, einen Moment Zeit nehmen, damit jeder für sich überlegen kann, wie sein persönliches Ruhebild aussehen könnte. Am besten nehmen Sie dazu Ihre Entspannungs-Haltung ein, schließen die Augen und nehmen sich einen Moment Zeit, ein Bild vor Ihrem inneren Auge auftauchen zu lassen, das Ihnen Ruhe und Entspannung vermittelt. Wenn jeder Teilnehmer ein Bild gefunden hat ...

Durchführung von PR2 (s. Anhang 17)

Nachbesprechung

Die Teilnehmer berichten darüber, wie sie die gekürzte Version empfunden haben. Fragen dazu: Gab es Schwierigkeiten, sich auf den kürzeren Ablauf einzustellen? Wie sieht das Ruhebild aus? Konnten Sie es sich gut vorstellen und in Gedanken wahrnehmen?

Hausaufgabe 3

Die Teilnehmer werden gebeten, zu Hause die Version PR2 durchzuführen. Der Überblick über die Übungsabfolge wird verteilt.

Einführung in die Ablenkung von Schmerzen

Wahrscheinlich haben Sie schon manchmal die Erfahrung gemacht, daß Sie Schmerzen nicht in allen Situationen und Lebenslagen gleich empfinden. Wenn Sie mit irgendeiner Sache intensiv beschäftigt sind, die Sie fesselt oder Ihnen Spaß macht, werden die Schmerzen wahrscheinlich für eine Weile in den Hintergrund treten. Darüber, wie stark Schmerzen empfunden werden und wie gut oder schlecht wir sie ertragen können, entscheidet also nicht nur das tatsächliche Ausmaß einer Verletzung oder einer Erkrankung. Genauso wichtig ist es, wie wir auf die Schmerzen reagieren: ob wir uns darauf konzentrieren, womöglich darauf warten, daß sie schlimmer werden, oder versuchen, unsere Aufmerksamkeit anderen Dingen zuzuwenden, uns also von den Schmerzen abzulenken. Ein gutes Beispiel dafür ist ein Sportler, der sich während eines Wettkampfes verletzt und dann trotzdem weiterspielt und während des Wettkampfes seine Schmerzen ignorieren kann. Er hat während des Wettkampfes seine Aufmerksamkeit auf andere, wichtigere

Dinge gelenkt: darauf, wie wichtig es für ihn ist zu gewinnen, wie er die letzten Reserven mobilisieren kann, auf Schwachpunkte des Gegners usw..

Haben Sie selber schon einmal Erfahrungen damit gemacht, in welchen Situationen Sie weniger auf ihre Schmerzen achten? Was für Beschäftigungen machen Ihnen soviel Freude oder nehmen Sie so in Anspruch, daß die Schmerzen darüber in den Hintergrund treten? Worauf haben Sie da ihre Aufmerksamkeit gelenkt? Wodurch waren andere Dinge in diesem Moment wichtiger? Handelt es sich um lustige, angenehme, spannende, faszinierende Tätigkeiten?

Erklärungsmodell zur Wirkung von Ablenkung

Warum wirkt Ablenkung überhaupt? Man kann sich die bewußte Aufmerksamkeit bildlich als einen kleinen Lichtkegel, etwa wie den einer Taschenlampe, in einem großen dunklen Raum vorstellen. Dieser große dunkle Raum besteht aus der riesigen Menge von Sinneseindrücken, die ständig auf uns einwirken und die wir gar nicht alle bewußt verarbeiten kînnen. Auch die Vielfalt unserer Körperempfindungen gehört dazu, genauso wie die Vielzahl von Erinnerungen und Eindrücken in unserem Gedächtnis. Wie mit einer Taschenlampe können wir also immer nur einen kleinen Ausschnitt aus diesem Raum durch unsere Aufmerksamkeit beleuchten. Sie haben wahrscheinlich alle schon einmal die Erfahrung gemacht, daß Sie gedanklich so sehr in etwas vertieft waren, z.B. ins Zeitunglesen, daß Sie einfach überhört haben, was um Sie herum gesprochen wurde.

Äußere und innere Ablenkung, Beispiele

Die Fähigkeit, unsere Aufmerksamkeit von den Schmerzen weg und auf angenehmere Dinge hinzulenken, läßt sich durch den bewußten Einsatz von Ablenkung trainieren. Sie können sich dabei durch etwas ablenken, was Sie tun (von den Teilnehmern genannte Beispiele anführen). Das bezeichnet man als äußere Ablenkung. Sie können sich aber auch gedanklich ablenken, indem Sie an etwas Angenehmes oder Interessantes denken, z.B. sich eine schöne Erinnerung ins Gedächtnis rufen oder den nächsten Urlaub planen. Das bezeichnet man als innere Ablenkung. Ein Beispiel für innere Ablenkung ist auch das Ruhebild bei der Entspannungsübung. Wodurch man sich gut ablenken kann, findet jeder am besten durch Phantasie und Ausprobieren heraus. Wichtig ist nur, daß es sich um etwas handelt, was Sie für eine Weile wirklich fesselt oder Ihnen Freude macht.

Anhang 15

Einwänden begegnen

"Von starken Schmerzen kann man sich nicht ablenken." - Auf sehr starke Schmerzen trifft das wahrscheinlich zu. Sie haben aber schon viel gewonnen, wenn Sie Mîglichkeiten herausgefunden haben, sich von leichteren Schmerzen abzulenken. Am besten versuchen Sie, Ihre persönlichen Ablenkungen zunächst bei leichteren Schmerzen einzusetzen.

Hausaufgabe 4

Die Teilnehmer sollen eine möglichst vollständige Liste ihrer persönlichen Ablenkungsmöglichkeiten erstellen. Dafür wird das entsprechende Arbeitspapier verteilt.

Sitzung 4

Überblick

Besprechung der Erfahrungen mit PR2 (Hausaufgabe 3)
PR3 + Nachbesprechung
Besprechung der Ablenkungsmöglichkeiten (Hausaufgabe 4)

Hausaufgaben: PR3 (Hausaufgabe 5)

Materialien: Überblick über die Übungsabfolge von PR3 (Anhang 30)
Kassette mit PR3

Besprechung der Hausaufgabe 3

Die Teilnehmer berichten über ihre Erfahrungen mit PR2. Fragen dazu: Sind alle mit der gekürzten Version zurechtgekommen? Wie wurde die Hinzunahme des Ruhebildes empfunden (Schwierigkeiten bei der Vorstellung, Veränderungen des Bildes)? Ansonsten: s. Besprechung von PR1.

Vorstellung von PR3, Einführung des Entspannungswortes

In der Entspannungsübung, die ich heute mit Ihnen durchführen möchte, sind wiederum einige Übungen zusammengefaßt. Sie ist also wieder etwas kürzer als die vorhergehende Übung. Eine weitere Veränderung ist die, daß ich Ihnen für die einzelnen Muskelgruppen nur noch die Aufforderung zum Anspannen geben werde. Das Signal für die Entspannung sollen Sie sich - nach dem für sie passenden Zeitabstand selber geben. Ich möchte Sie bitten, sich dafür ein persönliches Entspannungswort zu überlegen. Mit diesem Wort fordern Sie sich dann in Gedanken selber dazu auf, die Muskeln wieder lockerzulassen. Lassen Sie sich einen Moment Zeit zu überlegen, welches Wort für Sie passen würde. Wenn jeder Teilnehmer sein Wort gefunden hat ...

Durchführung von PR3 (s. Anhang 18)

Nachbesprechung

Die Teilnehmer berichten, wie sie die nun noch kürzere Version empfunden haben und wie sie mit dem selbstgesetzten Entspannungssignal zurechtgekommen sind.

Hausaufgabe 5

Die Teilnehmer werden gebeten, zuhause die Übung PR3 durchzuführen. Um die Wirkung der Entspannung zu vertiefen, ist es sinnvoll, sich das Signal zum Entspannen beim Ausatmen zu geben, da mit dem Ausatmen ohnehin ein gewisser Entspannungseffekt einhergeht. Die Kassette mit PR3 und der Überblick über die Übungsabfolge von PR3 werden verteilt.

Besprechung der Hausaufgabe 4

Die Teilnehmer nennen die Ablenkungsmöglichkeiten, die sie aufgeschrieben haben. Ggfs. wird nachgefragt, was sie daran als angenehm, fesselnd etc. erleben. Haben Sie diese Ablenkungsmöglichkeiten schon ausprobiert? Haben sie geholfen? Haben Sie versucht, sie bei leichteren oder auch bei stärkeren Schmerzen einzusetzen?

Anhang 15

Hausaufgabe 6

Die Teilnehmer werden gebeten, sich aus ihrer Liste zwei Ablenkungsmöglichkeiten auszusuchen und diese bei leichteren Schmerzen in der nächsten Woche bewußt zum Einsatz zu bringen. Als Gedankenstütze kann dafür die Liste an einer gut sichtbaren Stelle aufgehängt werden. Wichtig ist auch zu überlegen, ob die entsprechenden Tätigkeiten wirklich verfügbar sind. Wenn nicht, sollten die Voraussetzungen dafür geschaffen werden: also z.B. ein spannendes Buch oder eine Schallplatte kaufen.

Therapieeinheit "Schmerzbewältigung" (Sitzung 5-7)

Lernziele

Die Ptn. sollen verschiedene Strategien der Schmerzkontrolle kennenlernen und in der Lage sein, diese zuhause selbständig anzuwenden. Weiterhin soll ihnen ein plausibles Erklärungsmodell zur Wirkungsweise der Übungen vermittelt werden, das mit dem bisher vermittelten Modell des Schmerzerlebens übereinstimmt. Sie sollen ermutigt werden, persönliche Bilder und Vorstellungen in die Übungen zu integrieren bzw. die Übungen nach eigenen Bedürfnissen zu modifizieren.

Sitzung 5

Überblick

Besprechung der Erfahrungen mit PR3 u. Ablenkung (Hausaufgaben 5 u. 6)
Phantasiereise "Baum" + Nachbesprechung
Einführung schmerzbezogener Kognitionen

Hausaufgaben: PR + Phantasiereise "Baum" (Hausaufgabe 7)
Liste mit schmerzbezogenen Kognitionen erstellen (Hausaufgabe 8)

Materialien: Anleitung zur Phantasiereise "Baum" (Anhang 32)
Arbeitspapier zur Sammlung schmerzbezogener Kognitionen (Anhang 35)

Anhang 15

Besprechung der Hausaufgaben 5 u. 6

Die Teilnehmer berichten, wie sie mit der dritten und kürzesten Version der PR zurechtgekommen sind. Sie werden ermutigt, die Entspannung auch ohne Kassette auszuprobieren. Außerdem werden die Erfahrungen mit den Ablenkungsstrategien besprochen. Fragen hierzu: Haben Sie diese Tätigkeit bei schwächeren oder stärkeren Schmerzen eingesetzt? Wie gut konnten Sie sich darauf konzentrieren? Hat Ihnen die Tätigkeit Freude gemacht?

Phantasiereise "Baum"

Wir haben in der vorletzten Sitzung darüber gesprochen, daß es Möglichkeiten der äußeren und der inneren Ablenkung gibt. Ich mchte Ihnen heute eine Übung zur inneren Ablenkung zeigen, eine Phantasiereise. Wir werden dafür mit der Entspannungsübung beginnen, so wie wir sie zuletzt durchgeführt haben. An der Stelle, an der sonst das Ruhebild steht, werde ich Sie bitten, sich einen Baum vorzustellen und diesen Baum in Ihrer Phantasie durch die verschiedenen Jahreszeiten zu begleiten. Anschließend können wir dann darüber sprechen, ob Ihnen die Übung gefallen hat und wie Sie sie empfunden haben.

Durchführung der Phantasiereise "Baum" (s. Anhang 20).

Nachbesprechung

Die Teilnehmer berichten, wie sie die Übung erlebt haben. Vertiefende Fragen: Konnten Sie sich den Baum gut vorstellen? War es ein Phantasiebaum oder einer, den Sie wirklich kennen? Welche Jahreszeit hat Ihnen am besten gefallen? Was mögen Sie an dieser Jahreszeit besonders?

Hausaufgabe 7

Diejenigen, denen die öbung gefallen hat, können sie zuhause mit der Entspannung kombinieren.

Einführung in die Bedeutung schmerzbezogener Kognitionen

Schmerzen sind etwas sehr Belastendes. Sie wirken sich negativ auf die Stimmung aus und sind oft von sehr unangenehmen Gedanken begleitet, die sich z.B. auf die Angst vor einer schweren Erkrankung beziehen, auf die

Befürchtung, nichts mehr leisten zu können, den Anforderungen im Alltag nicht gewachsen zu sein. Es kann auch Ärger über den eigenen Körper aufkommen, der nicht so funktioniert, wie er eigentlich sollte. Solche negativen Gedanken führen meistens dazu, daß man sich noch schlechter fühlt, sich körperlich verspannt und die Schmerzen dadurch noch weiter zunehmen. Bevor es allerdings gelingt, diese negativen Gedanken in Schmerzsituationen durch positivere, hilfreichere zu ersetzen, ist es wichtig, sie sich bewußt zu machen.

Hausaufgabe 8

Ich möchte Sie bitten, in der kommenden Woche bewußt darauf zu achten, was für Gedanken - negative oder positive - Ihnen in Schmerzsituationen durch den Kopf gehen. Damit meine ich v.a. solche Gedanken, die sich direkt oder indirekt auf die Schmerzen oder Ihren eigenen Umgang damit beziehen. Sie sollten sich einmal am Tag - vielleicht vor Ihrer Entspannungsübung - Zeit nehmen, zu überlegen, was für Gedanken das sind, und sie aufzuschreiben. Das entsprechende Arbeitspapier wird verteilt.

Sitzung 6

Überblick

Besprechung der Erfahrungen mit der Phantasiereise "Baum" (Hausaufgabe 7)
Einführung in die Schmerzmodifikation
Übung "Hand" + Nachbesprechung
Besprechung und Beurteilung der schmerzbezogenen Kognitionen (Hausaufgabe 8)

Hausaufgaben: PR + Übung "Hand" (Hausaufgabe 9)
Liste mit hilfreichen Gedanken in Schmerzsituationen (Hausaufgabe 10)

Materialien: Anleitung zur Vorstellungsübung "Hand" (Anhang 33)
Arbeitspapier zu hilfreichen Gedanken in Schmerzsituationen (Anhang 36)

Anhang 15

Besprechung der Hausaufgabe 7

Die Teilnehmer berichten über ihre Erfahrungen mit der Phantasieübung. Sie werden darauf hingewiesen, daß sie sich ähnliche Phantasiereisen auch selber ausdenken können. Gut geeignet sind dafür angenehme Urlaubs- oder Kindheitserinnerungen.

Einführung in die Schmerzmodifikation

Ich möchte Ihnen heute und in der nächsten Sitzung zeigen, wie Sie durch eine Vorstellungsübung versuchen kînnen, Ihr Schmerzerleben zu beeinflussen. Ich möchte Ihnen das an einem Beispiel verdeutlichen. Wahrscheinlich haben Sie schon einmal das Stichwort einer Placebo-Wirkung von Medikamenten gehört. Ein Placebo ist ein Scheinmedikament, das genauso aussieht wie ein echtes, aber keine wirksamen Stoffe enthält. Von Placebo-Wirkung spricht man, wenn ein Patient nach der Einnahme eines solchen Scheinmedikamentes eine Besserung seiner Beschwerden erfährt. So hat sich gerade bei Schmerzmitteln gezeigt, daß Placebos bei einigen Menschen zu einer genauso starken Schmerzlinderung führen wie echte Medikamente. Offenbar hat der Betroffene die Schmerzlinderung selber durch seine Gedanken und seine Vorstellungskraft herbeigeführt. Weil er glaubt, daß es sich um ein echtes Medikament handelt, spricht er sich vielleicht gut zu und sagt sich, daß seine Schmerzen bestimmt bald besser werden. Vielleicht stellt er sich auch bildlich vor, wie es wirkt: Wie die Tablette sich im Magen auflöst, durch die Darmwände ins Blut gelangt und die Wirkstoffe dorthin transportiert werden, wo sie gebraucht werden.

Diese positive Wirkung der eigenen Gedanken und Vorstellungen kommt in dem Placebo-Beispiel unbeabsichtigt zum Tragen, denn der Betroffene weiß ja nicht, daß er ein Placebo einnimmt. Sie können diese Art der Selbsthilfe durch positive Gedanken und Vorstellungen aber auch gezielt und bewußt zum Einsatz bringen. Eine Möglichkeit dafür möchte ich Ihnen mit der folgenden Übung zeigen.

Vorstellungsübung "Hand"

Wir werden die Übung wieder mit der Entspannung beginnen. Ich werde Sie dann bitten, sich auf die Empfindungen in einer Hand zu konzentrieren, die schmerzfrei ist. Die Teilnehmer sollen sich die rechte oder linke Hand dafür aussuchen. (Wer in beiden Händen Schmerzen hat, kann sich statt dessen auf das Sonnengeflecht konzentrieren. Die entsprechenden Instruktionen werden dann ergänzt.)

Durchführung der Übung "Hand" (s. Anhang 21).

Nachbesprechung

Die Teilnehmer berichten reihum, ob ihnen die Übung gefallen hat und welche Erfahrungen sie damit gemacht haben. Vertiefende Fragen: Was für ein Gefühl war es, das Sie in ihrer Hand empfunden haben? Haben Sie gespürt, daß es sich ausgebreitet hat? Wie haben sich Ihre schmerzenden Körperstellen während der Übung angefühlt? Hat sich Ihr Schmerzempfinden nach dieser Übung verändert?

Hausaufgabe 9

Kombination der Übung "Hand" mit der Entspannung.

Besprechung der Hausaufgabe 8

Die Teilnehmer tragen ihre schmerzbezogenen Gedanken vor. Durch Nachfragen werden die Gedanken ggfs. konkretisiert. Vertiefende Fragen (zum Zusammenhang zwischen Gedanken und Gefühlen): Mit was für einer Stimmung geht dieser Gedanke einher? Bei negativen Gedanken: Denken Sie in besserer Stimmung genauso?

Hausaufgabe 10

Bei unserer Sammlung schmerzbezogener Gedanken ist deutlich geworden, daß positive bzw. negative Gedanken in Schmerzsituationen den Umgang mit den Schmerzen und die gefühlsmäßige Reaktion darauf beeinflussen. Ich möchte Sie bitten, sich die Liste mit den für Sie typischen Gedanken in Schmerzsituationen bis zur nächsten Sitzung noch einmal anzuschauen und sich bei jedem Gedanken zu fragen, ob dieser Gedanke Ihnen hilft, besser mit den Schmerzen zurechtzukommen. Vielleicht fällt es Ihnen leichter, das zu beurteilen, wenn Sie sich fragen, ob Sie so, wie Sie innerlich mit sich selber sprechen, auch einem Angehîrigen oder einem guten Freund zureden würden, der unter Schmerzen leidet. Ich möchte Sie bitten, sich zu den negativen, belastenden Gedanken jeweils einen hilfreichen Gedanken zu überlegen, den Sie ihm entgegensetzen können. Das Arbeitspapier zu der Hausaufgabe wird verteilt.

Sitzung 7

Überblick

Besprechung der Erfahrungen mit der Übung "Hand" (Hausaufgabe 9)
Einführung in die Schmerzumlenkung
Übung "Schmerzumlenkung" + Nachbesprechung
Besprechung der hilfreichen Gedanken in Schmerzsituationen (Hausaufgabe 10)

Hausaufgabe: PR + Übung "Schmerzumlenkung" (Hausaufgabe 11)

Materialien: Anleitung zur Übung "Schmerzumlenkung" (Anhang 34)

Besprechung der Hausaufgabe 9

Die Teilnehmer berichten, ob sie die Übung zuhause durchgeführt und welche Erfahrungen sie damit gemacht haben. Vertiefende Fragen: Wurde die Übung bei leichteren oder stärkeren Schmerzen oder in schmerzfreien Intervallen durchgeführt? Wie hat sie sich auf die Stimmung, das körperliche Befinden allgemein und auf das Schmerzerleben ausgewirkt? Wenn die Übung nicht durchgeführt wurde: warum nicht? Mochte der Teilnehmer speziell diese Übung nicht, oder zweifelt er generell an dem Sinn derartiger Übungen? Bedenken und Einwände ggfs. klären.

Einführung der Schmerzumlenkung

Ich möchte Ihnen heute eine weitere Vorstellungsübung zeigen, mit der Sie Ihr Schmerzempfinden in positiver Richtung beeinflussen können. Sie alle haben wahrscheinlich schon die Erfahrung gemacht, daß es Ihnen bei stärkeren Schmerzen sehr schwer fällt, sich zu entspannen. Sie können sich kaum von den Schmerzen ablenken, weil sie so stark sind, daß Sie ständig daran denken müssen. Gerade wenn Sie sich bemühen, nicht an die Schmerzen zu denken, wird es Ihnen kaum gelingen.

Die Übung, die ich heute mit Ihnen durchführen möchte, heißt "Schmerzumlenkung". Nach dem Einstieg mit der Entspannung werde ich Sie bitten, sich auf eine Körperstelle zu konzentrieren, an der Sie im Moment Schmerzen verspüren. Nachdem Sie wahrgenommen haben, wo der Schmerz genau sitzt und wie er sich anfühlt, werde ich Sie anleiten, den Schmerz in Ihrer Vorstellung zu verringern. Jeder Teilnehmer soll sagen, auf welche Körperstelle er sich bei der Übung konzentrieren möchte - bei mehreren Stellen diejenige, an der die Schmerzen am stärksten sind. (Wer im Moment keine Schmerzen verspürt, soll sich bei dieser ersten Durchführung einen für ihn typischen Schmerz vorstellen.) Wenn Sie sich auf die schmerzende Körperstelle konzentrieren, wird der Schmerz im ersten Moment zunehmen - weil Sie verstärkt darauf achten. Das wird sich aber im Verlauf der Übung wieder geben. Lassen Sie sich also dadurch nicht beunruhigen, und versuchen Sie, ruhig weiterzuatmen und Ihren Körper so entspannt wie möglich zu lassen.

Durchführung der Schmerzumlenkungsübung (s. Anhang 22).

Nachbesprechung

Die Teilnehmer berichten reihum, wie sie die Übung erlebt haben. Vertiefende Fragen: Konnten Sie sich die schmerzende Stelle bildlich vorstellen? Wie sah Ihr Schmerz-Bild bzw. Ihre Schmerz-Figur aus? In welcher Art und Weise haben Sie Ihr Bild oder Ihre Figur verändert? Wie hat sich Ihr Schmerzempfinden während der Übung verändert?

Anhang 15

Hausaufgabe 11

Kombination der Übung "Schmerzumlenkung" mit der Entspannung. Auch den Teilnehmern, die die Übung nicht auf Anhieb mögen, wird vorgeschlagen, sie wenigstens ein- oder zweimal zuhause durchzuführen, weil sich ein Effekt evtl. nach einer gewissen Einübung einstellt. Wer die Übung jedoch auch dann noch als unangenehm empfindet, soll sie weglassen.

Besprechung der Hausaufgabe 10

Jeder Teilnehmer trägt die hilfreichen Gedanken in Schmerzsituationen vor. Ggfs. werden diese im Gespräch konkretisiert bzw. es wird nachgefragt, ob sie auch wirklich glaubwürdig sind. Abschließend wird darauf hingewiesen, daß die Teilnehmer künftig in Schmerzsituationen darauf achten sollen, den spontan immer wieder auftretenden belastenden die Alternativgedanken gegenüberzustellen. Dafür kann es hilfreich sein, die Liste mit den Alternativgedanken an einer gut sichtbaren Stelle aufzuhängen.

Therapieeinheit "Streßbewältigung" (Sitzung 8-10)

Lernziele

Ausgehend von einer allgemeinen Definition des Begriffes "Streßsituation" soll jeder Teilnehmer seine persönlichen Streßsituationen erkennen. Die Bedeutung des Umgangs mit Streßsituationen für Schmerzaufrechterhaltung und -verstärkung einerseits bzw. Schmerzbewältigung andererseits soll verdeutlicht werden. Die Teilnehmer sollen unangemessene Reaktionen in Streßsituationen erkennen und angemessenere Verhaltensweisen sowie unterstützende Kognitionen als Zielvorstellung formulieren. Die Umsetzung dieser Verhaltensweisen soll durch Rollenspiele gefördert werden.

Sitzung 8

Überblick

PR3
Besprechung der Erfahrungen mit der Übung "Schmerzumlenkung" (Hausaufgabe 11)
Einführung in das Thema Streß und Sammlung von Streßsituationen
Definition "Streßsituation"
Zusammenhang zwischen Schmerz und Streß

Hausaufgabe: Auffinden persönlicher Streßsituationen (Hausaufgabe 12)

Materialien: Arbeitspapier zu persönlichen Streßsituationen und Warnsignalen (Anhang 37)

PR3

Durchführung von PR3 als Einstieg in die Sitzung.

Anhang 15

Besprechung der Hausaufgabe 11

Die Teilnehmer berichten über ihre Erfahrungen mit der Schmerzumlenkung. Fragen hierzu s. Besprechung der Hausaufgabe 9.

Einführung in das Thema Streß und Sammlung von Streßsituationen

Wir haben uns in den letzten Sitzungen damit beschäftigt, wie Sie durch Entspannungs- und Vorstellungsübungen mit Schmerzen besser zurechtkommen können. Bei den meisten von Ihnen sind die Schmerzen wahrscheinlich nicht immer gleich: Es gibt Zeiten, in denen es Ihnen besser geht, und Zeiten, in denen es Ihnen schlechter geht. Vielleicht haben einige von Ihnen auch schon beobachtet, daß die Schmerzen dann häufiger auftreten oder stärker werden, wenn Sie sich durch Anforderungen oder Ärger im Alltag besonders belastet oder "gestreßt" fühlen. In dieser und den nächsten Sitzungen möchte ich mit Ihnen über Streßsituationen im Alltag sprechen und darüber, wie man mit solchen Situationen besser zurechtkommen kann. Die Teilnehmer werden gebeten, typische Situationen zu beschreiben, die sie in ihrem Alltag als Streß empfinden.

Definition "Streßsituation"

Was sind nun eigentlich Streßsituationen? Einige Beispiele wurden bereits genannt. Ausgehend von den genannten Situationen wird verdeutlicht, daß Streßsituationen sich v.a. auf der gefühlsmäßigen Ebene äußern: durch Gefühle von Angst, Ärger oder Überforderung. Es gibt auch Menschen, die eine Streßsituatio gefühlsmäßig kaum bemerken, dafür aber körperlich stärker darauf reagieren: z.B. durch Schmerzen oder durch Magenbeschwerden, Durchfall o.ä.. Gefühle von Angst, Ärger oder Überforderung oder körperliche Beschwerden können also Warnsignale sein, die auf Streßsituationen hinweisen. Worin die typischen Streßsituationen und die Warnsignale bestehen, die darauf hindeuten, ist bei jedem Menschen anders. Die Teilnehmer werden gebeten, zu überlegen, welches ihre eigenen typischen Warnsignale für Streß sind.

Zusammenhang zwischen Schmerz und Streß·

Wenn Schmerz als Warnsignal genannt wird: Bei vielen Menschen äußern sich die Warnsignale für Streß an den "Schwachstellen" des Körpers. Wenn Sie unter chronischen Schmerzen leiden, können also bei Streßbelastung gerade die Schmerzen stärker werden. Streßsituationen führen nämlich dazu, daß wir uns seelisch und körperlich "unter Spannung" fühlen. Das zeigt sich meistens auch in einer stärkeren Muskelanspannung, wodurch Schmerzen verstärkt oder sogar ausgelöst werden können. Stellen Sie sich bitte zur Veranschaulichung vor, wie ein Tier auf Streß reagiert, z.B. ein Hund, der von einem anderen Hund bedroht wird. Je nachdem, ob er sich seinem Gegner gewachsen fühlt, wird er ihn entweder angreifen oder er wird flüchten. Auf jeden Fall wird er etwas tun und die durch den Streß entstandene Anspannung abreagieren. Bei uns Menschen läuft in Streßsituationen im Prinzip dasselbe biologische Programm ab, nur daß wir in vielen Situationen die Anspannung nicht sofort abreagieren können. Auf diese Weise können im Laufe der Zeit typische Streßsymptome entstehen, wie z.B. Schmerzen, Magenbeschwerden oder Bluthochdruck.

Hausaufgabe 12

Die Teilnehmer sollen 2-3 für sie typische Streßsituationen sowie die dazugehörigen "Warnsignale" aufschreiben. Hierfür wird das entsprechende Arbeitspapier verteilt.

Sitzung 9

Überblick

PR3
Besprechung der persönlichen Streßsituationen und Warnsignale (Hausaufgabe 12)
Möglichkeiten der Streßbewältigung
Rollenspiele

Hausaufgabe: Zielverhaltensweisen in den persönlichen Streßsituationen aufschreiben (Hausaufgabe 13)

Materialien: Arbeitspapier zu Zielverhaltensweisen in Streßsituationen (Anhang 38)

PR3

Durchführung von PR3 als Einstieg in die Sitzung.

Besprechung der Hausaufgabe 12

Jeder Teilnehmer trägt seine Streßsituationen und "Warnsignale" vor. Vertiefende bzw. konkretisierende Fragen: Was genau ist in dieser Situation das Belastende? Wie versuchen Sie normalerweise, mit so einer Situation umzugehen? Gibt es etwas, das Sie dem Streß entgegensetzen können?

Möglichkeiten der Streßbewältigung

Ausgehend von den genannten Situationen wird darauf hingewiesen, daß wir durch Stre·situationen in besonderem Maße gefordert sind. Solche Situationen können nicht routinemäßig, "mit links" erledigt werden. Meistens ist es nicht möglich, die Situation einfach abzustellen oder zu umgehen. Auch findet sich meist keine einfache Patentlösung. Wir müssen also immer wieder neu darüber nachdenken, wie wir mit unseren typischen Streßsituationen besser zurechtkommen können. Statt nach endgültigen Patentlösungen zu suchen, ist es wichtig, auf kleine Fortschritte zu achten. Solche Fortschritte können darin bestehen, konkret etwas zu tun, womit ich mir selber helfen kann: z.B. mit jemandem reden, mit dem ich Ärger habe, anstatt den Ärger hinunterzuschlucken; andere Menschen um Hilfe oder Unterstützung bitten (Beispiele der Teilnehmer aufgreifen). Es kann aber auch wichtig sein, die eigenen Einstellungen und die innere Reaktion auf Streßsituationen zu verändern: sich selber gut zureden; durch Entspannung innerlich wieder ruhiger werden; sich durch einen Spaziergang abreagieren (Beispiele der Teilnehmer aufgreifen).

Rollenspiele

Für solche Situationen, in denen soziale Interaktionen eine Rolle spielen, wird vorgeschlagen, sie in der Gruppe darzustellen. Der jeweilige Teilnehmer spielt dabei sich selber. Im ersten Durchgang soll er sich v.a. mit dem Rollenspiel vertraut machen. Es werden deshalb vorher keine Verhaltensinstruktionen gegeben. Um Schwellenängste abzubauen, spielt die Therapeutin im ersten Rollenspiel mit. Bei der Nachbesprechung wird gefragt, wie der Teilnehmer sich in der Rolle gefühlt hat, inwieweit er mit seinem Verhalten zufrieden war und was er evtl. noch verändern möchte. Die anderen Teilnehmer werden gebeten, zunächst zu sagen, was sie an dem dargestellten Verhalten gut fanden, anschließend ggfs. Verbesserungsvorschläge im Hinblick auf das Zielverhalten zu machen. Wenn Verbesserungsvorschläge gemacht werden, die der Betreffende akzeptiert, wird er instruiert, diese in einem zweiten Durchgang umzusetzen.

Hausaufgabe 13

Die Teilnehmer sollen für jede der bei Hausaufgabe 12 gefundenen Streßsituationen aufschreiben, welches Verhalten sie anstreben, um mit der Situation besser zurechtzukommen. Das Arbeitspapier dazu wird verteilt.

Sitzung 10

Überblick

PR3
Besprechung des Zielverhaltens in Streßsituationen (Hausaufgabe 13)
Rollenspiele
Einführung zu Kognitionen in Streßsituationen

Hausaufgabe: Aufschreiben von streßabbauenden Gedanken (Hausaufgabe 14)

Materialien: Arbeitspapier zu streßabbauenden Gedanken (Anhang 39)

PR3

Durchführung von PR3 als Einstieg in die Sitzung.

Besprechung der Hausaufgabe 13

Die Teilnehmer tragen die für ihre Streßsituationen angestrebten Verhaltensweisen vor. Es wird besprochen, inwieweit das Zielverhalten zu kurzfristigen und/oder langfristigen positiven Konsequenzen führt. Ggfs. werden Alternativvorschläge besprochen. Durch Nachfragen wird geklärt, inwieweit der Betreffende bereits in der Lage ist, sein angestrebtes Verhalten umzusetzen bzw. was ihm daran schwerfällt. Positive Ansätze werden bestärkt. Bei Schwierigkeiten und Mißerfolgen wird ermittelt, worauf diese zurückzuführen sind: z.B. unrealistische Zielvorstellungen, Angst vor Ablehnung, Unsicherheit bei der Umsetzung neuer Verhaltensweisen.

Rollenspiele

Den Teilnehmern, die in der letzten Sitzung nicht drangekommen sind, wird ein Rollenspiel vorgeschlagen (sofern sich die Situationen dazu eignen), weiterhin denjenigen Teilnehmern, die über Schwierigkeiten mit dem angestrebten Verhalten berichten.

Einführung zu Kognitionen in Streßsituationen

Sich in Streßsituationen anders als bisher zu verhalten, besser mit ihnen fertig zu werden, ist nicht einfach. Auch wenn wir im Prinzip wissen, wie wir uns verhalten müßten, fällt es oft schwer, das in die Tat umzusetzen. (Ggfs. auf Schwierigkeiten verweisen, die die Teilnehmer genannt haben.) Oft gehen uns in Streßsituationen spontan Gedanken durch den Kopf, die uns daran hindern, uns anders zu verhalten, mit denen wir uns also selber im Weg stehen: z.B. indem wir uns innerlich über Kleinigkeiten aufregen - sofort "auf 180" sind - und dadurch übermäßig gereizt reagieren; oder indem wir uns einreden, andere würden uns nicht mehr mögen, wenn wir unsere eigenen Interessen vertreten, und uns dadurch zuviel gefallen lassen. Ähnlich, wie wir es bereits für Schmerzsituationen besprochen haben, ist es also auch in Streßsituationen wichtig, positive Gedanken zu finden, die uns helfen, mit solchen Situationen besser fertig zu werden.

Hausaufgabe 14

Die Teilnehmer sollen zu ihren persönlichen Streßsituationen Gedanken aufschreiben, die ihnen helfen, die Situation zu bewältigen. Hierfür wird das entsprechende Arbeitspapier verteilt.

Abschluß des Therapieprogramms (Sitzung 11)

Ziele der Abschlußrunde

Die Teilnehmer sollen beurteilen, inwieweit sie ihren Therapiezielen nähergekommen sind. Es soll erfragt werden, welche Teile des Programms die Teilnehmer als hilfreich, welche als weniger nützlich empfunden haben. Woran erkennen die Teilnehmer ihre Fortschritte: an einer Verbesserung der Symptomatik, an dem Umgang mit den Beschwerden, am Aktivitätsniveau? Es wird gemeinsam überlegt, wie das Erlernte im Alltag beibehalten werden kann und was der einzelne weiterhin in Richtung auf seine Ziele tun kann.

Sitzung 11

Überblick

PR3
Besprechung der streßabbauenden Gedanken (Hausaufgabe 14)
Gespräch über die Bewertung des Programms durch die Teilnehmer und die persönlichen Fortschritte
Erläuterung des Nachbefragungsbogens
Terminabsprachen für die Nacherhebung

Hausaufgaben: Nachbefragungsbogen 1
Schmerztagebuch

Materialien: Nachbefragungsbogen 1 (Anhang 13)
Schmerztagebuch (Anhang 6)

Anhang 15

PR3

Durchführung von PR3 als Einstieg in die Sitzung.

Besprechung der Hausaufgabe 14

Die Teilnehmer lesen ihre positiven Gedanken in Streßsituationen vor. Ggfs. wird durch Nachfragen geklärt, was daran für den Betreffenden hilfreich ist. Abschließend wird noch einmal zusammengefaßt, welche Gedanken dabei helfen können, Streß abzubauen: sich selbst ermutigen, sich selbst beruhigen, an eine geplante angenehme Tätigkeit denken, sich selber Anweisungen geben und die nächsten Schritte vorausplanen. Für den Einsatz dieser Gedanken in Streßsituationen sollte man sich vor Augen halten, daß es nicht möglich ist, bisherige eingefahrene Denkmuster einfach durch neue Gedanken zu "ersetzen". Vielmehr werden die alten Gedanken immer wieder auftreten. Sie sollten dann als Signal gesehen werden, ihnen die hilfreichen Gedanken gegenüberzustellen.

Bewertung des Programms durch die Teilnehmer

Die Teilnehmer werden gebeten, zuerst zu sagen, welche Teile des Programms ihnen gut gefallen haben bzw. von welchen sie glauben, am meisten profitiert zu haben. Fragen dazu: In welcher Hinsicht hat Ihnen ... geholfen? Führen Sie ... regelmäßig zuhause durch? Wenn ja, in der Form die Sie hier gelernt haben, oder in einer veränderten Form? Anschließend sollen die Teile des Programms genannt werden, die den Teilnehmern weniger gut gefallen bzw. wenig geholfen haben. Fragen dazu: Warum fanden Sie ... wenig hilfreich? Gab es Schwierigkeiten bei der Umsetzung im Alltag? Hatte dieser Teil zu wenig Bezug zu Ihren persönlichen Problemen? Die Teilnehmer werden ermuntert, Vorschläge für Veränderungen des Programms zu machen.

Feedback zu den Therapiezielen

Die Teilnehmer resümieren, inwieweit sie ihren Therapiezielen nähergekommen sind. Für jeden Teilnehmer wird überlegt, was er in Zukunft im Hinblick auf seine Ziele tun kann. Ggfs. wird geklärt, ob das betreffende Ziel realistisch ist.

Nacherhebung

Der Nachbefragungsbogen wird erklärt und verteilt. Außerdem werden die Formulare für das Schmerztagebuch verteilt, das über die kommenden zwei Wochen geführt werden soll. Mit jedem Teilnehmer wird ein Termin für die Nacherhebung vereinbart.

Therapieeinheit "Schmerzbezogene Gespräche" (Sitzung 8K-11K)

Ziele

Spezifische Lernziele im Sinne der Vermittlung neuer Bewältigungsstrategien gibt es hier nicht, da sonst die Funktion dieser Sitzungen als Kontrollbedingung hinfällig wäre.

Sitzung 8K

Überblick

PR3
Besprechung der Erfahrungen mit der Übung zur Schmerzumlenkung (Hausaufgabe 11)
Gespräch über Erfahrungen und Probleme mit Entspannungs- und Vorstellungsübungen
Kurzentspannung

Hausaufgabe: Umsetzung der individuellen Veränderungsvorschläge für die häuslichen Übungen (Hausaufgabe 12K)

Materialien: Keine

PR3

Durchführung von PR3 als Einstieg in die Sitzung.

Besprechung der Hausaufgabe 11

Die Teilnehmer berichten über ihre Erfahrungen mit der Schmerzumlenkung. Fragen hierzu s. Besprechung der Hausaufgabe 9.

Gespräch über die Erfahrungen mit den Übungen

Sie haben in den letzten Sitzungen verschiedene Übungen zur Entspannung und zur Schmerzbewältigung kennengelernt. Ich möchte die heutige Sitzung für eine Art Zwischenbilanz nutzen, um mit Ihnen darüber zu sprechen, mit welchen Übungen Sie schon positive Erfahrungen gemacht haben und mit welchen Sie Schwierigkeiten haben. Für die Punkte, die Ihnen noch Schwierigkeiten machen - z.B. die Übungen wirklich regelmäßig durchzuführen (ggfs. auf andere in den bisherigen Sitzungen angesprochene Punkte verweisen) - können wir dann gemeinsam nach Abhilfe suchen. Ein Teilnehmer beginnt, über seine Erfahrungen und Schwierigkeiten zu berichten. Das Gespräch kann reihum fortgesetzt werden, wenn die übrigen Teilnehmer sich nicht spontan zu den angesprochenen Punkten äußern bzw. eigene Erfahrungen ergänzen.

Wichtige Punkte, die ggfs. von der Therapeutin angesprochen werden, könnten folgende sein:

- Probleme bei der Integration der Übungen in den Alltag; sich Zeit dafür nehmen und sich von Familienmitgliedern und Störungsquellen zurückziehen.
- Nicht-abschalten-können; störende Gedanken während des Übens.
- Enttäuschung über geringe oder ausbleibende Wirkung der Übungen auf die Schmerzen. Welche Erwartungen hängen damit zusammen?
- Erfahrungen mit Übungen ohne Cassettenrecorder; "Tricks" bei der Umstellung auf das autonome Üben (z.B. sich eine Stimme vorstellen).
- Erfahrungen mit eigenen Abwandlungen von Übungen.

Im Hinblick auf Schwierigkeiten mit den Übungen soll zunächst der individuelle Hintergrund dieser Schwierigkeiten für den betreffenden Teilnehmer geklärt werden (z.B. zeitliche Schwierigkeiten wegen eines zu knapp kalkulierten Tagesplanes, fehlendes Vertrauen in den Sinn der Übungen, Enttäuschung nach fehlenden Erfolgen). Dann kann unter Einbeziehung von Vorschlägen anderer Teilnehmer nach Lösungsmöglichkeiten gesucht werden.

Kurzentspannung

Manchmal kommt es vor, daß man sich in Situationen angespannt fühlt, in denen man sich nicht zu einer Entspannungsübung zurückziehen kann. Das können Situationen in der Öffentlichkeit sein, bspw. im Bus oder in der Bahn oder in einem Wartezimmer. Das kann auch der Fall sein, wenn man mit mehreren anderen Menschen zusammen ist, also z.B. Gäste hat oder selber eingeladen ist. Außerdem kann es vorkommen, daß man sehr wenig Zeit hat oder eine wichtige Tätigkeit nicht unterbrechen möchte. Für solche Situationen möchte ich Ihnen eine Kurzentspannung zeigen, für die Sie nur 1-2 Minuten brauchen. Wenn ich Ihnen das Signal zur Anspannung gebe, achten Sie darauf, daß Sie die Muskeln nicht verkrampfen sondern nur leicht anspannen. Durchführung der Kurzentspannung (s. Anhang 19).

Hausaufgabe 12K

Die Teilnehmer werden ermuntert, die Veränderungsvorschläge für individuelle Schwierigkeiten umzusetzen. Wer keine Probleme mit den Übungen hat, kann neue Erfahrungen ausprobieren, z.B. versuchen, ohne Cassettenrecorder zu üben, oder die Kurzentspannung einsetzen.

Sitzung 9K

Überblick

Besprechung der individuellen Veränderungen im Umgang mit den häuslichen Übungen bzw. der Erfahrungen mit neuen Übungs-Varianten (Hausaufgabe 12K)
Gespräch über den Umgang mit Medikamenten

Hausaufgabe: Keine

Materialien: Keine

Besprechung der Hausaufgabe 12K

Die Teilnehmer berichten reihum, ob sie Fortschritte im Umgang mit Schwierigkeiten bei den Entspannungs- und Vorstellungsübungen gemacht bzw. neue Varianten dieser Übungen ausprobiert haben. Wenn jemand keinen Fortschritt im Umgang mit Schwierigkeiten festgestellt hat, soll durch Nachfragen geklärt werden, warum die Vorschläge der letzten Sitzung nicht umgesetzt wurden, ob das Problem evtl. doch woanders liegt etc..

Gespräch über den Umgang mit Medikamenten

Ich möchte diese Sitzung dafür nutzen, mit Ihnen über ein Thema zu sprechen, das auf den ersten Blick nicht direkt etwas mit psychologischer Schmerzbewältigung zu tun hat, oft aber indirekt das Zurechtkommen mit chronischen Schmerzen stark beeinflußt: nämlich den Umgang mit schmerzbezogenen Medikamenten. Die meisten von Ihnen nehmen im Rahmen ihrer Schmerzbehandlung Medikamente und haben wahrscheinlich schon seit einiger Zeit Erfahrungen damit gesammelt. (Hier ggfs. an Punkte anknüpfen, die in früheren Sitzungen angesprochen wurden, z.B. an die Zielsetzung, mit weniger Medikamenten auszukommen.) Die Teilnehmer werden gebeten, zu erzählen, welche Medikamente sie z.Zt. wegen der Schmerzen einnehmen. Dabei soll zunächst geklärt werden, ob der Betreffende weiß, was das Medikament bewirken soll und warum es verschrieben wurde. Wenn hier Informationslücken bestehen, werden die Teilnehmer ermutigt, ihren Arzt danach zu fragen. Hemmungen, überhaupt Fragen zu stellen oder nachzufragen, wenn man etwas nicht verstanden hat, werden in der Gruppe diskutiert.

Sofern diese nicht spontan von den Teilnehmern erwähnt werden, können folgende Punkte angesprochen werden:

- Kosten-Nutzen-Abwägung bei der Einnahme von Medikamenten: In welchem Verhältnis stehen spürbare oder zu erwartende Nebenwirkungen zu dem Gewinn an Lebensqualität?
- Ängste bzgl. Abhängigkeit, Vergleich mit Drogenabhängigen bei der Einnahme zentral wirkender Analgetika. Auseinandersetzung mit Vorurteilen in der sozialen Umgebung.
- Probleme mit der zeitkontingenten Einnahme von Analgetika: Steht dies in Konflikt mit dem Wunsch, mit weniger Medikamenten auszukommen? Praktische Probleme, wenn die Medikamente nachts oder unterwegs eingenommen werden sollen.

Tenor der Diskussion soll ein rationaler Umgang mit Medikamenten sein, der geprägt ist durch Informationssuche und eine persönliche Kosten-Nutzen-Abwägung.

Sitzung 10K

Überblick

PR3
Gespräch über Zukunftserwartungen

Hausaufgabe: Keine

Materialien Keine

PR3

Durchführung von PR3 als Einstieg in die Sitzung.

Gespräch über Zukunftserwartungen

Ich möchte heute an ein Thema anknüpfen, über das wir vor einigen Wochen gesprochen haben. Wir haben damals darüber gesprochen, welche Gedanken durch Schmerzen ausgelöst werden und wie diese Gedanken sich positiv oder negativ auf unser seelisches und körperliches Befinden auswirken können. Nun gehen gerade mit chronischen Beschwerden nicht nur Gedanken einher, die sich auf das momentane Befinden beziehen. Oft kommen unwillkürlich auch Hoffnungen oder Befürchtungen im Hinblick auf die Zukunft auf. Manche Menschen sehen direkt bildlich vor sich, wie ihr Leben, ihr Alltag in der Zukunft aussehen könnte. (Ggfs. auf Gedanken verweisen, die von den Teilnehmern bereits in den Sitzungen 5-7 genannt wurden.) Solche Bilder und Vorstellungen können unseren Lebensstil und den Umgang mit Problemen, also auch mit chronischen Schmerzen, stark beeinflussen. Befürchtungen und Ängste im Hinblick auf die Zukunft können unsere Tatkraft lähmen oder dazu führen, daß man resigniert. Sie können aber auch eine Aufforderung sein, etwas zu verändern. Hoffnungen können uns ermutigen; sie können aber auch übersteigert sein und dazu führen, daß man übersieht, worüber man sich in der Gegenwart freuen könnte. Ich möchte Sie bitten, sich jetzt einen Moment Zeit zu lassen, darüber nachzudenken, welche Erwartungen und Vorstellungen Sie für sich selber mit der Zukunft verbinden, und - wenn Sie mögen - etwas dazu zu sagen.

Bei den spontan von den Teilnehmern geäußerten Erwartungen und Vorstellungen soll jeweils geklärt werden, welche Gefühle damit einhergehen und wie sich diese Erwartungen auf das Verhalten auswirken (z.B. Anstoß für Veränderungen, Passivität, Aggressivität gegenüber anderen Menschen etc.). Ausgehend von diesen Fragen soll - ähnlich wie bei den schmerzbezogenen Kognitionen - diskutiert werden, welche Erwartungen und Vorstellungen sich positiv, welche sich negativ auf das körperliche und seelische Befinden und die Bewältigung von Schmerzen und Alltagsproblemen auswirken. Weitere Fragen, die angesprochen werden könnten:

- Sind negative Zukunftserwartungen grundsätzlich realistisch, positive dagegen unrealistisch?
- Was nützt es, sich mit negativen Vorstellungen zu beschäftigen (z.B. Schutz vor Enttäuschung, Mitleid durch andere Menschen)?
- Gibt es glaubwürdige positive Erwartungen, die Ängsten und Befürchtungen entgegengesetzt werden können? Gibt es lebenswerte Zukunftsaussichten mit den Schmerzen?

Sitzung 11K

Wie in der Streßbewältigungsbedingung. Es entfällt lediglich die Besprechung der streßabbauenden Gedanken.

Kurzübersicht über das Therapieprogramm

Sitzg.	Inhalt	Hausaufgabe
Schmerz- und Streßbewältigungsbedingung		
1	Gegenseitiges Kennenlernen Gruppenregeln Einführung in psychologische Schmerzbewältigung anhand der Gate-Control-Theorie Zeitplan des Kurses	Therapieziele (1)
2	Besprechung der Therapieziele Einführung in die PR PR1 + Nachbesprechung	PR1 (2)
3	Besprechung der Erfahrungen mit PR1 PR2 + Nachbesprechung Einführung zu Ablenkung	PR2 (3) Ablenkungsliste (4)
4	Besprechung der Erfahrungen mit PR2 PR3 + Nachbesprechung Besprechung der Ablenkungsmöglichkeiten	PR3 (5) Einsatz der Ablenkung (6)
5	Besprechung der Erfahrungen mit PR3 und Ablenkung Phantasiereise "Baum" + Nachbesprechung Einführung schmerzbezogener Kognitionen	PR + "Baum" (7) Liste mit Schmerzgedanken (8)
6	Besprechung der Erfahrungen mit der Übung "Baum" Einführug in die Schmerzmodifikation Übung "Hand" + Nachbesprechung Besprechung + Beurteilung der schmerzbezogenen Kognitionen	PR + "Hand" (9) Liste mit alternativen Schmerzgedanken (10)

7	Besprechung der Erfahrungen mit der Übung "Hand" Einführung in die Schmerzumlenkung Übung "Schmerzumlenkung" + Nachbesprechung Besprechung der hilfreichen schmerzbezogenen Kognitionen	PR + "Schmerzumlenkung" (11)

<u>Streßbewältigungsbedingung</u>

8	PR3 Besprechung der Erfahrungen mit der Übung "Schmerzumlenkung" Einführung in das Thema Streß und Sammlung von Streßsituationen Definition "Streßsituation" Zusammenhang zwischen Schmerz und Streß	Auffinden persönlicher Streßsituationen (12)
9	PR3 Besprechung der persönlichen Streßsituationen und Warnsignale Möglichkeiten des Streßbewältigung Rollenspiele	Zielverhalten in Streßsituationen (13)
10	PR3 Besprechung des Zielverhaltens in Streßsituationen Rollenspiele Einführung zu Kognitionen in Streßsituationen	Streßabbauende Gedanken (14)
11	PR3 Besprechung der streßabbauenden Gedanken Gespräch über die Bewertung des Programms durch die Teilnehmer und die persönlichen Fortschritte Erläuterung des Nachbefragungsbogens Terminabsprachen für die Nacherhebung	Nachbefragungsbogen Schmerztagebuch

Schmerzbewältigungsbedingung

8K	PR3 Besprechung der Erfahrungen mit der Übung zur Schmerzumlenkung Gespräch über Erfahrungen und Probleme mit Entspannungs- und Vorstellungsübungen Kurzentspannung	Umsetzung der Veränderungsvorschläge für die Übungen (12K)
9K	PR3 Besprechung der individuellen Veränderungen im Umgang mit den häuslichen Übungen bzw. der Erfahrungen mit neuen Übungs-Varianten Gespräch über den Umgang mit Medikamenten	
10K	PR3 Gespräch über Zukunftserwartungen	
11K	PR3 Gespräch über die Bewertung des Programms durch die Teilnehmer und die persönlichen Fortschritte Erläuterung des Nachbefragungsbogens Terminabsprachen für die Nacherhebung	Nachbefragungsbogen Schmerztagebuch

PROGRESSIVE MUSKELENTSPANNUNG 1

Setzen Sie sich möglichst bequem zurecht (2) und versuchen Sie, Ihre Muskeln so locker wie mîglich zu lassen (3). Achten Sie darauf, daß die Füße flach auf dem Boden aufliegen, daß der Rücken angelehnt ist und daß Sie so eine längere Zeit bequem sitzen können (5).

Nun schließen Sie Ihre **rechte Hand** zur Faust (2) und achten Sie auf die Spannung in Ihrem Unterarm und in der Hand (1). Nun lassen Sie Hand und Unterarm wieder locker, ganz locker (3).

Achten Sie darauf, daß sich die Muskeln Ihrer Hand und Ihres Unterarms immer mehr entspannen (8).

Versuchen Sie auch, die Finger ganz locker werden zu lassen (3). Achten Sie darauf, daß der Daumen entspannt wird (1), der Zeigefinger (1), der Mittelfinger (1), der Ringfinger (1) und der kleine Finger (8).

Jetzt wiederholen Sie diese Übung mit der **linken Hand** (1), schließen Sie die linke Hand zur Faust (2), achten Sie wieder auf die Spannung in Ihrem Unterarm und in der Hand (1), und wieder locker lassen (3). Achten Sie auf den Übergang von der Anspannung zur angenehmen Entspannung (4).

Achten Sie wieder auf die Entspannung in jedem einzelnen Finger (2), dem Daumen (1), dem Zeigenfinger (1), dem Mittelfinger (1), dem Ringfinger (1) und dem kleinen Finger (8).

Jetzt spannen Sie **beide Hände und Unterarme** an (1), achten Sie auf die Anspannung (1), und wieder locker lassen (2). Achten Sie wieder auf den Übergang von der Anspannung zur angenehmen Entspannung (5).

Lassen Sie die Unterarme schwer aufliegen (1) und konzentrieren Sie sich wieder auf jeden einzelnen Finger (2), die Daumen (1), die Zeigefinger (1), die Mittelfinger (1), die Ringfinger (1) und die kleinen Finger (7).

Jetzt kommen wir zum **rechten Oberarm** (1), winkeln Sie den Ellenbogen an und spannen Sie die Oberarmmuskeln an (1), achten Sie auf die Spannung (1), und wieder locker lassen (3).

Lassen Sie den rechten Oberarm ganz locker und entspannt werden (3), achten Sie nur auf das angenehme Gefühl der Entspannung (5).

Jetzt kommen wir zum **linken Oberarm** (1), winkeln Sie den Ellenbogen an und spannen Sie die Oberarmmuskeln an (1), achten Sie auf die Spannung (1), und wieder locker lassen (3).

Lassen Sie den linken Oberarm ganz locker und entspannt werden (3), achten Sie nur auf das angenehme Gefühl der Entspannung (5). Versuchen Sie, sich immer weiter zu entspannen (5).

Jetzt strecken Sie den **rechten Arm** so weit nach vorne, daß Sie die Anspannung intensiv an der Rückseite des Armes spüren (1), achten Sie auf die Spannung (1), und wieder locker lassen (2).

Legen Sie den Arm ganz bequem zurecht (3). Versuchen Sie, ihn noch weiter zu entspannen (4).

Jetzt wiederholen Sie diese Übung mit dem **linken Arm** (1), strecken Sie den linken Arm nach vorne (1), achten Sie auf die Spannung (1), und wieder locker lassen (3).

Lassen Sie beide Arme ganz locker und entspannt werden (6).

Jetzt spannen Sie **in beiden Armen Oberarme** (1), **Unterarme** (1) und **Hände** an, achten Sie auf die Spannung (1), und wieder locker lassen (4).

Versuchen Sie, die Muskeln in den Armen ganz locker werden zu lassen (4).

Lassen Sie die Unterarme immer schwerer werden (4).

Konzentrieren Sie sich wieder auf jeden einzelnen Finger (2), die Daumen (1), die Zeigefinger (1), die Mittelfinger (1), die Ringfinger (1) und die kleinen Finger (6).

Konzentrieren Sie sich jetzt auf Ihre **Stirn** (1). Ziehen Sie die Augenbrauen fest nach oben, so daß **Querfalten** auf der Stirn entstehen (2), und wieder locker lassen (3).

Lassen Sie die Stirn glatt und gelöst werden wie eine glatte, leere Fläche (4).

Versuchen Sie, auch die ganze Kopfdecke locker werden zu lassen (7).

Jetzt ziehen Sie Ihre Augenbrauen zusammen, so daß **senkrechte Falten** auf der Stirn entstehen (1), achten Sie wieder auf die Anspannung (2), und wieder locker lassen (3).

Achten Sie auf den Übergang von der Anspannung zur angenehmen Entspannung (5).

Lassen Sie Ihre Stirn immer gelöster und entspannter werden (7).

Jetzt versuchen Sie, auf der Stirn gleichzeitig **Quer- und Längsfalten** zu bilden (2), die Stirn ist ganz verspannt (2), und wieder locker lassen (2).

Lassen Sie die Stirnmuskeln ganz locker werden (2), immer lockerer (3), bis die Stirn sich anfühlt wie eine glatte, leere Fläche (8).

Jetzt kommen wir zu den **Augen**. Drücken Sie die Augen zusammen wie beim Blinzeln in der Sonne, achten Sie auf die Spannung in der Augenpartie (1), und wieder locker lassen (3).

Lassen Sie Ihre Augen jetzt ganz leicht geschlossen (3), achten Sie nur auf das angenehme Gefühl der Entspannung (2). Lassen Sie die Augenlider schwer werden (3) und achten Sie darauf, daß auch die Stirnmuskeln ganz gelöst und entspannt sind (6).

Jetzt kommen wir zur **Nase**. Ziehen Sie Ihre Nase kraus, so daß Sie die Spannung deutlich spüren (1), und wieder locker lassen (3).

Lassen Sie die Nasenflügel ganz entspannt werden (3), lassen Sie auch die Augenlider immer schwerer werden (2).

Achten Sie auf die Stirn, die ganz glatt und gelöst ist (5).

Nun beißen Sie Ihre Backenzähne fest aufeinander, achten Sie auf die Spannung in der ganzen **Kieferpartie** (2), und wieder locker lassen (3). Lassen Sie die Lippen und alle Gesichtsmuskeln ganz locker werden (3). Versuchen Sie, Ihre Gesichtsmuskeln immer weiter zu entspannen (6).

Achten Sie auf die Stirn (2), die Augenlider (2) und die Nasenflügel (4). Achten Sie auf das Gefühl der Ruhe, das sich ausbreitet, wenn Sie Ihr Gesicht immer weiter entspannen (9).

Nun kommen wir zur **Zunge**. Drücken Sie die Zunge fest gegen den Gaumen, achten Sie auf die Spannung (1), und wieder locker lassen (2). Lassen Sie die Zunge in eine entspannte Stellung zurückfallen (6).

Nun pressen Sie Ihre **Lippen** fest aufeinander, achten Sie darauf, wie angespannt Lippen und Wangen sind (1), und wieder locker lassen (3). Achten Sie auf den Gegensatz zwischen der Anspannung und der angenehmen Entspannung, die sich allmählich ausbreitet (8).

Jetzt spannen Sie Ihr **ganzes Gesicht** an (2), die Stirn (1), die Kopfdecke (1), die Augenpartie (1), die Nase (1), die Lippen (1), die Wangen (1), den Unterkiefer (1) und das Kinn (2), und wieder locker lassen (4).

Achten Sie darauf, daß der Unterkiefer ganz locker wird (2), daß die Wangen entspannt sind (3), daß die Stirn glatt und gelöst wird (3), daß die Augenlider schwer werden (2), und achten Sie auf das Gefühl der Ruhe, das sich ausbreitet, wenn Sie Ihre Gesichtsmuskeln immer weiter entspannen (8).

Jetzt kommen wir zu den **Nackenmuskeln**. Drücken Sie Ihren Kopf nach vorn, so als wollten Sie mit dem Kinn Ihre Brust berühren, und versuchen Sie gleichzeitig, das zu verhindern (1), halten Sie die Spannung (1), und wieder locker lassen (3).

Achten Sie wieder auf den Übergang von der Anspannung zur angenehmen Entspannung (4).

Balancieren Sie Ihren Kopf so aus, daß Ihre Nackenmuskeln ganz locker und gelöst werden (3). Versuchen Sie, sich immer weiter zu entspannen (6).

Jetzt kommen wir zu den **Schultern**. Ziehen Sie Ihre Schultern nach oben (2), achten Sie auf die Spannung (1), und wieder locker lassen (3).

Achten Sie nur auf das angenehme Gefühl der Entspannung (5). Lassen Sie die Muskeln immer lockerer werden (6). Lassen Sie die Entspannung bis in die Rückenmuskeln ausstrahlen (5).

Lassen Sie die Entspannung weiter ausstrahlen (1), in die Arme und Hände (2), bis in die Fingerspitzen (3). Achten Sie dabei auf jeden einzelnen Finger (2), die Daumen (1), die Zeigefinger (1), die Mittelfinger (1), die Ringfinger (1) und die kleinen Finger (2). Versuchen Sie, sich immer weiter zu entspannen (8).

Konzentrieren Sie sich jetzt auf Ihren **Atem** (2). Achten Sie darauf, wie er ein- und wieder ausströmt (11).

Halten Sie jetzt nach dem Einatmen die Luft kurz an (1), achten Sie auf die Spannung in Ihrer Brust (2), und die Luft wieder ausströmen lassen (3).

Achten Sie darauf, wie die Brust sich beim Ausatmen angenehm entspannt (6).

Wiederholen Sie das Einatmen (2), achten Sie auf die Spannung (2), und wieder ausatmen (8).

Achten Sie nur auf das Ein- und Ausströmen Ihres Atems (4). Sprechen Sie innerlich leise mit, wie Sie ein- und ausatmen, ein - aus (3). Achten Sie auf das Gefühl der Ruhe, das sich dabei im ganzen Kîrper ausbreitet (13).

Nun kommen wir zur **Bauchpartie** (1). Spannen Sie Ihre Bauchmuskeln an, achten Sie auf die Anspannung (2), und wieder locker lassen (3). Lassen Sie Ihre Bauchmuskeln ganz locker werden (7).

Konzentrieren Sie sich jetzt auf Ihren **Rücken**. Krümmen Sie Ihren Rücken nach vorne (1), achten Sie auf die Spannung entlang der Wirbelsäule (1), und nun lassen Sie sich wieder ganz locker zurückfallen (4).

Entspannen Sie jetzt Ihren ganzen Rücken (3), und lassen Sie die Entspannung nach vorne ausstrahlen (1), in die Brust- und Bauchmuskeln (2), die Schultern (1), die Arme und Hände (2) und das Gesicht (7).

Achten Sie wieder auf das Ein- und Ausströmen Ihres Atems (4) und sprechen Sie innerlich leise mit, wie Sie ein- und ausatmen (5). Lassen Sie sich dabei immer tiefer in die Entspannung fallen (8).

Nun spannen Sie Ihren **ganzen Körper** an (2), die Arme (2), die Schultern (2), das Gesicht (3), die Brust und den Bauch (3), und wieder locker lassen (4).

Versuchen Sie, sich immer weiter zu entspannen (6). Achten Sie nur auf das Ein- und Ausströmen Ihres Atems (12).

Jetzt kommen wir zu den **Beinen**. Pressen Sie Ihre Fersen fest gegen den Boden, die Zehenspitzen zum Gesicht gerichtet (1), spannen Sie die Unterschenkel, die Oberschenkel und das Gesäß an (1), und wieder locker lassen (3).

Achten Sie auf den Unterschied zwischen der Anspannung und der angenehmen Entspannung, die sich allmählich ausbreitet (7).

Lassen Sie Ihre Muskeln immer lockerer werden (2) und versuchen Sie, sich dabei immer weiter zu entspannen (8).

Jetzt pressen Sie Ihre Fersen noch einmal fest gegen den Boden, richten aber diesmal die Zehenspitzen auch nach unten (1), achten Sie auf die Spannung in den Unterschenkeln, den Oberschenkeln und den Gesäßmuskeln (1), und wieder locker lassen (2).

Lassen Sie die Muskeln in den Beinen ganz locker werden (3). Achten Sie darauf, daß die Entspannung bis in die Füße hineinreicht (2), bis in die Zehenspitzen (2). Lassen Sie die Beine immer entspannter und schwerer werden (10).

Nun lassen Sie die Entspannung von den Füßen hinaufströmen (1), durch die Beine zum Rücken (2), in die Brust (1), die Bauchgegend (1), die Schultern (1), die Arme und Hände (2) bis in die Fingerspitzen (2), in den Nacken (1) und ins Gesicht (3).

Lassen Sie Ihren **ganzen Körper locker und entspannt** werden (3), die Stirn eine glatte, leere Fläche (2), die Augenlider sind schwer (2), und der Unterkiefer ist ganz locker (3). Lassen Sie Ihren Kîrper schwer auf dem Stuhl aufruhen (5).

Achten Sie noch einmal auf Ihren Atem (3), versuchen Sie, ihn nicht zu beeinflussen (2) sondern nur innerlich leise mitzusprechen, wie er ein- (2) und ausströmt (3). Achten Sie nur auf dieses Ein- (3) und Ausströmen Ihres Atems (9).

Entspannen Sie sich dabei immer weiter (5).

Denken Sie an nichts anderes als an das angenehme Gefühl der Entspannung (16).

Und jetzt nehmen Sie die Entpannung langsam wieder zurück (2), beginnen Sie bei den Händen (2), winkeln Sie die Arme an (2), räkeln und strekken sich (2) und öffnen die Augen.

PROGRESSIVE MUSKELENTSPANNUNG 2 (MIT RUHEBILD)

Setzen Sie sich möglichst bequem zurecht (2) und versuchen Sie, Ihre Muskeln so locker wie möglich zu lassen (2). Achten Sie darauf, daß die Füße flach auf dem Boden aufliegen, daß der Rücken angelehnt ist und daß Sie so eine längere Zeit bequem sitzen können (5). Wenn Sie möchten, schließen Sie die Augen (2).

Wir beginnen wieder bei den Händen. Spannen Sie **beide Hände und Unterarme** an (1), achten Sie auf die Anspannung (1), und wieder locker lassen (2). Achten Sie auf den Übergang von der Anspannung zur angenehmen Entspannung (5).

Lassen Sie die Unterarme schwer aufliegen (1) und konzentrieren Sie sich auf jeden einzelnen Finger (2), die Daumen (1), die Zeigefinger (1), die Mittelfinger (1), die Ringfinger (1) und die kleinen Finger (7).

Jetzt kommen wir zu den **Oberarmen** (1), winkeln Sie beide Ellenbogen an und spannen Sie die Oberarmmuskeln an (1), achten Sie auf die Spannung (1), und wieder locker lassen (3).

Lassen Sie die Oberarme ganz locker und entspannt werden (3), achten Sie nur auf das angenehme Gefühl der Entspannung (5).

Jetzt strecken Sie **beide Arme** so weit nach vorne, daß Sie die Anspannung intensiv an der Rückseite der Arme spüren (1), achten Sie auf die Spannung (1), und wieder locker lassen (2).

Legen Sie die Arme ganz bequem zurecht (3). Versuchen Sie, sich noch weiter zu entspannen (4).

Jetzt spannen Sie **in beiden Armen Oberarme** (1), **Unterarme** (1) **und Hände** an, achten Sie auf die Spannung (1), und wieder locker lassen (4).

Versuchen Sie, die Muskeln in den Armen ganz locker werden zu lassen (4). Lassen Sie die Unterarme immer schwerer werden (4). Konzentrieren Sie sich wieder auf jeden einzelnen Finger (2), die Daumen (1), die Zeigefinger (1), die Mittelfinger (1), die Ringfinger (1) und die kleinen Finger (6).

Jetzt kommen wir zur **Stirn**. Versuchen Sie, auf der Stirn gleichzeitig Quer- und Längsfalten zu bilden (2), die Stirn ist ganz verspannt (2), und wieder locker lassen (2).

Lassen Sie die Stirnmuskeln ganz locker werden (2), immer lockerer (3), bis die Stirn sich anfühlt wie eine glatte, leere Fläche (8).

Jetzt kommen wir zu den **Augen**. Drücken Sie die Augen zusammen wie beim Blinzeln in der Sonne, achten Sie auf die Spannung in der Augenpartie (1), und wieder locker lassen (3).

Lassen Sie Ihre Augen ganz leicht geschlossen (3), achten Sie nur auf das angenehme Gefühl der Entspannung (2). Lassen Sie die Augenlider schwer werden (3) und achten Sie darauf, daß auch die Stirnmuskeln ganz gelöst und entspannt sind (6).

Nun beißen Sie Ihre Backenzähne fest aufeinander, achten Sie auf die Spannung in der ganzen **Kieferpartie** (2), und wieder locker lassen (3). Lassen Sie dic Lippen und alle Gesichtsmuskeln ganz locker werden (3). Versuchen Sie, Ihre Gesichtsmuskeln immer weiter zu entspannen (6).

Achten Sie auf die Stirn (2), die Augenlider (2) und die Nasenflügel (4). Achten Sie auf das Gefühl der Ruhe, das sich ausbreitet, wenn Sie Ihr Gesicht immer weiter entspannen (9).

Jetzt spannen Sie Ihr **ganzes Gesicht** an (2), die Stirn (1), die Kopfdecke (1), die Augenpartie (1), die Nase (1), die Lippen (1), die Wangen (1), den Unterkiefer (1) und das Kinn (2), und wieder locker lassen (4).

Achten Sie darauf, da· der Unterkiefer ganz locker wird (2), daß die Wangen entspannt sind (3), daß die Stirn glatt und gelöst wird (3), daß die Augenlider schwer werden (2), und achten Sie auf das Gefühl der Ruhe, das sich ausbreitet, wenn Sie Ihre Gesichtsmuskeln immer weiter entspannen (8).

Jetzt kommen wir zu den **Nackenmuskeln**. Drücken Sie Ihren Kopf nach vorn, so als wollten Sie mit dem Kinn Ihre Brust berühren, und versuchen Sie gleichzeitig, das zu verhindern (1), halten Sie die Spannung (1), und wieder locker lassen (3).

Achten Sie wieder auf den Übergang von der Anspannung zur angenehmen Entspannung (4).

Balancieren Sie Ihren Kopf so aus, daß Ihre Nackenmuskeln ganz locker und gelöst werden (3). Versuchen Sie, sich immer weiter zu entspannen (6).

Jetzt kommen wir zu den **Schultern**. Ziehen Sie Ihre Schultern nach oben (2), achten Sie auf die Spannung (1), und wieder locker lassen (3).

Achten Sie nur auf das angenehme Gefühl der Entspannung (5). Lassen Sie die Muskeln immer lockerer werden (6). Lassen Sie die Entspannung bis in die Rückenmuskeln ausstrahlen (5).

Lassen Sie die Entspannung weiter ausstrahlen (1), in die Arme und Hände (2), bis in die Fingerspitzen (3). Achten Sie dabei auf jeden einzelnen Finger (2), die Daumen (1), die Zeigefinger (1), die Mittelfinger (1), die Ringfinger (1) und die kleinen Finger (2). Versuchen Sie, sich immer weiter zu entspannen (8).

Konzentrieren Sie sich jetzt auf Ihren **Atem** (2). Achten Sie darauf, wie er ein- und wieder ausströmt (11).

Halten Sie jetzt nach dem Einatmen die Luft kurz an (1), achten Sie auf die Spannung in Ihrer Brust (2), und die Luft wieder ausströmen lassen (3).

Achten Sie darauf, wie die Brust sich beim Ausatmen angenehm entspannt (6).

Wiederholen Sie das Einatmen (2), achten Sie auf die Spannung (2), und wieder ausatmen (8).

Achten Sie nur auf das Ein- und Ausströmen Ihres Atems (4). Sprechen Sie innerlich leise mit, wie Sie ein- und ausatmen, ein - aus (3). Achten Sie auf das Gefühl der Ruhe, das sich dabei im ganzen Körper ausbreitet (13).

Nun kommen wir zur **Bauchpartie** (1). Spannen Sie Ihre Bauchmuskeln an, achten Sie auf die Anspannung (2), und wieder locker lassen (3). Lassen Sie Ihre Bauchmuskeln ganz locker werden (7).

Konzentrieren Sie sich jetzt auf Ihren **Rücken**. Krümmen Sie Ihren Rücken nach vorne (1), achten Sie auf die Spannung entlang der Wirbelsäule (1), und nun lassen Sie sich wieder ganz locker zurückfallen (4).

Entspannen Sie jetzt Ihren ganzen Rücken (3), und lassen Sie die Entspannung nach vorne ausstrahlen (1), in die Brust- und Bauchmuskeln (2), die Schultern (1), die Arme und Hände (2) und das Gesicht (7).

Achten Sie wieder auf das Ein- und Ausströmen Ihres Atems (4) und sprechen Sie innerlich leise mit, wie Sie ein- und ausatmen (5). Lassen Sie sich dabei immer tiefer in die Entspannung fallen (8).

Nun spannen Sie Ihren **ganzen Körper** an (2), die Arme (2), die Schultern (2), das Gesicht (3), die Brust und den Bauch (3), und wieder locker lassen (4).

Versuchen Sie, sich immer weiter zu entspannen (6).

Achten Sie nur auf das Ein- und Ausströmen Ihres Atems (12).

Jetzt kommen wir zu den **Beinen**. Pressen Sie Ihre Fersen fest gegen den Boden, die Zehenspitzen zum Gesicht gerichtet (1), spannen Sie die Unterschenkel, die Oberschenkel und das Gesäß an (1), und wieder locker lassen (3).

Achten Sie auf den Unterschied zwischen der Anspannung und der angenehmen Entspannung, die sich allmählich ausbreitet (7).

Lassen Sie Ihre Muskeln immer lockerer werden (2) und versuchen Sie, sich dabei immer weiter zu entspannen (8).

Nun lassen Sie die Entspannung von den Füßen hinaufströmen (1), durch die Beine zum Rücken (2), in die Brust (1), die Bauchgegend (1), die Schultern (1), die Arme und Hände (2) bis in die Fingerspitzen (2), in den Nacken (1) und ins Gesicht (3).

Lassen Sie Ihren **ganzen Körper locker und entspannt** werden (3), die Stirn eine glatte, leere Fläche (2), die Augenlider sind schwer (2), und der Unterkiefer ist ganz locker (3). Lassen Sie Ihren Körper schwer auf dem Stuhl aufruhen (5).

Achten Sie wieder auf Ihren Atem (3), versuchen Sie, ihn nicht zu beeinflussen (2) sondern nur innerlich leise mitzusprechen, wie er ein-(2) und ausströmt (3). Achten Sie nur auf dieses Ein- (3) und Ausströmen Ihres Atems (9).

Entspannen Sie sich dabei immer weiter (5).

Denken Sie an nichts anderes als an das angenehme Gefühl der Entspannung (16).

Nun denken Sie bitte an Ihr **Ruhebild** (1). Versuchen Sie, sich die Situation intensiv vorzustellen (3), sie zu sehen (2), zu spüren (2), zu hören (2), zu riechen (2) und zu berühren (5). Denken Sie an nichts anderes als an Ihr Ruhebild (6).

Und jetzt nehmen Sie die Entpannung langsam wieder zurück (2), beginnen Sie bei den Händen (2), winkeln Sie die Arme an (2), räkeln und strecken sich (2) und öffnen die Augen.

PROGRESSIVE MUSKELENTSPANNUNG 3 (MIT ENTSPANNUNGSWORT UND RUHEBILD)

Bei der folgenden Kurzentspannung werde ich Ihnen nur noch die Instruktion zum Anspannen vorgeben. Die Entspannung sollen Sie selber übernehmen, indem Sie als Signal zur Entspannung an Ihr persönliches Entspannungswort denken.

Setzen Sie sich möglichst bequem zurecht (2), schließen Sie die Augen (2), und versuchen Sie, Ihre Muskeln so locker wie möglich zu lassen (5).

Spannen Sie **in beiden Armen Oberarme** (1), **Unterarme** (1) **und Hände** an und achten Sie auf die Spannung (14).

Versuchen Sie, die Muskeln in den Armen ganz locker werden zu lassen (4).

Lassen Sie die Unterarme immer schwerer werden (4) und konzentrieren Sie sich auf jeden einzelnen Finger (2), die Daumen (1), die Zeigefinger (1), die Mittelfinger (1), die Ringfinger (1) und die kleinen Finger (8).

Jetzt kommen wir zum **Gesicht**. Spannen Sie Ihr ganzes Gesicht an (2), die Stirn (1), die Kopfdecke (1), die Augenpartie (1), die Nase (1), die Lippen (1), die Wangen (1), den Unterkiefer (1) und das Kinn (14).

Achten Sie darauf, daß der Unterkiefer ganz locker wird (2), daß die Wangen entspannt sind (3), daß die Stirn glatt und gelöst wird (3), daß die Augenlider schwer werden (2), und achten Sie auf das Gefühl der Ruhe, das sich ausbreitet, wenn Sie Ihre Gesichtsmuskeln immer weiter entspannen (8).

Nun spannen Sie Ihren **ganzen Körper** an (2), die Arme (2), den Nacken (2), die Schultern (2), das Gesicht (3), die Brust und den Bauch (14).

Versuchen Sie, sich immer weiter zu entspannen (7).

Jetzt kommen wir zu den **Beinen**. Pressen Sie Ihre Fersen fest gegen den Boden, die Zehenspitzen zum Gesicht gerichtet (1), spannen Sie die Unterschenkel, die Oberschenkel und das Gesäß an (14).

Lassen Sie die Muskeln in den Beinen immer lockerer werden (3). Lassen Sie die Entspannung bis in die Füße hineinreichen (2), bis in die Zehenspitzen (2).

Die Beine werden immer entspannter und schwerer (8).

Nun lassen Sie die Entspannung von den Füßen hinaufströmen (1), durch die Beine zum Rücken (2), in die Brust (1), die Bauchgegend (1), die Schultern (1), die Arme und Hände (2) bis in die Fingerspitzen (2), in den Nacken (1) und ins Gesicht (3).

Lassen Sie Ihren **ganzen Körper locker und entspannt** werden (3), die Stirn eine glatte, leere Fläche (2), die Augenlider sind schwer (2), und der Unterkiefer ist ganz locker (3).

Achten Sie auf Ihren Atem (3), versuchen Sie, ihn nicht zu beeinflussen (2) sondern nur innerlich leise mitzusprechen, wie er ein- (2) und ausströmt (3). Achten Sie nur auf dieses Ein- (3) und Ausströmen Ihres Atems (9).

Nun denken Sie bitte an Ihr **Ruhebild** (1). Versuchen Sie, sich die Situation intensiv vorzustellen (3), sie zu sehen (2), zu spüren (2), zu hören (2), zu riechen (2) und zu berühren (4). Denken Sie an nichts anderes als an Ihr Ruhebild (10).

Und jetzt nehmen Sie die Entpannung langsam wieder zurück (2), beginnen Sie bei den Händen (2), winkeln Sie die Arme an (2), räkeln und strecken sich (2) und öffnen die Augen.

(PR 1-3 nach Hinsch & Pfingsten, 1983)

KURZENTSPANNUNG

Nehmen Sie Ihre gewohnte und vertraute Sitzhaltung zur Vorbereitung der Entspannung ein. Schließen Sie die Augen und nehmen Sie einige tiefe Atemzüge, atmen Sie ruhig und entspannt ein und aus. Dann fassen Sie mit beiden Händen den Stuhl an, spannen die Hände, Arme, den ganzen Oberkörper, die Beine und das Gesäß an, halten Sie die Anspannung etwas - und lassen wieder los, ganz entspannt und locker und achten auf die Empfindungen von Entspannung, die sich nun langsam einstellen.

Lassen Sie innerlich ganz los, ganz entspannt und locker. Fangen Sie nun an, in Ihrem Rhythmus, wie es für Sie entspannend und angenehm ist, Ihr Ruhewort zu denken: z.B. Ganz Ruhig ... Ganz Ruhig ...

1-2 Minuten Pause

Kommen Sie nun wieder zurück, räkeln Sie sich und strecken Sie sich.

(Aus Rehfisch et al., 1989, S. 141)

PHANTASIEREISE "BAUM"

Stellen Sie sich nun einen Baum vor, ... irgendeinen Baum, der gerade in Ihrer Vorstellung erscheint. (Kurze Pause) Sehen Sie sich den Baum an ... Was ist es für ein Baum? ... Wie sieht er aus? ... Wie groß ist er? ... In welcher Umgebung steht Ihr Baum? ... Schauen Sie sich die Umgebung näher an ... Was sehen Sie dort alles? ... Dann schauen Sie wieder den Baum an, die Äste, ... die Blätter, ... die Rinde, ... den Stamm ... Stellen Sie sich die Wurzeln vor, ... wie weit sie in die Erde ragen, sich immer mehr verzweigen. Spüren Sie den Halt, den sie dem Baum geben ... Wie er mit ihnen fest in der Erde verwurzelt ist ...

Stellen Sie sich vor, wie der Baum mit diesen Wurzeln das Wasser aus dem Boden aufnimmt und es in eine Nährflüssigkeit umwandelt ... Spüren Sie die Kraft, die durch die Nährflüssigkeit im Baum aufsteigt ... Wie sie durch die Wurzeln fließt, ... durch den Stamm, ... durch die Äste, ... bis hin zu den Blättern.

Achten Sie darauf, welche Jahreszeit Sie in Ihrer Vorstellung gewählt haben. Sehen Sie Ihren Baum im Frühling, im Sommer, im Herbst oder im Winter vor sich? ... Wie sieht der Himmel aus? Ist er strahlend blau oder vielleicht grau und wolkenverhangen? ... Vielleicht können Sie auch die Temperatur spüren, ... Sonnenschein und Wärme auf Ihrer Haut, ... oder es ist kühl, und Sie spüren einen frischen Wind. ... Welche Farbe hat das Laub des Baumes, ... wie sehen seine Äste aus? ... Vielleicht trägt er auch Blüten oder Früchte.

Verabschieden Sie sich nun von dieser Jahreszeit und gehen Sie in Ihrer Vorstellung in die nächste Jahreszeit. Spüren Sie, wie das Wetter und die Temperatur sich verändert haben, wie der Himmel jetzt aussieht. ... Wie sehen Sie Ihren Baum nun vor sich? ... Schauen Sie sich seine Äste, ... seine Blätter, ... den Stamm an. ... Achten Sie auch darauf, wie die Umgebung sich verändert hat, ... ob die Farben anders sind, ... das Licht. ... Vielleicht hören Sie jetzt auch andere Geräusche, die typisch für diese Jahreszeit sind.

Gehen Sie nun in Gedanken weiter zur nächsten Jahreszeit und danach - in Ihrem eigenen Tempo - zur übernächsten, bis Sie schließlich wieder bei der Jahreszeit ankommen, mit der Sie begonnen haben. Lassen Sie sich etwas Zeit, das Wetter, den Baum und seine Umgebung in jeder Jahreszeit neu auf sich wirken zu lassen, bis sich meine Stimme nach einer Weile wieder meldet. (1-3 Minuten Pause)

Kommen Sie nun langsam zum Ende ... Achten Sie noch einmal auf Ihren Atem, wie er ein- und wieder aussströmt ... Dann kommen Sie wieder hierher zurück ... und nehmen auch die Entspannung langsam wieder zurück ... beginnen Sie bei den Händen, ... und winkeln Sie die Arme an, ... räkeln und strecken Sie sich ... und öffnen die Augen.

(Nach Rehfisch et al., 1989, S. 129-132)

VORSTELLUNGS-ÜBUNG "HAND"

Gehen Sie mit Ihrer Aufmerksamkeit nun zu einer Hand, in der Sie keine Schmerzen oder nur sehr wenig Schmerzen haben.

Achten Sie auf die Empfindungen, die Sie in dieser Hand haben ... auf all die unterschiedlichen Gefühle und Wahrnehmungen, die Sie so nebeneinander in Ihrer Hand spüren, ganz unterschiedliche Empfindungen, die alle nebeneinander in Ihrer Hand wahrnehmbar sind.

Versuchen Sie, unter diesen verschiedenen Empfindungen ein Gefühl wahrzunehmen, das für Sie angenehm ist, das Sie mit Entspannung, Wohlbefinden und Gesundheit verbinden, eine Empfindung, die Sie vielleicht von früher kennen, als Sie noch ganz gesund waren. Konzentrieren Sie sich nur auf diese angenehme Empfindung und lassen Sie alle anderen Wahrnehmungen in den Hintergrund treten. Bleiben Sie nur bei dieser angenehmen Empfindung. Alles andere können Sie in den Hintergrund treten lassen und dieses angenehme Gefühl in der Hand verstärken. Und wenn Sie nun verstärkt darauf achten, geben Sie der Empfindung die Gelegenheit, stärker zu werden, immer stärker und stärker.

Vielleicht fällt Ihnen auf, daß die Empfindung in der Mitte Ihrer Handfläche viel stärker ist, ... daß dieses angenehme Gefühl aus der Mitte Ihrer Hand strömt, wie aus einer Quelle. Und dieses angenehme Empfinden strömt weiter und weiter, wie aus einer Heilquelle, die inmitten Ihrer Hand ist. Es strömt wie eine Flüssigkeit aus dieser nie versiegenden Heilquelle, ergießt sich über die Hand und strömt weiter und weiter, ... immer weiter und weiter.

Es strömt wie ein Bach, wie ein Fluß, ergießt sich über die ganze Hand und strömt weiter in den Arm. Es ist ein kräftiges Strömen wie ein Fluß, der alles Unangenehme mit sich fortspült. Es strömt weiter in den Arm, den Unterarm, ... den Oberarm, ... die Schultern, ... weiter durch den Körper, dort, wo Sie den Strom hinlenken möchten. Und überall reinigt dieses heilende Strömen und nimmt alle Widerstände mit, schwemmt sie fort.

Ich lasse Ihnen jetzt etwas Zeit, diese angenehme Empfindung, dieses Strömen überall dort im Körper auszubreiten, wo Sie es möchten. Gehen Sie in Ihrem Rhythmus weiter, bis meine Stimme sich nach einer Weile wieder meldet. (2-4 Minuten Pause)

Nun ist meine Stimme wieder hier. Wenn Sie nun gleich die Übung beenden und in den Alltag zurückkommen, so können Sie doch diese Ruhe, dieses angenehme Empfinden mit in Ihren Alltag nehmen, wenn Sie es mögen. Und immer, wenn Sie wollen, können Sie diese angenehme Empfindung wieder hervorrufen, und sie wird fast unmerklich mit jeder Übung angenehmer. Kommen Sie nun mit Ihrer Aufmerksamkeit wieder hierher zurück und nehmen Sie nur das mit, was Ihnen gut tut. Nehmen Sie auch die Entspannung langsam wieder zurück ... beginnen Sie bei den Händen, ... winkeln Sie die Arme an, ... räkeln und strecken sich ... und öffnen die Augen.

(Nach Rehfisch et al., 1989, S. 160-162)

VORSTELLUNGS-ÜBUNG "SCHMERZUMLENKUNG"

Gehen Sie mit Ihrer Aufmerksamkeit zu einer Körperstelle, die Ihnen im Moment Schmerzen bereitet. ... Wenn es im Moment keine schmerzende Körperstelle gibt, versuchen Sie sich an einen Schmerz zu erinnern, der noch gut in Ihrem Gedächtnis ist, an einen Schmerz, den Sie sich gut vorstellen können, einen bekannten Schmerz.

Konzentrieren Sie sich auf diese Stelle und nehmen Sie den Schmerz so gut Sie können wahr. Die Schmerzen können dabei etwas stärker werden. Das soll Sie aber nicht beunruhigen. Versuchen Sie, entspannt und ruhig zu bleiben ... und betrachten Sie den Schmerz genau. Versuchen Sie, ihn so gut wie möglich wahrzunehmen.

Bleiben Sie mit Ihrer Aufmerksamkeit bei dieser Stelle und betrachten Sie den Schmerz wie ein Wissenschaftler sein Untersuchungsobjekt, ... wie einen Gegenstand, den Sie in allen Einzelheiten so genau wie möglich wahrnehmen wollen. Versuchen Sie, alle Besonderheiten zu entdecken, so als wollten Sie einen Bericht darüber schreiben.

Achten Sie darauf, wo genau sich der Schmerz befindet. ... Versuchen Sie, sich diese Stelle vor Ihrem geistigen Auge vorzustellen. ... Vielleicht sehen Sie dabei eine Fläche, erkennen ihre Ausdehnung und ihre Grenzen. ... Vielleicht ist es aber auch ein Gegenstand oder eine Figur. ... Lassen Sie sich etwas Zeit, es herauszufinden.

Schauen Sie sich den Schmerz, so wie Sie ihn vor Ihrem geistigen Auge sehen, genau an. Ist er groß oder klein? ... Vielleicht können Sie auch eine Farbe sehen ... oder eine bestimmte Oberflächenstruktur. Es kann auch sein, daß Sie eine typische Art der Bewegung daran entdecken ... langsam oder schnell, rhythmisch oder unerwartet. Das alles ist bei jedem Menschen anders. Vielleicht haben Sie schon, während ich dies alles sage, Ihr persönliches Bild gefunden.

Vielleicht sind Sie überrascht, wenn Sie feststellen, daß Sie Ihr Schmerz-Bild oder Ihre Schmerz-Figur verändern können. Vielleicht überrascht es Sie auch nicht, weil Sie in Gedanken bereits damit begonnen haben, Ihr Bild zu verändern ... damit zu spielen oder zu experimentieren. Ich weiß nicht, ob es die Farbe ist, die Sie verändern können, ... die Größe, ... die Gestalt ... oder etwas anderes. Es kann auch sein, daß Sie die Figur langsam in eine andere übergehen lassen möchten.

Unter all diesen Möglichkeiten gibt es vielleicht eine, die Sie als angenehm empfinden, ... eine Veränderung, die für Sie erleichternd und wohltuend ist. Es kann sein, daß Sie diese Veränderung schon deutlich wahrnehmen können. Es kann auch sein, daß sie sich langsam, fast unmerklich einstellt. Das ist alles in Ordnung. Lassen Sie sich einen Moment Zeit, darauf zu achten, welche Veränderung Ihres Bildes Sie als angenehm und erleichternd empfinden.

Bevor Sie sich gleich von Ihrem Bild lösen werden, nehmen Sie die beruhigende Gewißheit mit in Ihren Alltag, daß Sie es jederzeit wiederfinden und weiter und neu verändern können, ... so wie es Ihnen am besten hilft.

Kommen Sie nun mit Ihrer Aufmerksamkeit langsam wieder in diesen Raum zurück. Stellen Sie sich den Raum vor und schauen nun noch einmal nach Ihrem Schmerz, was mit ihm ist ...

Nun räkeln und strecken Sie sich, werden wieder wach und öffnen langsam die Augen. Sie sind nun hellwach und wieder ganz klar.

(Nach Rehfisch et al., 1989, S. 146-147)

Teilnehmer-Liste

Name	Adresse	Telefonnummer
....	....	....
....	....	....
....	....	....
....	....	....
....	....	....
....	....	....
....	....	....
....	....	....
....	....	....
....	....	....

Anhang 24

Regeln für das Gruppengespräch

1. Sprechen Sie über Ihre eigenen Erfahrungen und Erlebnisse und seien Sie zurückhaltend mit Verallgemeinerungen.
2. Vermeiden Sie die Worte "wir" oder "man"; verwenden Sie statt dessen das Wort "ich".
3. Erlebnisse und Gefühle sind immer richtig.
4. Halten Sie sich zurück mit Bewertungen und Interpretationen zu dem, was andere Teilnehmer sagen.
5. Es kann nur einer zur Zeit reden. Lassen Sie also den anderen ausreden, bevor Sie selbst etwas sagen.
6. Über das, was andere Teilnehmer über sich berichten, besteht außerhalb der Gruppe Schweigepflicht.
7. Störungen haben Vorrang: Wenn Ihnen etwas Wichtiges einfällt, das "eigentlich" gar nicht zum Thema gehört, sprechen Sie es an. Meistens ist es auch für die anderen wichtig oder interessant.

Meine persönlichen Ziele für den Umgang mit Schmerzen

Mit den folgenden Fragen möchte ich Sie anregen, persönliche Ziele für ein verändertes Umgehen mit Ihren Schmerzen zu finden. Bitte fragen Sie sich zunächst, womit Sie bei Ihrem bisherigen Umgang mit Ihren Schmerzen unzufrieden sind. Das können sowohl Verhaltensweisen wie auch Einstellungen oder Gedanken sein, mit denen Sie sich eher zusätzlich belasten als sich selbst zu helfen. Als zweiten Schritt überlegen Sie sich bitte, was Sie daran gerne verändern würden. (Schreiben Sie bitte nicht mehr als drei Punkte auf; es können auch nur ein oder zwei Punkte sein, die für Sie wichtig sind.)

	Was mir an meinem Umgang mit den Schmerzen nicht gefällt:	Was ich daran gerne verändern möchte:
1.	....	....
	....	....
	....	....
	....	....
2.	....	....
	....	....
	....	....
	....	....
3.	....	....
	....	....
	....	....
	....	....

Wirkungskreis des Schmerzes

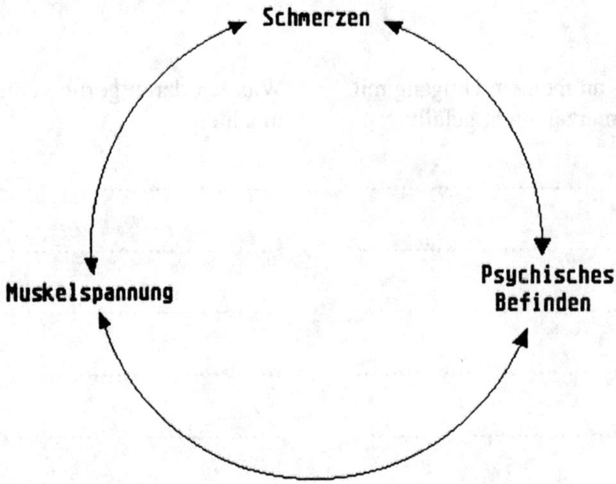

(Nach Rehfisch et al., 1989, S. 238)

Hinweise für die Durchführung der Entspannungsübungen

Häufigkeit und Dauer des Übens

Entspannung beruht hauptsächlich auf einem Lerneffekt. Sie können daher von den Entspannungsübungen am besten profitieren, wenn Sie sie regelmäßig zuhause durchführen. Sie sollten dies mindestens einmal, besser noch zweimal am Tag tun. Es ist sinnvoll, sich dafür einen festen Zeitpunkt zu reservieren, der gut in Ihren üblichen Tagesablauf paßt. Am Anfang werden Sie für eine Übung ca. 45 Minuten benötigen; für die späteren, kürzeren Versionen der Progressiven Muskelentspannung reichen 20-30 Minuten.

Äußere Umgebung

Suchen Sie sich zum Üben einen Platz aus, an dem Sie Ruhe haben und ungestört sind. Sagen Sie ggfs. auch Ihren Familienmitgliedern, daß Sie bei Ihrer Entspannungsübung nicht gestört werden möchten, und stellen Sie evtl. das Telefon leise.

Kleidung

Achten Sie auf bequeme Kleidung, die Sie nicht einengt. Lockern Sie evtl. Gürtel und Kravatte und legen Sie die Brille ab.

Körperhaltung bei der Entspannung

Sie können die Progressive Muskelentspannung im Sitzen oder im Liegen durchführen.

Wenn Sie sich hinlegen, sollte die Unterlage gerade und nicht zu weich sein. Eine dicke Wolldecke auf dem Fußboden und ein Kissen für den Kopf sind meistens besser geeignet als das Bett. Legen Sie sich auf den Rücken mit den Armen neben dem Körper - die Handflächen nach unten. Strecken Sie die Beine locker aus, so daß die Füße etwas nach außen fallen.

Wenn Sie im Sitzen üben, nehmen Sie dafür am besten einen Stuhl oder Sessel mit Armlehnen, dessen Sitzfläche nicht zu tief sein sollte. Setzen Sie sich so weit nach hinten, daß Sie den Rücken bequem anlehnen und dabei gerade lassen können. Die Unterarme legen Sie mit den Handflächen nach unten auf die Armlehnen oder - wenn keine da sind - auf die Oberschenkel.

Achten Sie darauf, daß die Füße mit der ganzen Fußsohle auf dem Boden stehen, die Fußspitzen etwas nach außen gerichtet.

Nehmen Sie sich, bevor Sie mit der Übung beginnen, einen Moment Zeit, um zu spüren, ob Sie wirklich bequem liegen oder sitzen.

Umgang mit Schwierigkeiten bei der Entspannung

Die "Philosophie" der Entspannung ist es, auch seelisch loszulassen und Druck und Anspannung hinter sich zu lassen. Das bedeutet, daß Sie, wenn Schwierigkeiten oder Probleme bei den Übungen auftreten, nachsichtig und geduldig mit sich selber umgehen sollten.

Wenn Sie das Gefühl haben, durch immer wiederkehrende "störende" Gedanken bei der Entspannung beeinträchtigt zu sein, lassen Sie diese Gedanken ruhig zu und kehren Sie immer wieder zu Ihrer Übung zurück. Versuchen Sie nicht krampfhaft, diese Gedanken zu unterdrücken.

Sollte das Anspannen einzelner Muskelgruppen Schmerzen hervorrufen oder verstärken, lassen Sie bei diesen Muskeln die Anspannungsphase bitte aus. Versuchen Sie sie statt dessen locker zu lassen oder sich zunächst nur vorzustellen, sie seien angenehm locker und entspannt. Wichtig ist, daß Sie mit den Entspannungsübungen auf keinen Fall gegen Ihre Schmerzen angehen sondern mit den Signalen Ihres Körpers mitgehen.

Wenn Sie während der Entspannungsübung das Bedürfnis haben, Ihre Körperposition zu verändern, zu husten, sich die Nase zu putzen o.ä., dann gehen Sie diesem Bedürfnis nach. Andernfalls würden Sie sich wahrscheinlich für den Rest der Übung gestört fühlen.

Mit oder ohne Kassette üben?

Am Anfang wird es Ihnen wahrscheinlich leichter fallen, die Entspannungsübungen zuhause mit einer Kassette durchzuführen. Vielleicht werden Sie mit der Zeit merken, daß sich bestimmte Teile in der Anleitung immer wieder in ähnlicher Form wiederholen und sich Ihnen auf diese Weise einprägen. Versuchen Sie dann, die Übung auch ohne Kassette durchzuführen. Sie ermöglichen sich dadurch, die Entspannung auch in Situationen einzusetzen, in denen Sie keinen Kassettenrecorder zur Verfügung haben. Sie brauchen sich dafür nicht den genauen Wortlaut der Anleitung zu merken; es genügt, wenn Sie die Abfolge der Übungsteile kennen. Als Gedächtnisstütze bekommen Sie für jede Version der Progressiven Muskelentspannung eine Übersicht über die Übungsabfolge.

Setzen oder legen Sie sich bequem zurecht und versuchen Sie, Ihre Muskeln so locker wie möglich zu lassen. Gehen Sie dann die einzelnen Muskelgruppen nacheinander durch. Spannen Sie die Muskeln zuerst kurz (für ca. 3-5 Sekunden) an - nur so stark, daß Sie die Spannung spüren, nicht verkrampfen. Lassen Sie sie dann wieder locker und achten Sie für ca. 20-30 Sekunden auf das Gefühl der Entspannung und den Unterschied zwischen Anspannung und Entspannung in diesen Muskeln. Gönnen Sie sich am Ende der Übung ein oder zwei Minuten - wenn Sie mögen auch länger - um die Entspannung im ganzen Körper zu genießen. Nehmen Sie die Entspannung dann langsam wieder zurück, indem Sie tief durchatmen, Arme und Hände kurz anspannen, sich räkeln und strecken und die Augen wieder öffnen.

Progressive Muskelentspannung 1

Hände und Arme
rechte Hand (Faust)
linke Hand "
beide Hände und Unterarme
rechter Oberarm (Ellenbogen anwinkeln)
linker Oberarm "
rechten Arm nach vorne ausstrecken
linken Arm nach vorne ausstrecken
beide Oberarme, Unterarme und Hände

Gesicht
Augenbrauen nach oben ziehen (Querfalten auf der Stirn)
Augenbrauen zusammen ziehen (Längsfalten auf der Stirn)
Quer- und Längsfalten gleichzeitig
Augen zusammendrücken
Nase krausziehen
Backenzähne aufeinander pressen
Zunge gegen den Gaumen pressen
Lippen zusammenpressen
ganzes Gesicht

Nacken (Kinn auf die Brust drücken)

Schultern (nach oben ziehen)

Brust (nach dem Einatmen kurz die Luft anhalten)

Bauch

Rücken (nach vorne beugen; im Liegen: den Rücken etwas nach oben wölben)

ganzer Körper (Arme, Schultern, Gesicht, Brust, Bauch)

Beine
Fersen gegen den Boden pressen, Zehenspitzen nach oben (im Liegen: nur Zehenspitzen nach oben)
Fersen und Zehenspitzen auf den Boden pressen (im Liegen: Oberschenkel anspannen)

die Entspannung von den Füßen durch den ganzen Körper fließen lassen

Atem beobachten

Entspannung zurücknehmen

Progressive Muskelentspannung 2 (mit Ruhebild)

Hände und Arme
beide Hände und Unterarme
beide Oberarme (Ellenbogen anwinkeln)
beide Arme nach vorne ausstrecken
beide Oberarme, Unterarme und Hände

Gesicht
Quer- und Längsfalten auf der Stirn gleichzeitig
Augen zusammendrücken
Backenzähne aufeinander pressen
ganzes Gesicht

Nacken (Kinn auf die Brust drücken)

Schultern (nach oben ziehen)

Brust (nach dem Einatmen kurz die Luft anhalten)

Bauch

Rücken (nach vorne beugen; im Liegen: den Rücken etwas nach oben wölben)

ganzer Körper (Arme, Schultern, Gesicht, Brust, Bauch)

Fersen gegen den Boden pressen, Zehenspitzen nach oben (im Liegen: nur Zehenspitzen nach oben)

die Entspannung von den Füßen durch den ganzen Körper fließen lassen

Atem beobachten

Ruhebild

Entspannung zurücknehmen

Benutzen Sie als Signal für die Entspannung Ihr persönliches Entspannungswort, mit dem Sie sich in Gedanken auffordern, die Muskeln wieder lockerzulassen.

Progressive Muskelentspannung 3 (mit Ruhebild und Entspannungswort)

beide Oberarme, Unterarme und Hände

ganzes Gesicht

ganzer Körper (Arme, Schultern, Gesicht, Brust, Bauch)

Fersen gegen den Boden pressen, Zehenspitzen nach oben (im Liegen: nur Zehenspitzen nach oben)

die Entspannung von den Füßen durch den ganzen Körper fließen lassen

Atem beobachten

Ruhebild

Entspannung zurücknehmen

Wie kann ich mich bei Schmerzen ablenken?

Mit welchen Beschäftigungen können Sie sich bei Schmerzen ablenken? Schreiben Sie alles auf, was Ihnen dazu einfällt. Vielleicht fallen Ihnen dabei auch neue Tätigkeiten ein, mit denen Sie bisher noch nicht versucht haben, sich von Schmerzen abzulenken. Schreiben Sie diese dann auch dazu.

....

....

....

....

....

....

....

....

....

....

....

Beginnen Sie mit Ihrer gewohnten Entspannungs-Übung. An der Stelle, an der Sie sich sonst auf Ihr Ruhebild konzentrieren, können Sie die Phantasiereise einfügen.

Anleitung zur Phantasiereise "Baum"

Stellen Sie sich vor Ihrem geistigen Auge einen Baum vor. Schauen Sie sich den Baum in Gedanken an: die Äste, die Blätter, die Rinde, den Stamm, die Wurzeln, die das Wasser aus der Erde aufnehmen ...

Schauen Sie sich auch die Umgebung des Baumes an. Welche Jahreszeit haben Sie in Ihrer Vorstellung gewählt?

Gehen Sie nach einer Weile in Ihrem eigenen Tempo zur nächsten, zur übernächsten Jahreszeit usw. - bis Sie wieder bei der Jahreszeit ankommen, mit der Sie begonnen haben. Achten Sie darauf, wie sich der Baum, die Umgebung, das Wetter verändern.

Achten Sie zum Abschluß noch einmal auf Ihren Atem, wie er ein- und wieder ausströmt. Kommen Sie dann gedanklich wieder in Ihre Umgebung zurück, und nehmen Sie auch die Entspannung wieder zurück.

Räkeln und strecken Sie sich etwas, um wieder ganz wach und klar zu werden.

Beginnen Sie mit Ihrer gewohnten Entspannungs-Übung. An der Stelle, an der Sie sich sonst auf Ihr Ruhebild konzentrieren, können Sie die Phantasiereise einfügen.

Anleitung zur Vorstellungs-Übung "Hand"

Gehen Sie mit Ihrer Aufmerksamkeit zu einer Hand, in der Sie keine Schmerzen oder nur sehr wenig Schmerzen haben. (Wenn Sie in beiden Händen Schmerzen haben, konzentrieren Sie sich statt dessen auf das Sonnengeflecht - das Leibesinnere zwischen Bauchnabel und Brustbein).

Achten Sie auf die verschiedenen Empfindungen, die Sie in der Hand (oder im Sonnengeflecht) wahrnehmen.

Versuchen Sie, unter diesen verschiedenen Empfindungen ein Gefühl wahrzunehmen, das für Sie angenehm ist, das Sie mit Entspannung, Wohlbefinden und Gesundheit verbinden. Konzentrieren Sie sich nur auf diese angenehme Empfindung und lassen Sie alle anderen Wahrnehmungen in den Hintergrund treten.

Lassen Sie diese angenehme Empfindung stärker werden. Stellen Sie sich dabei vor, daß sie aus der Mitte Ihrer Hand (oder Ihrer Körpermitte) fließt - wie aus einer Heilquelle.

Lassen Sie sich etwas Zeit, zu spüren, wie dieser angenehme Strom sich ausbreitet. Lenken Sie ihn überall dorthin in Ihrem Körper, wo Sie es möchten. Stellen Sie sich dabei vor, wie alles Unangenehme fortgespült wird.

Lösen Sie sich dann langsam von Ihrer Vorstellung. Kommen Sie gedanklich wieder in Ihre Umgebung zurück, und nehmen Sie auch die Entspannung wieder zurück. Räkeln und strecken Sie sich etwas, um wieder ganz wach und klar zu werden.

Beginnen Sie mit Ihrer gewohnten Entspannungs-Übung. An der Stelle, an der Sie sich sonst auf Ihr Ruhebild konzentrieren, können Sie die Phantasiereise einfügen.

Anleitung zur Schmerzumlenkungs-Übung

Suchen Sie sich eine Körperstelle aus, an der Sie im Moment Schmerzen haben, und konzentrieren Sie sich auf diese Stelle und auf die Schmerzempfindungen, die Sie dort spüren. Versuchen Sie dabei, entspannt und ruhig weiterzuatmen.

Stellen Sie sich die schmerzende Körperstelle vor Ihrem geistigen Auge vor. Lassen Sie sich etwas Zeit, sich ein Bild - vielleicht eine Fläche oder eine Figur - dazu vorzustellen.

Experimentieren Sie in Gedanken mit Ihrem Bild. Finden Sie heraus, was Sie daran verändern können: z.B. die Größe, die Gestalt, die Farbe, die Struktur, die Bewegung ...

Wenn Sie eine Veränderung Ihres Bildes gefunden haben, die Sie als angenehm und erleichternd empfinden, lassen Sie diese Vorstellung eine Weile auf sich wirken.

Lösen Sie sich langsam von Ihrer Vorstellung und kommen Sie gedanklich in Ihre Umgebung zurück. Räkeln und strecken Sie sich etwas, um wieder ganz wach und klar zu werden.

Welche Gedanken gehen mir bei Schmerzen durch den Kopf?

Was für Gedanken gehen Ihnen in Schmerzsituationen spontan durch den Kopf? Versuchen Sie, in der kommenden Woche bewußt darauf zu achten, was Sie in solchen Momenten denken - z.B. über sich selber, die Schmerzen, Ihren Umgang damit und die Auswirkungen der Schmerzen auf Ihr Leben. Schreiben Sie diese Gedanken so auf, wie sie Ihnen durch den Kopf gehen. Es spielt dabei keine Rolle, ob es sich um positive oder negative, realistische oder unrealistische Gedanken handelt. Beginnen Sie damit, wenn Sie das nächste Mal Schmerzen haben, und vervollständigen Sie die Liste im Laufe der Woche.

....

....

....

....

....

....

....

....

....

Anhang 36

Hilfreiche Gedanken bei Schmerzen

Gehen Sie Ihre Liste mit den Gedanken in Schmerzsituationen noch einmal durch. Fragen Sie sich bei jedem Gedanken, ob er Ihnen hilft, besser mit den Schmerzen zurechtzukommen oder ob Sie sich durch diesen Gedanken noch zusätzlich belasten. Sie können sich auch fragen, ob Sie so, wie Sie innerlich mit sich selber sprechen, auch einem Angehörigen oder einem guten Freund zureden würden, der unter Schmerzen leidet. Überlegen Sie sich dann für jeden negativen, belastenden Gedanken einen hilfreichen Gedanken, den Sie ihm entgegensetzen können. Schreiben Sie diese hilfreichen Gedanken auf.

....

....

....

....

....

....

....

....

....

Meine typischen Streßsituationen und Warnsignale

Welche Situationen in Ihrem Alltag empfinden Sie als belastend, ängstigend, oder ärgerlich? Überlegen Sie sich bitte 2 oder 3 solcher typischen Streßsituationen. Notieren Sie in Stichworten oder wenigen Sätzen die äußeren Umstände dieser Situationen: Wo spielt sich die entsprechende Situation meistens ab? Sind andere Personen daran beteiligt? Was sagen oder tun diese Personen? Schreiben Sie dann dazu, an welchen typischen Warnsignalen Sie selber in diesen Situationen erkennen, daß Sie sich "gestreßt" fühlen. Um diese Warnsignale herauszufinden, kann es hilfreich sein, sich in Gedanken kurz in die Situation hineinzuversetzen.

1. **Kurzbeschreibung der Situation:** ....

   ....

   ....

   Warnsignale: ....

2. **Kurzbeschreibung der Situation:** ....

   ....

   ....

   Warnsignale: ....

3. **Kurzbeschreibung der Situation:** ....

   ....

   ....

   Warnsignale: ....

Wie kann ich mit meinen Streßsituationen besser zurechtkommen?

Schauen Sie sich bitte die für Sie typischen Streßsituationen und Warnsignale noch einmal an. Was können Sie in diesen Situationen tun, um besser damit zurechtzukommen? Richten Sie Ihren Blick bewußt darauf, was Sie selber an Ihrem Umgang mit diesen Situationen und an Ihrem Verhalten verändern können, da Sie das Verhalten anderer Menschen nicht direkt beeinflussen können. Schreiben Sie bitte für jede Situation aus der letzten Aufgabe stichwortartig auf, wie Sie Ihrem Streßempfinden vorbeugen oder entgegenwirken könnten.

1. **Situation 1:** ....

   ....

   ....

   ....

2. **Situation 2:** ....

   ....

   ....

   ....

3. **Situation 3:** ....

   ....

   ....

   ....

Hilfreiche Gedanken in Streßsituationen

In Streßsituationen gehen uns oft unwillkürlich negative Gedanken durch den Kopf, die das Streßempfinden und die unangenehmen Gefühle noch verstärken. Um auf Streßsituationen mit der Zeit gelassener reagieren zu können, ist es wichtig, bewußt auf solche negativen Gedanken zu achten und ihnen hilfreiche, positive Gedanken entgegenzusetzen. Was könnten Sie in Streßsituationen in Gedanken zu sich selber sagen, um besser mit diesen Situationen zurechtzukommen?

....

....

....

....

....

....

....

....

....

....